精神病者私宅監置の実情

金川英雄
Hideo Kanekawa

Ψ
金剛出版

私宅監置の調査——「序」にかえて

隔離というのは重いテーマであり、簡単に良いとも悪いとも言えない。史料をして語らしめたいと思うので、読むと何かバラバラでとりとめがないと思う人がいるかもしれない。まずは図を見ながら興味をもったところを読み、全体像が浮かんだところで二度三度読んでほしい。どう感じて考えるかは個人次第だ。最初に私宅監置の調査記録を提示し、その後順に現代までの隔離の歴史をたどっていき、現代の問題点を探っていく。

明治、大正時代の私宅監置、俗に言う座敷牢の調査記録がある。東京帝国大学医科大学精神病学教室第三代教授呉秀三の『精神病者私宅監置の実況及其の統計的観察』[1]（以下『実況本』と記す）がこれで、難解な漢字カタカナ文で、長く世に埋もれていたが、現代語訳が十年ほど前に出版された。

昭和期に私宅監置のさらにその後調査をした記録がいくつかある[2]。その中で一九三七年の、やはり漢字カタカナ文である『精神病者私宅監置の実情について』[3]を冒頭で紹介する。時代は変わり写真は鮮明になったが、収容患者は写さなくなった。形式は『実況本』と同じで優良例、不良例など分類分けして「警察が月二回以上巡回」「長女を殺害」等の解説がある。監置室は軒下、納屋からしだいに屋内に作られ中には廊下続きの奥座敷の設置例もある。

日本全体の家屋状況も良くなり、公立の精神障害者収容施設も改善されていた。不景気にもかかわらず、警察が介入指導し、患者の待遇は良くなっていた。

他にも『精神病者収容施設調』という厚生省予防局が一九四一年（昭和十六年）に編集発行の小

1 呉秀三、樫田五郎（金川英雄訳）：『現代語訳 精神病者私宅監置の実況』医学書院、東京、二〇一二年

2 記録がいくつかある：①佐々木恒一『京都府下に於ける私宅監置の現況』精神衛生、三十：十三〜十四頁、一九三八年 ②高野六郎『精神病者に対する施設の概要』精神衛生、一（七）一〜十四頁、一九三四年

3『私宅監置の実情について』：青木延春（内務省）「私宅監置ノ實情ニ就イテ」、精神神経学雑誌、四十一（十一）一〇八五〜一〇九六頁、東京、一九三七年

冊子がある。これは一九四〇年一月一日現在の調査記録である。厚生省が内務省から独立したのが、一九三八年（昭和十三年）一月十一日なので張り切っていたのかもしれない。興味深いのは現在の精神科病院の他に「公立精神病者収容所および神社、寺院、瀑布、温泉などの保養所」という分類分けがあることだ。本文中で詳しく説明するが、公立、私立あわせて精神科病院があまりに少ないために、政府は民間施設も一定基準を設け認めていたのだ。

なおこの本での引用文献は、すべてわかりやすい現代語訳にしており、『実況本』の参照も現代語訳版である。また（　）内で、「注：」と記しているのは筆者がつけたもので、それ以外は原文の説明である。

◎目次

精神病者私宅監置の実情

精神病者私宅監置の実情について

（精神病者監護法施行後の調査）

N Aoki, The Care of Mental Patients in their Homes in Japan.

青木延春　内務省衛生局

一九三七年（昭和十二年）七月七日受理

『精神神経学雑誌』四十一（一九三七年）、一〇八五～一〇九六頁

第一表　精神病者取扱いに関する調査　衛生局年報　一九三五年（昭和十年）末現在

①　精神科病院法によって入院された者……………五千四百三十九人
②　精神病者監護法で病院に監置された者…………五千六十三人
③　同監護法によって私宅に監置された者…………七千百八十八人
④　一時仮監置者…………百五十一人
⑤　入院または監置されていない者………………六万五千五百二十四人
合計…………八万三千三百六十五人

一、序言

昭和十年末における精神病者の取扱いの実情を見ると（第一表参照）、約八割におよぶ多数の病者

には保護の手が届かず、わずかに二割あまりがなんらかの処置を、受けているに過ぎない。その二割の中では私宅監置が最も多く、病院入院と病院監置はその数各々相等しく、ともにこれにおよばない。

このような有様を見ると、精神病施設があまりに貧弱なことに驚く。実に総数の八割におよぶ（実に六万五千人を超える）病者はなんの保護もされないで、社会に放置されている事実もまたほとんど想像できないことである。これはいわゆる非監置患者といわれるもので、保護が必要なのに保護をしていないだけである。

私宅監置について調査すると、もともと生活が困難で、とうてい入院費用の負担に耐えらないで、公費の恩恵に浴することもできないで、やむなく私宅に監置室を設けて、隔離する例では医薬は届かず与える物は不十分で、処置も不良で悲惨なことがしばしば非難される。

その数もすでに病院入院、病院監置を大きく超えているだけではなく、経済不況の増加とともに毎年激増するのは、嘆かざるを得ない事態である。監置の費用についても本当に不都合の点が多く、病院監置は病院入院と関わる法規は異なっても取扱いは全く同じで、まず十分の治療を受け、しかも公費の道も開かれているが、私宅監置は全て本人と扶養義務者の負担なので、家族の各種の費用はばく大な額に上り、さらに生活困難も加わって、その苦しさは目をおおうものがある。したがって監置室が悲惨なのは、やむを得ない。

よって精神病対策の第一歩として、私宅監置の改善を計り、社会の実情に即した制度に導くことは、すぐにしなければならない緊急案件である。またこれが内務省衛生局で、昭和五年全国の私宅監置室を調査した理由でもある。（注：私宅監置調査は何回も行われていたことがわかる）この調査方法は各府県の私宅監置室を佳良、ふつう、不良と分類し、公立の代表的なものを写真に撮った。これを医療、待遇、資産、巡視、監置の理由、年月などの数項目を記入させたもので、今回その一部を資料と

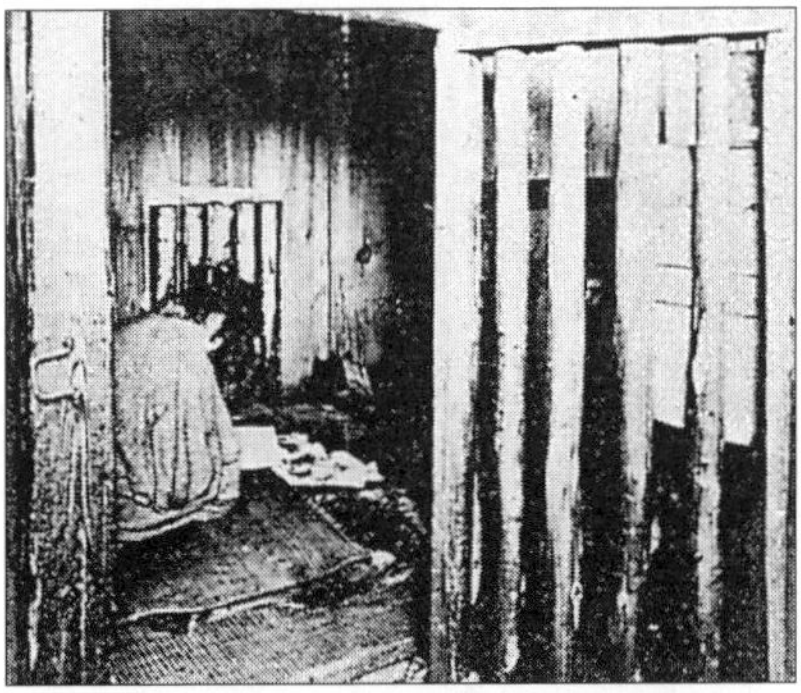

年齢及ビ性	35年　女
生活程度	兄ヨリノ送金ニテ生活シ，家族2人，生計困難ナリ
監置後年月	5年
監置理由	早發性癡呆ニシテ徘徊癖アリ
監置室ノ位置	自宅表入口1坪ヲ利用ス
家人待遇	特別ノ虐待ヲナスニ非ザルモ看護不充分ニシテ饑餓セシメザル程度ナリ
醫療	福岡腦病院ニ50日位入院セシム私宅監置後ハ醫療ヲ施サズ
警察官ノ巡視回數	月3回

図1（不良ノモノ）

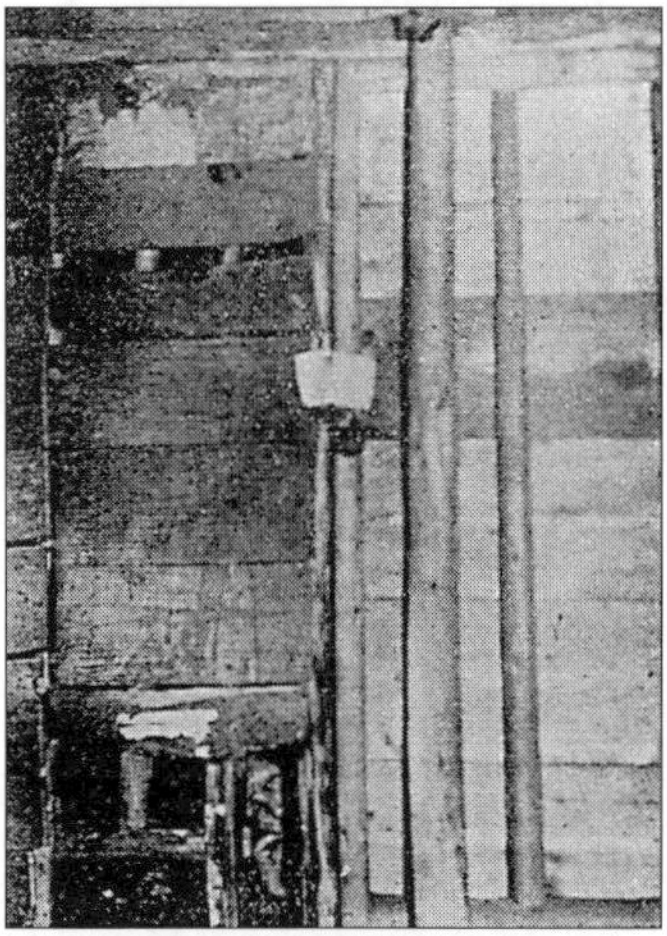

年齢及ビ性	58年　女
生活程度	父代書業。多少ノ動産アリ。生計中位ナリ
監置後年月	18年
監置室ノ位置	居宅座敷內
監置理由	躁暴狂
家人ノ待遇	良
醫療	施サズ
警察官ノ巡視	毎月2回以上

図2（不良ノモノ）

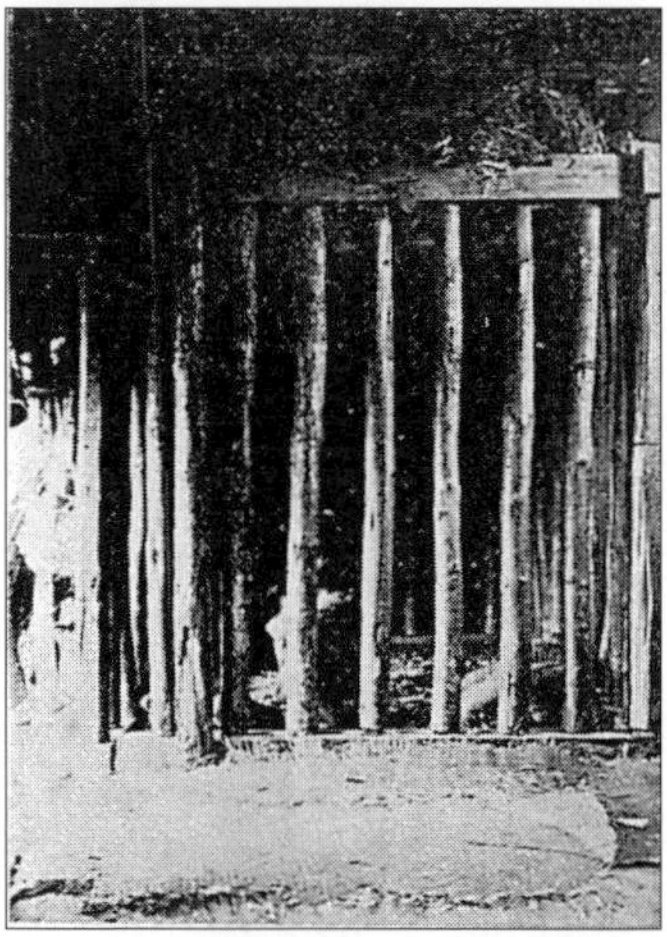

年齢及ビ性	47年　女
生活程度	夫日雇人夫。家族多ク生計極メテ困難ナリ
監置以後年數	19年
監置室ノ位置	自宅座敷內
監置理由	放火癖
家人ノ待遇	家人ハ皆生活ニ追ハレテ外出シ之ヲ看護スルモノナシ。從ッテ不衛生，不潔甚ダシ
醫療	醫療ヲ施スコトナシ
警察官ノ巡視	毎月2回以上

図3（不良ノモノ）

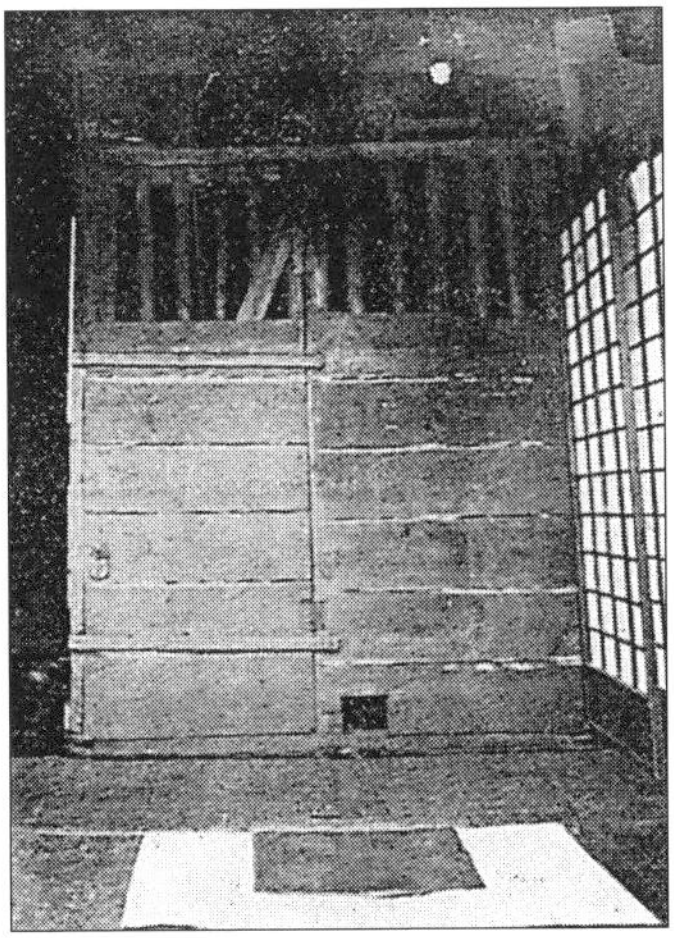

図4（不良ノモノ）

年齢及ビ性	49年　女
生活程度	生計困難ナリ
監置後年月	3年
監置理由	突然發狂シテ長女ヲ殺害シ其ノ後輕快セザルニヨル
監置室ノ位置	居宅内勝手ニ接續セル座敷ニアリ
家人待遇	普通
醫療	病初ニ醫療ヲ受ケシモ現在ハ受ケ居ラズ
警察官ノ巡視回数	月2回以上

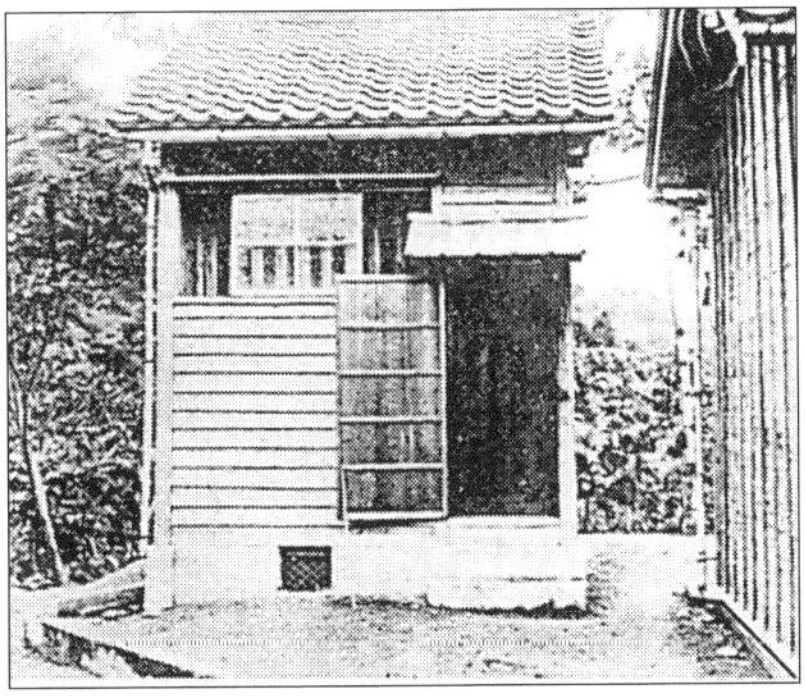

図5（不良ノモノ）

年齢及ビ性	24年　男
監護義務者	金澤市長
生活程度	父貧困ニシテ辛ウジテ生活シ，監護義務履行出來ズ
監置室ノ位置	金澤市小野慈善院内
監置後年月	3年
監護方法	金澤市ヨリ小野慈善院ニ監置ヲ委託シテアリ
待遇	良好
醫療	餘病ニ罹ルトキハ其ノ都度，平常ハ2ケ月又ハ3ケ月ニ1回診察ス
警察官ノ巡視	1ケ月1回乃至2回以上

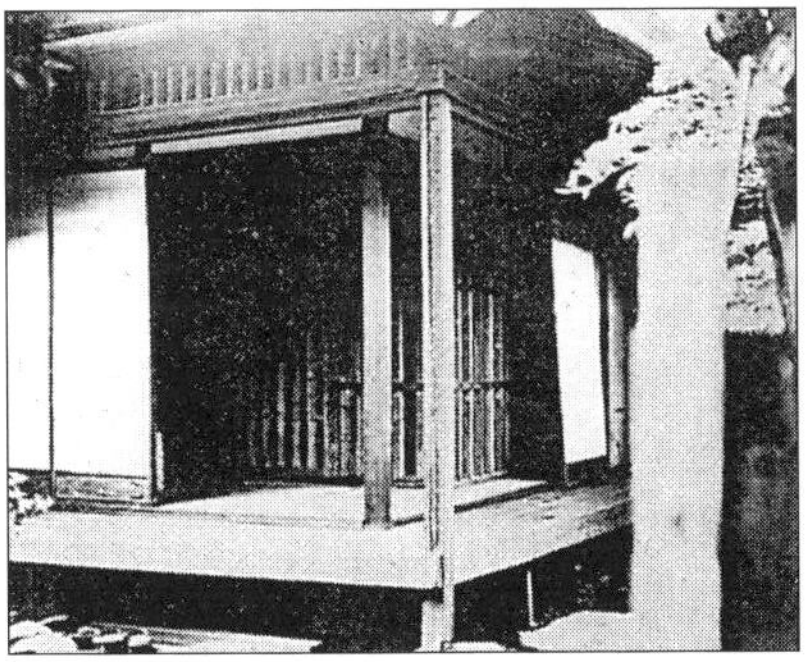

図6（不良ノモノ）

齢及ビ性	43年　女
活程度	財産5萬圓以上アリ，生活豐ナリ
置後年月	6年
置理由	自他ニ危害ヲ加ヘントスルニヨル
置室ノ置	居宅ヨリ廊下續キノ離座敷ニアリ
人ノ待遇	良好ナリ
療	疾病ノ初メニハ醫療ヲ施シタルモ目下ハ受ケ居ラズ
察官ノ視回数	月2回以上

して論文を書き、恩師三宅鉱一[4]先生に捧げる。(図1～6)

二、精神病者取扱いの変遷

私宅監置について研究するには、まず精神病者の歴史を知る必要がある。昔は西洋も東洋も、多くの国で精神病を病気と考えないで、天罰または悪鬼につかれたものと解釈し、一般に種々の虐待を行ったのは、文献に記述してある。したがっていたずらに隔離するにとどまり、治療するなどは考えなかった。

一七九二年フランス人ピネルが鉄鎖を廃止し、一八三九年英人コロニーが強制器具を排し、病者取扱いの歴史に画期的な功績をあげてから、すみやかに取扱いが改善されて来た。だがまだ不十分な点が多いのは大変残念だ。精神科病院も一四〇九年頃よりヨーロッパ諸国に設立されて来たが、もちろん病院の形態ではなく、拘束するだけだったことも史実に明白だ。

そのため僧院、古城、刑務所などを、精神科病院として使用していたことも知られている。しかし現在は欧米諸国の施設は内容も充実して、精神科病院は言うまでもなく村落式、家庭看護式などの院外保護の組織も確立され、さらに病気によって設備の異なるてんかん院、中毒者治療所、白痴院、低能院なども分化して単独の施設となっているが、わが国の私宅監置は右の施設中の家庭看護と多少の類似点がある。

前述のように欧米の家庭看護、看護村落などの院外保護も、設立の当初は医療機関との連携はなく隔離の目的だったが、後年にいたって適切な医療を加味した合理的な施設に進歩した。日本の私宅監置も現在は、極めて非難すべきものだが、右の理由で除くのではなく、改善について努力すべきものと信ずる。またわが国では相当昔から精神病を脳の疾患と考える傾向が比較的多かったので、外国ほ

4 三宅鉱一：一八七六年(明治九年三月二十四日)～一九五四年(昭和二十九年)七月六日。元帝国大学教授、東京府立松沢病院長。

どの虐待は認められていないと言われている。

下って徳川時代になると、いろいろな本に精神病に関する記述を見ることができる。ただし施設に関しては、なんら特別なものはなく、神社仏閣に参籠し、滝に打たれ加持祈祷を信じ、神仏に祈願するぐらいが主であった。薬としても民間薬の域を出ないものばかりであったという。したがって興奮する障害者を止めることができずに、やむなく隔離拘束で自由を奪い、床下や拘束、桶を逆さにかぶせる（注：後述）などの行為を行い、相当残酷な取扱いがあったことも否めない。また嘔吐剤や下剤などを用いて、興奮を抑えようとすることもたびたび行われた。

現在なおところどころで販売されている精神障害者用の薬と称するものは、大体強い嘔吐剤、下剤の類[5]であるのも、この辺の事情を物語っているのであろう。精神科病院のような施設に至っては、江戸時代の末期になって似たようなものが見られるようになった。

永井慈現、武田一径運、本多義憧、石丸周吾、奈良林伊織などがそれぞれ安芸（広島）、和泉、大阪、江戸に前後して入院施設を設けたのが、わが国精神科病院の初めである。下って明治四年と十二年には、京都と東京に公立精神科病院が創設されたが（注：京都は南禅寺にあり、後年廃止された）、その頃の病院といえば、もちろん極めて幼稚で、逃亡防止と食事を与えるのが主要な仕事だった。このような経過で急速に発達して来たのだが、数が少ないのはもちろん内容の分化はなく、院外保護のシステムも認められないのは前に述べた。この事項を見ると誰でも、良くないなと感じるだろう。

三、精神病者監護法の概要

私宅監置と関係深い条文を掲げると

「法律第二条」監護義務者でないと精神病者を、監置できない。

5 **下剤の類**：文献を読むと精神運動興奮（精神的にも肉体的にも興奮状態）の患者に薬のない時代にやむなく下剤などを投与して衰弱させ、抑えたようである。

「法律第九条」私宅監置室、公私立病院、公私立病院の精神病室は、行政庁の許可を受けないと使用できない。私宅監置室、公私立精神科病院、公私立病院の構造設備その管理方法に関する規定は、命令を以てこれを定める。

「法律第十条」監置に要する費用は被監護者の負担とし、被監置者が払えないときは、その扶養義務者の負担とする。市区町村長が監護する場合は、その費用の支払い方法と追徴方法は、行旅病人および行旅死亡人取扱法の規定を準用する。

「法律第十一条」行政庁は必要と認めるときは、その指定した医師に精神病者の検診をさせ、または役人もしくは医師をして精神病者に関し必要なる面接をさせ、または精神病者がいる家宅、病院その他の場所を取り調べることができる。

（注：ここから先は施行規則）

「施行規則第三条」精神病者監護法第三条により、精神病者を私宅、病院その他の場所に監置するときは、監護義務者は医師の診断書をそえ、警察署を通して地方長官に願い出るか届け出ないといけない。

「施行規則第八条」私宅監置室は精神病者の資産、または扶養の生活程度に応じ、相当の構造、設備をして、これを管理しないといけない。

「施行規則第十一条」法律第九条第一項、行政官庁の職権は、地方長官がこれを行う。ただし私宅監置室に関しては警察署がこれを行う。

以上の要旨は

①私宅監置室は、警察署の許可がなければ、使用することができない。

②構造、設備、管理については、法律の定めるようにすること。(ただし現在、全国的なものはなし)
(注：都道府県によってかなり差があった)
③地方長官はいつでも衛生技術官を派遣して、病者の検診を行うことができる。
④地方長官はいつでも役人または衛生技術官を派遣して、病者について必要なことがらを、面接したりまたは監置室を取り調べたりすることができる。
⑤監置の願書には、医師の診断書が必要である。(注：最初だけ医師の診断が必要)
⑥私宅監置室は病者または扶養義務者の資産に応じて、相当の構造設備をなし、かつ監護義務者はこれを管理せねばならない。
⑦もし監護義務者が何かの理由でその義務を行えない時は、病者の住所地または所在地の市区町村長が、監護しなければならない(法第六条)。これが公立監置室と呼ばれるものである。
⑧監護に要する費用は、被監護者が負担しなければならない。もし負担できない時は、扶養義務者が代って負担しなければならない。
⑨市区町村長が監護する場合は、その費用開係は行旅病人および行旅死亡人取扱法を準用する。すなわち本人および扶養義務者が負担できない時は、市区町村長が一時的に立替支払い、これを府県が支払うことになっている。
このように精神病者監護法は不法隔離を予防し、無資力者の公費監置の道を開き、これを衛生上と保安上の見地から取り締るなど、なかなか効果ある法律であるが、医療に関するなんらの規定がないことは今までも指摘された。本法中衛生に関する個所を掲げると、
①監置許可願書には、医師の証明書をつけること。

②行政庁は特定の医師をして、精神病者の検診をさせることができる。また病者に関しては面接をしたり、監置室を取り調べたりすることができる。

これによって病状を知り、監置室を監督するためであるが、医療に関する規定を欠くのは本当に重大な欠陥である。もともとこの法律は明治三十三年に公布されたもので、相馬事件の後を受け不法隔離を予防し、社会保安を維持する目的だけで、研究されたので今日の社会においてはすでに、大変不都合である。

医療の規定を欠いた事と、監護費を本人か養義務者の負担に委ねたのみで、公費治療の規定を欠いたことである。

四、私宅監置の実情

昭和二年から同十年までの毎年度別精神病者取扱いの実情は、第二表である。私宅監置は病院入院と病院監置どれよりも、はるかに多数を占めている事実を、明瞭に見る。

第二表 年度別錆神病者入院監置調査

年度別	男女計	精神病院法ニ依ルモノ		精神病者監護法ニ依ルモノ			収容又ハ監置ヲ為サザルモノ	合計
		精神病院ニ収容シタルモノ	代用精神病院ニ収容シタルモノ	其ノ他ノ病院ニ監置シタルモノ	其ノ他ノ場所ニ監置シタルモノ	一時假監置者		
昭和2年	男	621	1,146	1,948	4,625	50	31,883	40,273
	女	431	765	874	1,040	11	18,973	22,094
	計	1,052	1,911	2,822	5,665	61	50,856	62,367
昭和3年	男	627	1,275	1,642	5,417	74	35,573	44,608
	女	447	825	808	1,342	17	21,506	24,645
	計	1,074	2,100	2,450	6,759	91	57,079	69,553
昭和4年	男	807	1,180	1,876	5,292	117	34,404	43,676
	女	543	740	904	1,252	44	20,841	24,324
	計	1,350	1,920	2,780	6,544	161	55,245	68,000
昭和5年	男	842	1,725	2,242	5,478	100	36,443	46,831
	女	552	1,011	1,066	1,311	36	22,359	26,335
	計	1,394	2,736	3,308	6,789	136	58,802	73,166
昭和6年	男	953	1,265	2,628	5,301	108	36,690	46,945
	女	582	790	1,369	1,171	28	22,846	26,786
	計	1,535	2,055	3,997	6,472	136	59,536	73,731
昭和7年	男	1,033	1,351	2,896	5,368	65	36,285	46,998
	女	603	815	1,617	1,155	18	22,334	26,542
	計	1,636	2,166	4,513	6,523	83	58,619	73,540
昭和8年	男	1,156	1,590	2,815	5,463	75	37,505	48,604
	女	649	1,018	1,542	1,193	19	23,014	27,435
	計	1,805	2,608	4,357	6,656	94	60,519	76,039
昭和9年	男	1,247	1,803	3,038	5,541	86	38,636	50,351
	女	700	1,079	1,674	1,241	30	24,060	28,784
	計	1,947	2,882	4,712	6,782	116	62,696	79,135
昭和10年	男	1,399	2,054	3,228	5,860	115	40,114	52,770
	女	749	1,237	1,835	1,328	36	25,410	30,595
	計	2,148	3,291	5,063	7,188	151	65,524	83,365

この現象は費用も監護も病者の縁者に委ねる私宅監置が最も便利なので、公共団体が主としてこの制度に頼ったと考えられる。病者側から見ても、生活が苦しい時に、私費入院の費用に耐えず、公費の恩恵にはなかなかあずかれないのでしかたなく、私宅監置に移ることが多いためとも考えられる。

しかしながら前述のように私宅監置はある種の院外保護なので、その長所を探り短所を改善し、これに医療の道を開けば、欧米の家庭看護よりはるかに良くなるのは、当然と信ずる。（注：単に否定するばかりではない）

この目的を達成するには、私宅監置の実際を十分に検討する必要がある。故に昭和五年の私宅監置調査より、最大の目的である医療と処置の二問題点を整理しようとする理由である。

ただしこの調査は私宅監置室の全部について行われたものではなく、各府県において佳良、ふつう、不良、公立の各代表的なもののみの統計なので、極めて正確であるとは言い難いが、相当に参考となる貴重な材料である事も間違いではない。

① 私宅監置と医療

故東大名誉教授呉秀三博士の分類にしたがって医療の程度で、これを整理して第三表に示すべき結果を得た。（注：このことからもこの研究が『実況本』の後継調査とわかる）

第三表

		醫療ヲ受ケタルモノ				醫療ヲ受ケザルモノ	合計
		主治醫アルモノ	精神病院ニ入院シタルコトアリ	病初ニ醫療ヲ受ケシモノ	小計		
公立	實數	11	—	—	11	9	20
	%	55.0	—	—	55.0	45.0	100.0
佳良	實數	20	2	10	32	12	44
	%	45.4	4.8	22.6	72.8	7.2	100.0
普通	實數	13	1	8	22	22	44
	%	29.5	2.5	18.1	50.0	50.0	100.0
不良	實數	7	1	8	16	26	42
	%	16.6	2.4	19.4	38.4	61.6	100.0
合計	實數	51	4	26	81	69	150
	%	34.0	2.7	17.3	54.0	46.0	100.0

注一、「主治医あるもの」。精神病専門の主治医あるものに限定せず、肉体的疾患のさいに医師を招くもの、時々往診を

第四表

		醫療ヲ相當ニ受ケタモノ	醫療ヲ殆ド受ケザルモノ	合計
公立	實數	11	9	20
	%	55.0	45.0	100.0
佳良	實數	22	22	44
	%	50.0	50.0	100.0
普通	實數	14	30	44
	%	32.0	68.0	100.0
不良	實數	8	34	42
	%	19.0	81.0	100.0
合計	實數	55	95	150
	%	36.7	63.3	100.0

第五表

		待遇佳良	待遇普通	待遇不良	合計
佳良	實數	37	7	—	44
	%	84.1	15.9	—	100.0
普通	實數	25	16	3	44
	%	56.8	36.4	6.8	100.0
不良	實數	18	14	10	42
	%	42.9	33.3	23.8	100.0
公立	實數	6	14	—	20
	%	30.6	70.0	—	100.0
合計	實數	86	51	13	150
	%	57.3	34.0	8.7	100.0

求めて病者の状態を観察するもの、一年間に数回医師を呼ぶものなど、医師と何かの連絡あるものを総括した。故に主治医ありとしても、極めて医療の届かない状態である。

注二、「精神科病院に入院したことあり」。発病当時に入院していた病者を、経済的窮乏から引取って監置したものが相当多数あるのは言うまでもない。何にせよ監置後は医療を受けたことがないと見てよい。

注三、「病初に医療を受けた者」。これは大体前者と同様と考えて良い。その他に監置願には要監置患者なるむねの診断書が必要なので、極めて短期であっても多少の診療を受けたことがある者が相当いると思われる。もちろんこれも実質上は、何の医療をも受けていない状態である。

前記の注が物語るように、私宅監置は大部分医療を受けていないと見て差し支えない。さらに多少の無理はあっても「主治医ある者」と「精神科病院に入院したことある者」を加えて「医療を相当に受けた者」とし、「病初に治療を受けた者」と「医療を受けていない者」とあわせて、医療をほとんど受けていない者」として二大別すれば、第四表のようになる。

医療をほとんど受けない者が、三分の二と過半数を占めている。さらにこれを監置室の種類別に見れば、公立と佳良では二分の一、ふつうでは三分の二、不良では五分の四が医療をほとんど受けていないことになる。

このようなことはもちろん経済力の差で、人情の退廃、すなわち道徳心がなくなったというわけではないと考えられる。また現在医療を受けつつある者が、極めてまれなのを見ると、肉親のむざんにも発症する姿を見ながら、生活が困難なため、やむを得ず自宅の隅の監置室に押し込め、医薬を与えず、介護がいきとどかず、涙を呑んで見殺しにする現状は想像できる。このような悲惨な病者こそ、社会国家の手で保護救済を目指さなくて、どうして社会政策と言えるだろうか。

さらに驚くべきは私宅監置患者百五十人のほとんど全部（百四十六人）が、精神科病院に入院の経験がないことである。このようなことは公費救済の乏しいことに起因するものと解せられるか、一面には施設の欠乏とその不信用の結果であることも忘れてはならない。

②私宅監置と待遇

待遇を佳良、ふつう、不良に三分して整理すれば、第五表の結果となる。全体的に見ると、待遇佳良なるものが最も多く、ほとんど三分の二を占め、待遇不良は極めて少数で、十分の一にも達しない。監置室の種類別に見ると、監置室の佳良なるものは、待遇佳良が五分の四を超え、待遇不良は全く認められない。

なお監置室の不良なものでも、待遇佳良は約五分の二もあるか、待遇の不良はその半数前後である。このように待遇不良が少ないのは、わが国古来の家族制度の美点で、生活困難の極に達しても、肉親の精神病者の看護に努め、長い年月にわたり日夜その世話にはげむためである。

だが今日の社会はすでに経済的不況が極度に強く、生活難はますます増加する状態で、いつまでも家族の犠牲に委ねて顧みることがなければ、窮乏が極まって本当に憂慮すべき事態を起こす。

五、参考文献

私宅監置に関する文献としては、わずかに故呉秀三博士と児玉昌博士の論説を見るのみである。この中から医療と待遇の二項目を引用するに、

①故呉博士の論文

第六表

	醫療ヲ受ケタモノ			醫療ヲ受ケズ	合計
	主治醫アリ	精神病院ニ入院セルコトアリ	病初ニ治療ヲ受ケタモノ		
實數	31	13	24	73	141
%	22.0	9.3	17.0	51.8	100.0

第七表

	待遇佳良	同普通	同不良	合計
實數	45	72	51	168
%	26.8	42.8	30.4	100.0

記載された医療と待遇に関する調査を、それぞれ第六表、第七表に掲げ、これを私の整理方法、医療を相当に受けたものと、ほとんど受けなかったものとに区分して見る。

昭和五年の衛生局調査とほとんど同様の結果を得た。これによると医療をほとんど受けなかったものは六十八・八%、約三分の二となっている。

また待遇も一般に良好と言うことができる。ただし待遇は昭和五年の調査よりも非常に劣っていて、佳良のものは、昭和五年調査の約二分の一、同不良のものは約四倍という状態が認められる。当時は現在より経済不況が良いにもかかわらず、かえって待遇が不良であるという事実が見出された。この理由は経済問題よりも精神衛生教育の不徹底、なかでも精神病についての無理解が主要な原因と

考えられる。このことは精神病者取扱いの歴史を顧みれば、誰でも簡単に分かる所だろう。

②兒玉昌[6]博士の論文

人の待遇および生活問題に関する調査を第八表に掲げて見る、待遇の佳良が約三分の一、普通約二分の一、不良約六分の一という割合である。これも昭和五年の衛生局調査と大体似た数字である。待遇問題も前述した所とほぼ同様である。

第八表

	實人員	%	生計上	同　中	同　下
待遇佳良	38	25.3	13	24	1
同 普通	85	56.7	6	49	30
同 不良	27	18.0	—	11	16
計	150	100.0	19	84	47

六、総括

以上述べた所を総括すると、

①私宅監置はわが国独特の施設であって、一種の院外保護とりわけ家族看護とも言い得る。ただし実情は保護というよりも隔離に近いのは大変残念である。

②私宅監置は精神病者監護法によって実施されているが、最大の欠点は医療についての規定を欠くことである。

③わが国における精神病者の取扱いは、精神科病院法による病院入院と精神病者監護法による病院監置および私宅監置であるが、私宅監置が最大多数を占める。

④病院入院および病院監置には公費の道が設けられているか、私宅監置は全て本人および扶養義務者の負担である。この点に非常な矛盾がある。また公費救済の範囲が狭いため、ほとんどその恩恵に浴することができない。精神科病院の私費入院の負担にも耐えられないので、私宅監置しか方法がないのである。経済不況がますますはなはだしい今日において、私宅監置の激増を見

6　兒玉昌：愛知県立精神病院初代院長。

るのは当然だ。私宅監置の大部分（七十七・三％）が、一度も精神科病院に入院したことがないのも、経済事情が多いと考えられる。
⑤前項の場合には精神科病院に対する誤解、不信用も重要な原因だと考えられる。
⑥私宅監置患者は、ほとんど全部が医療を受けていない。これは道徳の衰退や不親切のためでなく、生活困難の結果と見るべきである。
⑦私宅監置患者の処遇で極端に不良のものは、ほとんど見ることがない。この事実は予想外に処遇佳良のものが多いことから考えても、できる限り病者の世話をしている事実が推察される。わが国、家族制度の美風と言うべきである。

七、考察

現在の私宅監置には極めて欠点が多いが、わが国唯一の院外保護機関であり、経済上重要な社会性を有しているので、いたずらにこれを除くことなく、研究、調査して改善を図るほうが良いと信ずる。今日欧米に実施されている院外保護の大体をいうと、集団の形式によって集中型、分散型、付属型などに区分され、その組織によってエアランゲン[7]型とゲルゼンキルヘン[8]型に分類されている。

その各型の概要を説明すると

①集中型（別名ベルギー型）

ゲール[9]の看護村はその代表的なものである。中央に定員約百名の精神科病院があり、これを囲んで村落があって、現在三千名の患者がそこで生活をしている。中央の精神科病院の医師は、患者の診療を受け持ち、適切な指導を与える。

この看護村も以前は医療のない保養所に過ぎず、中央に病院ができたのはそんなに古いことではな

7 エアランゲン：ドイツの大学都市。
8 ゲルゼンキルヘン：ドイツのルール地方に位置する工業都市。
9 ゲール：ベルギー・アントウェルペン州にある市。

い。京都の岩倉村にある保養所は、岩倉脳病院を得て大体ゲールと似ている。フランス、ハンガリーにも同様の施設がある。

②分散型（別名スコットランド型）

特別の集団をなさず、国内に分散して家庭看護が行われているのをいう。この方式は精神科病院と関係がなく、公立の医師が治療にあたっている。ノルウェー、チェコスロバキア[10]などにこの方式を見ることができる。

③付属型（別名ドイツ型）

ふつうエアランゲン型を指すのだが、公立精神科病院が全ての病者を、病院の内外を問わず等しく保護治療する。公立精神科病院を中心として、その医師および看護人が出張して、巡廻などを行い、不断の保護監察に努める組織である。

これが付属型といわれる理由で、病院内外の連携に欠ける所がなく、極めて有効、適切であるため広く欧米各国に普及している。アメリカ、イタリア、オーストリア、オランダ、スウェーデン、スイス、デンマーク、ポーランドなどはどこもこの方式を行っている。

これに対しドイツで始められたものにゲルゼンキルヘン型がある。これは公共団体が主体となって院外保護を行うものである。この組織の欠点は精神科病院との連携がないので、事業が円滑にいかないことである。

以上のような院外保護が欧米諸国で、今日の隆盛を築いたことは、家屋の構造が簡単に精神病室に改造できることが、一つの原因と言うことができる。わが国のような建築では極めて開放的な木造家屋が大部分なので、病室として使用できる部屋がないため、特別な隔離室を設けねばならない。昔から座敷牢といわれているが、これが自然と私宅監置が行われて来た理由と考えられる。（注：他国と

10 チェコスロバキア：現在はチェコとスロバキアに分かれている。

違い、日本は木造建築が問題だと述べている）

次に院外保護の機能を列記すると、

①軽症患者、退院患者その他院外に居住する全ての精神病者を不断に観察、保護し、入院の必要なものは早急に病院に送る。また病院内の患者で退院すべきものは、すみやかに退院させて院外保護の手に移す。

②公立精神科病院の医師、看護人で出張、巡回、外来診療と家庭訪問を行う。

③精神衛生教育を普及徹底して、病者の処遇を改善する。

④私宅監置患者に、公費診療を行う。

⑤軽症患者をできるだけ早期に発見して、医療を受けさせる。

⑥軽症患者はその日常生活を指導して、ふつうの生活を送らせる。

⑦以上の仕事を行うため、その地方の主要な場所に相談所を設置する。

⑧必要な場合には病人を相談所に短期間入院させ、徹底的に観察し、精神検査を行いそれぞれ適切な指導を行う。

このような院外保護組織を整備し、一方精神科病院を十分拡充して初めて対策の基礎が築かれたと言い得よう。

隔離の歴史・江戸時代

戦前まで精神科病院入院の他に精神病者監護法による私宅監置、通称座敷牢が併用されていた。現在の価値観からだと、全てネガティブに考える人もいる。だがその時代の背景を探り、是々非々で検討しないと、物事は先に進んでいかない。最初に私宅監置の調査記録を挙げたが、次に隔離の歴史をひも解きたい。江戸時代に奉行所への正式手続きで座敷牢に入れられた者は、精神障害者と道楽息子、娘だった。

おふくろの るすに仕上げる 座敷牢[11]

（江戸時代中期から幕末までの川柳の句集、柳多留《やなぎだる》より）

次のような川柳もあった。

吉原の つぶれた夢を 母は見る[12]

放蕩男性の場合は吉原だが、女性の場合は歌舞伎だった。落語に多数の道楽若旦那が出てくるのはそのためだ。落語はいわばオーラルヒストリーになっている。

もう一つ例を挙げる。雨月物語に『吉備津《きびつ》の釜《かま》』という話がある。岡山県岡山市に吉備津《きびつ》神社[13]があり、鳴釜《なるかま》神事がある。それは釜の上にせいろを置いて、米を入れふたを乗せた状態で炊いた時に鳴る音の強弱・長短で吉凶を占うというものである。凶と出たのに結婚した夫婦の話である。

11、12 **岩橋邦枝**：岩橋邦枝の誹風柳多留（はいふうやなぎだる）創美社、東京、四十二頁、一九八七年
同前四十一頁

13 **吉備津《きびつ》神社**：〒七〇一－一三四一　岡山県岡山市北区吉備津九三一

「正太郎も磯良の心がけの良いのを愛して、むつまじく語らった。けれども生まれつきの浮気な根性はどうなるものでもない。いつの頃からか鞆《とも》の津の袖《そで》という遊女に深くなじんで、ついには受け出して近所に妾宅《しょうたく》を構え、そこに日を重ねてなかなか家に帰ってこないようになった。（略）父は磯良のいじらしい様子を見るに耐えず、正太郎を叱って、ひと間に押しこめてしまった。（略）（注：妻は）金を乞《こ》い受け、それを正太郎に渡した。正太郎はその金をもってそっと家をのがれ出て袖という女を連れて京の方へ逃げのぼってしまった」[14]

少なくとも江戸時代には、道楽息子を部屋に拘束するという文化が成立していたことがわかる。勝海舟の父、勝小吉は若い頃は放蕩息子で座敷牢体験を『夢酔独言』[15]（後述）という自叙伝で自慢している。勝海舟はその時に生まれたので、そこに座敷牢があったとわかる。現地調査をすると両国公園（都内墨田区両国 四－二十五－三）だった。

江戸時代に道楽者が隔離される問題の根源は茶屋制度だった。現在残っているのは相撲茶屋だけだが、かつては吉原や歌舞伎にもあった。世間知らずの若者に散財させ、証文にサインさせるのである。座敷牢制度は明治になり、精神障害者だけのものが残った。

江戸時代の乱心事件

明治になぜ精神病者監護法ができたかは、検証されていない。江戸時代は町人でも刀を持つことができ、刃傷沙汰が多かった。文献に多数の事件が記録されているが、二つほどあげる。

1、大丸屋騒動（図7—大丸屋騒動実記）[16]

14 上田秋成著、円地文子現代語訳『雨月物語、吉備津の釜』河出書房新社、二〇〇八年、九十四～九十六頁
15 夢酔独言：勝小吉『夢酔独言』講談社学術文庫、東京、二〇一五年、九十四～九十六頁
16『大丸屋騒動実記』：孤鴻堂主人、古今堂、明治十八年、B６判・和本

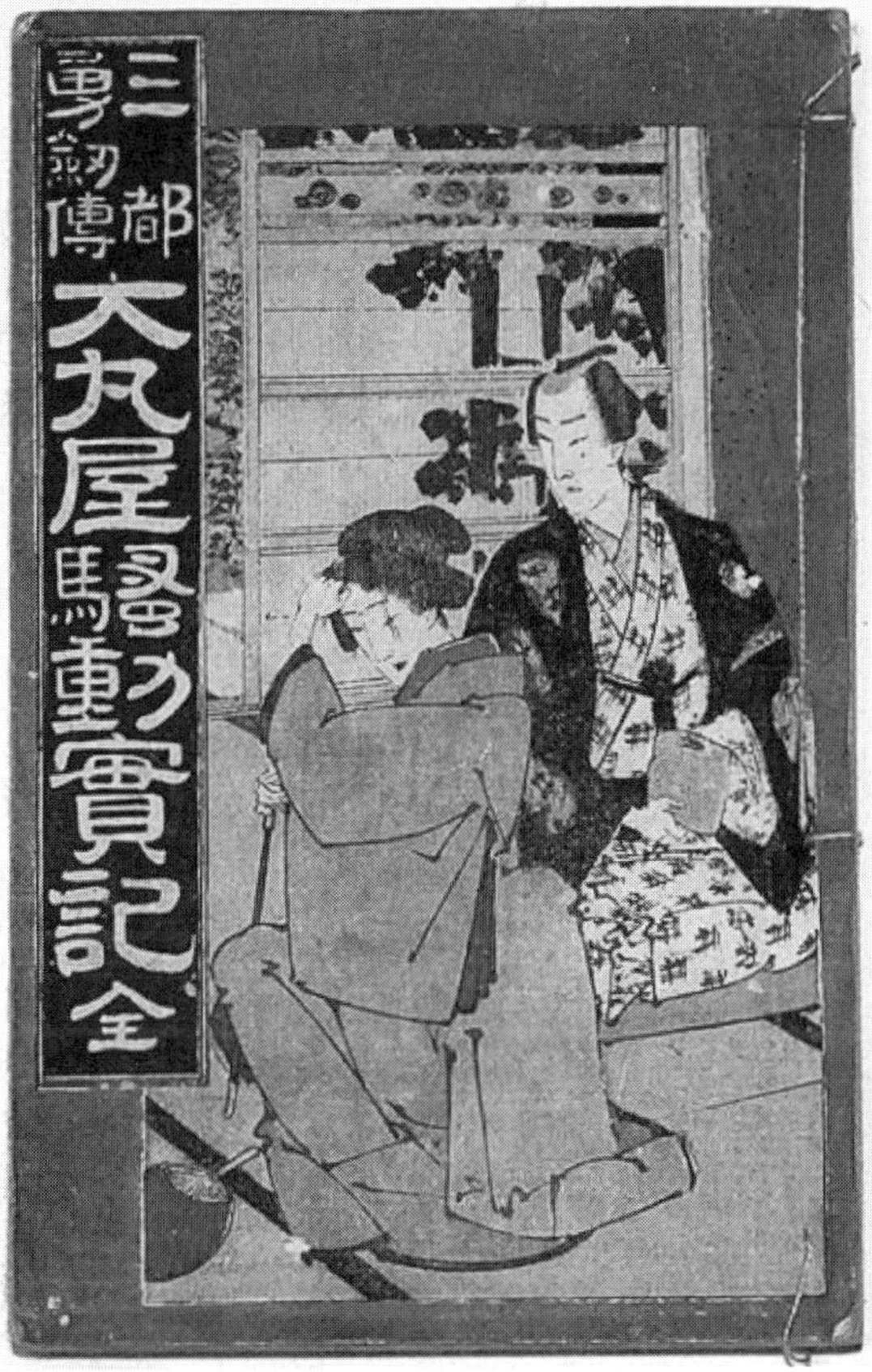

図７

「あらましは、一七七三（安永三）年七月三日の夜、（京都）烏丸通りの材木商大文字屋の息子彦右衛門（二十五歳）が、新河原町の家で養生中に心神喪失状態となり手代を殺害、四条通に出て烏丸通りから丸太町の間にかけて「往来の人を切殺し又は手疵負せ右道筋につなぎ置き候馬迄《まで》三疋（頭）に瑕附（傷つけ）候」、死者三名、重軽傷者二十一名、馬三頭という大惨事であった。凶器は「脇差、銘粟田口近江守忠納長二尺三寸」で、その後、彦右衛門は帰宅後死亡したとある」[17]

発病して心神喪失状態と明記してある。これは歌舞伎はおろか落語にまでなっている。

17「安永三甲年七月三日夜京都烏丸通上る町大文字屋 彦右衛門疳症にて人を多く怪我させし趣御公議へ書上の写」として西沢文庫「讃仏乗」二編中の巻におさめられている。[Wikipedia]

2、吉原百人切り（図8－籠籠釣瓶花街酔醒）[18]

歌舞伎「籠釣瓶花街酔醒《かごつるべさとのえいざめ》」（歌舞伎狂言、三世河竹新七作、一八八八年初演）は有名な「吉原百人切り」を脚色したものである。十数人を切り殺し多数の人を傷害したというが、実際には「即死せしめたのは八つ橋一人で、負傷者とても四、五人に過ぎなかったのである」[19]

歌舞伎では加害者は花魁《おいらん》八つ橋に通い詰め、その不実を恨んでとしているが、吉原だけに単にそれだけでは考えにくい。進行マヒ（注：通称脳梅毒、梅毒が脳に障害を起こし精神症状をきたす病気）か精神病も考えられるが、定かではない。

このような例は明治期に刊行された「近世実録全書」などに多数載っている。

3、刀がまん延

国中に刀がまん延していて、容易に重大事件が起こりやすかった。極端なことを言えば「忠臣蔵」がそれである。明治に戻ると政府は早急に、触法患者対策に対処しなければならなかった。触法患者とは、犯罪に関与する精神障害者を指す。罪を犯すのではなく、心神喪失状態で罪に触れるという意味である。

我々が現在刀を市中で見かけないのは、近代に刀狩りが行われたからである。刀狩りは豊臣秀吉が有名であるが、連合国軍（GHQ）も一九四五年（昭和二十年）九月に、日本の武装解除の一環として全国に刀剣などの武器類の提出を命じ、警察署を通して集められた刀剣類の大部分は海洋投棄などの処分とされた。

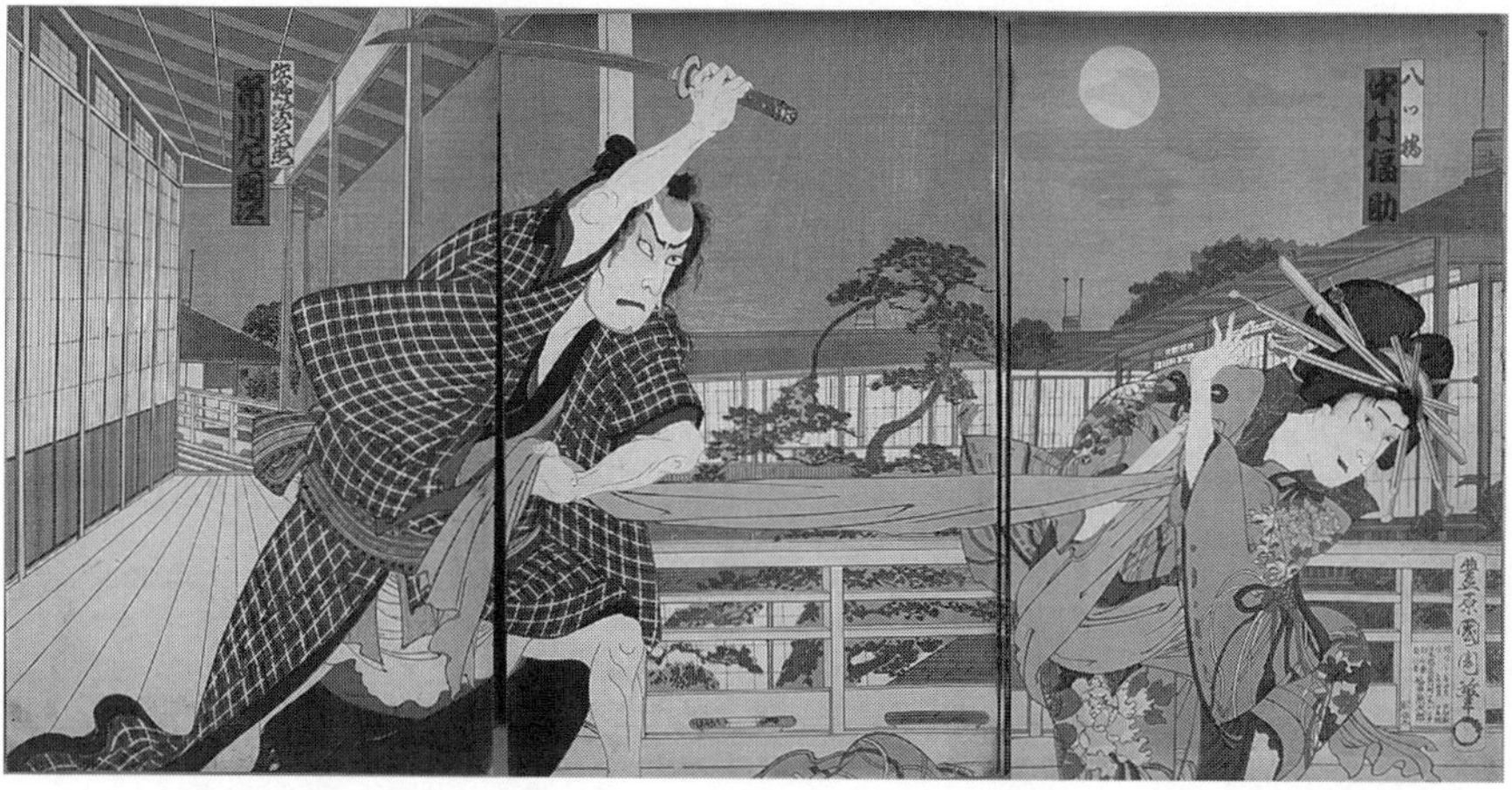

図8

ちなみに文献を見ると人間を隔離するところを「檻《おり》」といった。それが明治に入り、動物園ができると、動物を入れるところも檻というようになった。昭和の中頃まで並列して使われていた。吉川英治の『新書太閤記』[20]でも次のような場面がある。謀反を起こした荒木村重が、説得に来た竹中半兵衛を捕らえる場面だ。初出は「太閤記」で読売新聞に、一九三九年（昭和十四年）一月一日から一九四五年（昭和二十年）八月二十三日まで掲載された。

「歩けと、命じられるまま、約十歩ほど、まっすぐに歩くと、もうそこは檻《おり》の中だったのである。どんと、後ろが閉まった」

銭形平次で有名な野村胡堂のもう一つの捕り物帳、池田大助功名帖の『南蛮手品』にも、次のように使われている。ちなみにアメ屋の仙ちゃんとは、池田大助の子分に当たる子どもである。この作品は一九四一年学芸社から刊行されている。『南蛮手品』[21]にはここに挙げた例の他にも何か所かで使われている。

「娘大夫の天女は、猛獣の檻のような厳重な格子の中に入れられたまま、池田大助の顔を見ると、涙を流して喜んでいるのです。（略）私は三年前にさらわれて、芸を仕込まれてこんな檻の中に入れられている身分でございます。（略）これが盗賊団の首領の夕立でしょう。三百両の金を懐に入れると、いきなりアメ屋の仙ちゃんを引き立てて、二階の娘大夫を閉じ込めた檻の前に立ちました」（四十頁、四十三頁）

18 **籠釣瓶花街酔醒**：豊原国周 国立国会図書館蔵［Wikipedia］
19 **坪内逍遥鑑選**：近世実録全書第六巻 早稲田大学出版部蔵版、早稲田大学出版部、一九二九。
20 『**新書太閤記（五）**』：吉川英治歴史時代文庫、講談社、一九九〇年
21 『**南蛮手品**』：池田大助功名帖 - 国立国会図書館デジタルコレクション（ndl.go.jp）

桶《おけ》ぶせと行灯《あんどん》部屋（江戸時代の隔離）

桶ぶせとは江戸時代、小さな窓を開けた大きな桶をかぶせ、中に人を入れ上に石を乗せ、出られないようにした隔離方法である。前の『実況本』にも書かれているので、いろいろな状況で広く用いられたようだ。だが詳しい記録が残っているのは、吉原で用いられたものだけだ。

吉原では無銭飲食者に対しての懲罰で、払えない客を見せしめにしたのである。また遊女の密夫にも行われた。小窓から最低限の食事を与えるが、立てるほどの高さはないので身体的な苦痛があった。最も苦しめたのはトイレ問題である。中でするしかなく、これはたまったものではない。開放するときは、吉原の周りのお歯黒どぶに（注：吉原を囲むように造られた堀）、掃き捨てたのだろう。さすがに元禄ころには行われなくなった。

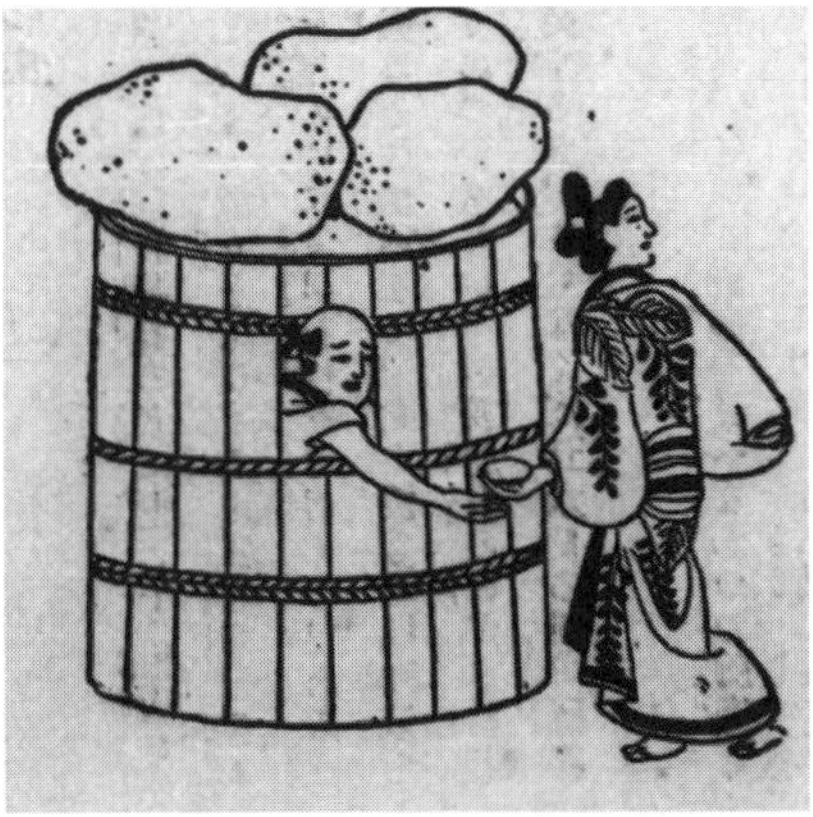

図9

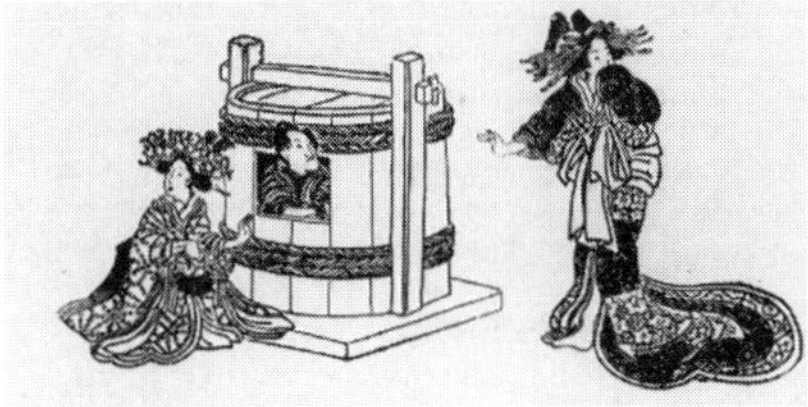

図10

藤本箕山《きざん》[22]という通人がいる。富裕な町人の家に生れ、若くして遊びの道に入り、家運が傾いて客から太鼓持ち、男芸者になった。諸国の遊里をまわり一六七八年（延宝六年）ごろに『色道大鏡』という本を書いた。そこに次のようにあるので、あちらこちらの色里で行われていたと考えられる。

22 **藤本箕山《きざん》**：一六二六年（寛永三年）～一七〇四年（宝永元年）六月二十一日　京都出身。

「桶伏－挙げ銭を負いたるものを捕えて、人湯桶を打ちかぶせ、銀をうけあわすることなり。昔はたまさかにかかることもありもやしけん。今は名目のみ有りて、かようの仕業は無し。当時は銀を負いたる者の忍びて来りたるを見付ければ、留めてかえさぬ廓法なり」『色道大鏡』[23]

宮武外骨《がいこつ》[24]の『奇想凡想』[25]の説明が詳しいので引用する。（図9－奇想凡走一八二頁）（図10－奇想凡走一八三頁）

「今から二百五、六〇年前後の頃、江戸の吉原では、無銭遊興の者に対して「桶伏」という刑罰法が行われていた。さんざん飲食をした上、遊女をもなぐさんだ翌朝、サア勘定というとき、無一文であると、古い風呂桶の中にその男を伏せて置くのである。

食事は一椀飯《わんめし》に生塩を振りかけて与え、夜具などは無論なく、大小便も垂れ流しであって、公儀の牢舎《ろうや》にもない苛酷なものであったらしい。親族朋友の者がそれを聞いて揚げ代金の弁償に来れば、即時放免するが、さもなくば五、六日の間、留め置いて懲らしたのである。（略）

うそにも添い寝のむつ言を交わしたことのある者には、気の毒という情が出て、人知れずあん餅の差入れをすることもあったらしい。

古い川柳に「番頭が来て桶伏の伸びをさせ」「桶ぶせと入れかえにする座敷牢」というのがある。（略）

最古の吉原本、寛永十九年版の『あづま物語』に

やかれつつ　かねのあるほど　とられんぼ
　　あとはかならず　桶ぶせとしれ

とあるのは、桶ぶせ当時の状況を詠んだのである」

23『色道大鏡巻一』：藤本箕山《きざん》著、古典社、昭和五年、二十九頁。国立国会図書館デジタルコレクション。

24 宮武外骨《がいこつ》：一八六七年二月二十二日（慶応三年一月十八日）～一九五五年（昭和三十年）七月二十八日、日本のジャーナリスト、明治期の世相風俗研究家。

25『奇想凡想』：文武堂書店、一九二〇年、百八十一～百八十二頁

屋外にさらすのだから、桶の狭さとあいまって様々な事故が起きたことが、容易に推察でき、江戸時代も半ばには廃止となった。また「桶ぶせと入れかえにする座敷牢」は当時の世相をよく表している。

桶伏が廃止された後のことは、オーラルヒストリーである落語に、てん末が残っている。「付け馬」と「行灯《あんどん》部屋」入れである。付け馬とは、取り立て人のことで、金を払えない客に、吉原の店の者がつきそい家まで取り立てに行くことである。実際「付き馬」という落語があり、これは客が棺おけ屋に入り、裏口から逃げてしまう話である。

行灯《あんどん》部屋とは吉原から来たことばで、夜がにぎやかな江戸時代、行灯をしまっておく部屋、光がほとんど入らない物置のような部屋である。現在でも建築用語にあり、外気に直接接する部分を持たない部屋のことである。換気する開口部がないということは、窓も存在しないので、採光も通風もできないことから、建築基準法の居室としての条件を満たすことができない。家人が金を持ってくるまで客を閉じ込めて置いたり、病気の遊女を寝かせたりしていた。病気といっても、看病というより客に見せないようにしたのだろう。

「居残り」というのは、当時の遊郭において代金を支払えなかった場合、代わりの者（一緒に来た者や家族など）が代金を支払うまで、その身柄を拘束したことを言う。

これも落語に「居残り佐平治」という話がある。品川宿の女郎屋で散々遊んだ後に、金がないという。（図11－花盛春長閑（二代歌川国貞））驚く店の者の先を制して行灯部屋に引き下がるが、行灯部屋はなく、布団部屋に行くとある。落語では気が利き他の客からご祝儀をもらうので、店の者から苦情が出て追い出されるという話だ。

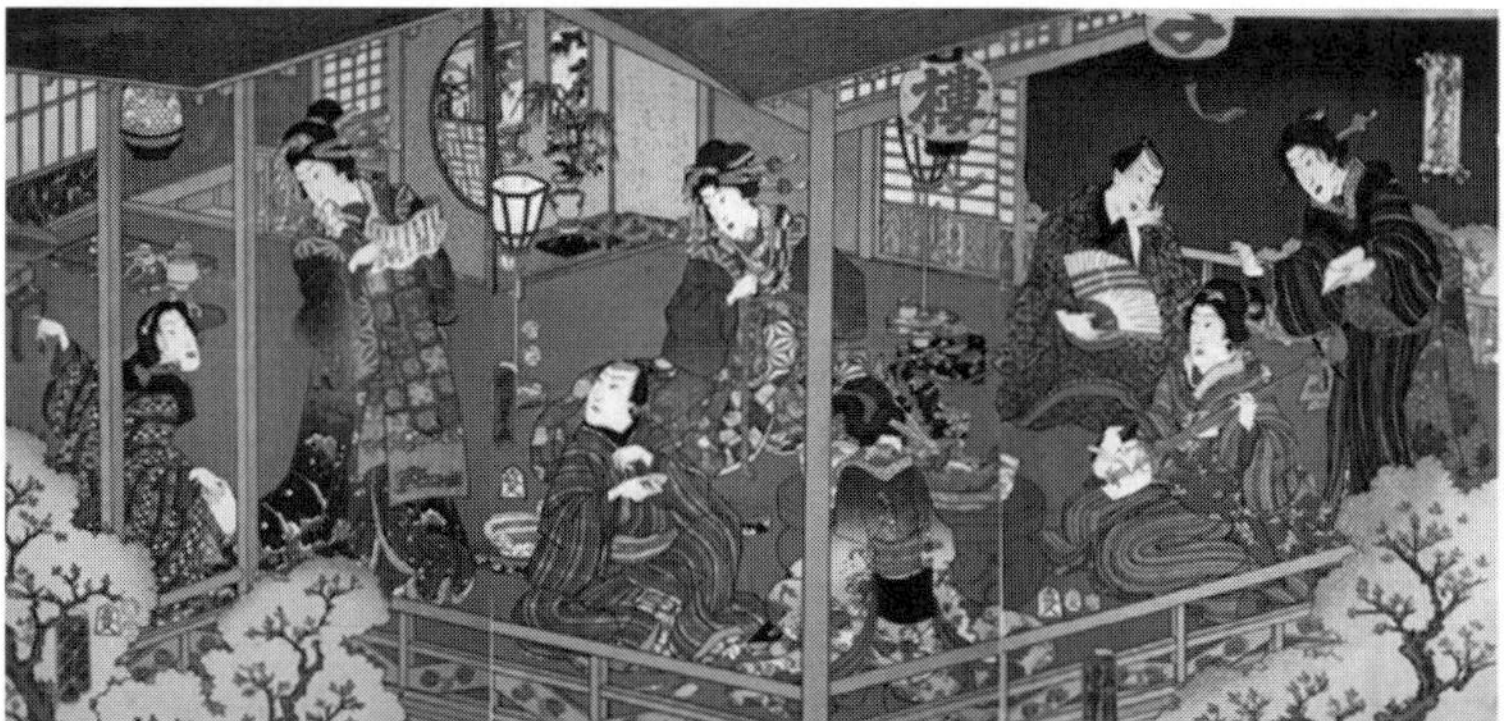

図11

「行灯《あんどん》部屋へでも、（節をつけて）下《さ》がりやしょう」

「（あきれはて）この野郎。ばかにしてやァんだ、たいへんなやつだよォ、本当に。冗談じゃねえ。おう、とにかくな、この部屋ァふさがれてちゃ困るんだい。さッ、こっちィへ来ねエッ」

「（軽く）お供いたしますよ。（大きな声で）どちらでござんすかァ、行灯部屋は？・」

「行灯部屋なんてのァ今時あるかい、チョッ、図々しいったってありゃあしねエ。（佐平次を連れて行き）おう、こん中へ入《へえ》ってね、こん中イ」

「へい、どうも。（その部屋の戸を開けて）えェ、失礼いたし、・・・おやおや、よオよオ、よオ、（嬉しそうに）へへ、へえ、夜具部屋。布団部屋。結構でござんすな。ポカポカと暖《あった》かで。ありがとうございます」[26]

先を制して行灯部屋に引き下がるが、行灯部屋はなく、布団部屋であった。そこで〝居残り〟を始める。東京都の病院に勤務していた時に、東京都の精神鑑定業務をしたことがある。警察官が捕まえた人間が、精神病で入院治療が必要かを診断、つまり鑑定するのである。最初は警察官が、鑑定する施設まで連れて来ていたが、途中から鑑定医が警察署に行くことになった。その時に、のぞき見したが取調室には窓がなかった。確かに窓から景色が見えたら、気が散って取り調べどころではないだろう。変わった例では自主隔離というのもある。「梯子を外される」という言葉がある。はしごをはずされて高い所に置きざり、転じて事に当たっていたのに、仲間が手を引いて孤立するという意味である。

「引っ越しの夢」、関西では「口入屋（職業紹介所）」という落語がある。これは商家に新しく入っ

26 **ありがとうございます**：古今亭志ん朝、京須偕充編『志ん朝の落語 三 遊び色々』筑摩書房、二〇〇三年、一八六頁

た美人女中に、店の者が夜這いをかける話である。女中部屋は台所の上の独立した中二階にあり、寝る時は猿はしごという軽い梯子を二階へと引き上げる。すると男たちは夜這いができないから、無理して上がろうとする。それで使用人二人がはちあわせする。そこへ泥棒が入ったと勘違いした主人が駆け付けるので、二人は立ったまま狸寝入りをする。何やっているんだいと主人に声をかけられて、引越しの夢を見ていましたと答える。以前江戸時代から保存されている商家を見学したが、構造はこの通りだった。この場合は、中二階の女性が自分たちを、夜間だけ隔離するのである。(図12)[27]

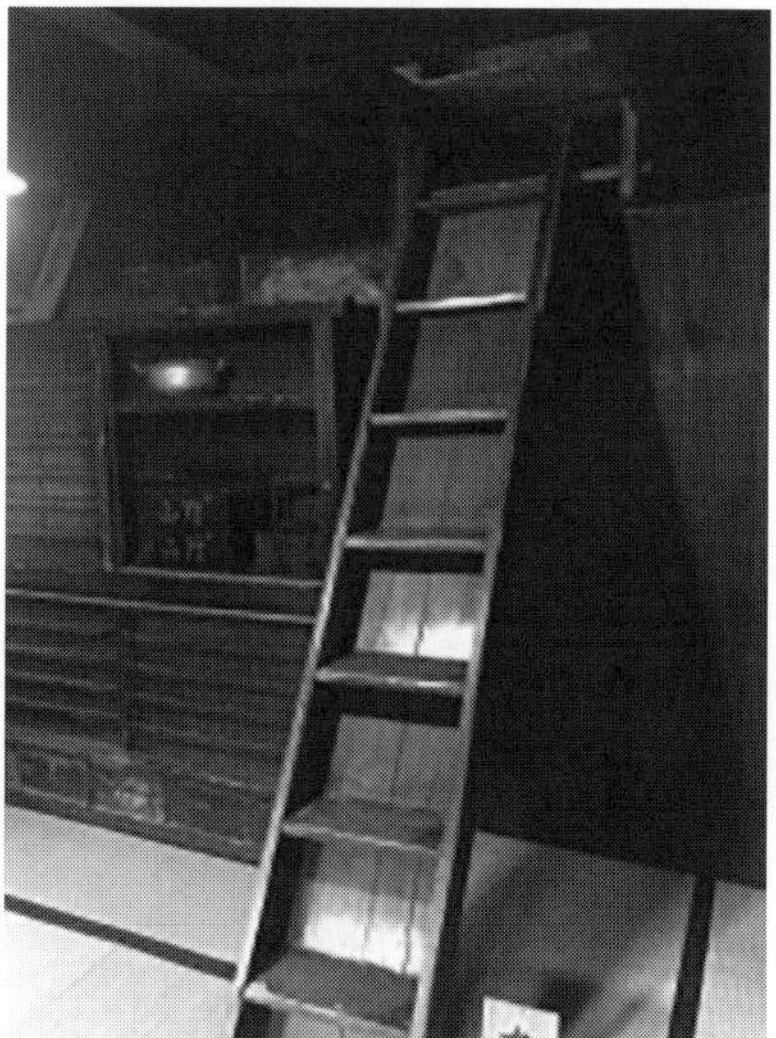

図12

江戸時代の精神障害者の隔離の記録『類集撰要《るいしゅうせんよう》』

宝永年間(一七〇四~一七一〇年)の頃から天保年間(一八三〇~一八四四年)のはじめにいたる町触や令達などを編集した五十冊の『類集撰要《るいしゅうせんよう》』という本がある。事例を書きとめ、後に同様の事件が起きた時の参考にした、現在でいう裁判所の判例集である。十四巻目は「御検使御見分、変死人、捨子、久離欠落、乱心者檻《おり》願い」で、当時は私宅監置の事を檻《おり》と言った。最後に一七九三年神田永井町の三十九歳男性、天順の私宅監置例が載っている。頁番号はふっていない。数えると表紙を入れて百三十九頁目にあたる。

まず全文を引用するが、わかりにくいので説明をする。「質屋利兵衛」は屋号で代々、当主は「利兵衛」と名乗っている。貞心の息子の「利兵衛」は精神的変調で天順と名前を変え、息子の十四歳の長吉が

27 女中部屋と猿はしご

現在の「利兵衛」である。その天順の隔離願いである。ここでいう痫癪《かんしゃく》とは、精神運動興奮を指すようである。

貞心 ―― 息子・天順（先代「利兵衛」） ―― 息子・長吉（十四歳・現「利兵衛」）

【解釈文】

恐れながら書付を以てお願いします

神田永井町の家持の利兵衛（注：天順の息子）の祖母貞心が申し上げます。私の息子、天順は兼ねてより支離滅裂《しりめつれつ》なので、家督は私の孫の利兵衛の名前にして養育していた所、当時とりわけ病気が募って乱心になりことの外乱暴になったので、召し使いなども居着かず、商売なども休み困っています。このため、天順は養生のため私の住居へ檻を設《しつら》え入れておきたいむねを願い上げます。なにとぞお聞き届け下さる様お願いします、以上。

寛政五年七月十九日　願人　神田永井町家持利兵衛祖母貞心、

利兵衛は病気のため代理平八、

五人組　勘兵衛

右の通り取調べたことに間違いありません、以上

名主市蔵は病気のため代理久八

御奉行所様（注：町奉行所）

右の通り訴えたら御検分下さるむねを仰せ渡されたので、同日御検分の上証文、医師による口上、絵図面とも左の通り

但し、翌二十一日に（奉行所に）召し出され願いの通り仰せ付けられた

差し上げます証文の事

神田永井町の家持の質屋利兵衛の親は天順と申し、今年三十九歳になる者で、持病に癇癪《かんしゃく》を持っており気分が優れなかったので、去年の三月に（注：天順の）息子の長吉と言う十四歳になった者がまだ幼いものの、家督を譲り自分も同居して商売の世話をして来た所、同年五月中に親利兵衛は剃髪して天順と名を改め矢張り商売の世話をして来たが、とにかく持病の癇癪《かんしゃく》が時々起こり意識はなくなり、家内諸道具等を壊しその上、妻や召し使い等をも打ち叩く事がたびたびあったが、鎮まると普通になって家内の世話をしていた所、ここに至り特に病気が募って乱暴になり火の元も心もとないので、天順の祖母と親類とも相談の上で住居の中に一間四方の檻を設《しつら》えてそこに入れ養生したい事を、町役人ども一同で今日訴え出たので御検分下さい。もっともお改めの上願い通り命じて下されば私どもが付き添いとても諸事に注意して、万が一火が出たらすぐに連れて退去します。もし異変があったり病死などしたりしたら早々に訴え出るよう仰せ渡され恐れ入ります。後日のため連印を差し上げます、以上の通りです

寛政五年七月二十日　願人　神田永井町の家持利兵衛祖母で乱心した天順の母貞心、
天順の妻　ため、
ため　の息子利兵衛は病気のため代理平八、
五人組清三郎、
五人組勘兵衛、

五人組伝蔵、
名主市蔵は病気のため代理久八、
三河町二丁目家持の天順妻のための父與五左衛門、
五人組藤八、
小柳町名主勘蔵
田中金次郎、
平野初五郎
御番所

口上（注：診断書）
神田永井町の家持の利兵衛の父天順が病気なので、頼まれて参上し様子を見た候所、天順は総じて癇癪《かんしゃく》があり、これが起こった時には乱暴になり、今は癇癪《かんしゃく》強くとりのぼせて乱心の様子で容態が定まらない。もっとも私は懇意に付き合っているので、服薬などするようたびたび申し聞かせたが服薬しない。もちろん食事等はしているので気遣いはないが、しかし容態がどのように変わるかは計りにくいと思う。容態についてお尋ねなので口上書を差し上げます、以上。
丑年七月二十日　小十人田中兵太夫の地借の町医　竹内元龍
田中金次郎殿、平野初五郎殿
右は願いの通り仰せ付けられたので、池田筑後守様の御番所へ訴え出た。下書きは左の通り。
恐れながら書付を以て訴えます

神田永井町の家持の利兵衛方にいる利兵衛の祖母の貞心が申し上げます。私の息子は天順と申し今年三十九歳になりますが、兼ねてより支離滅裂《しりめつれつ》でしたが、今年の五月頃から特に病気が募って乱心になり、ことのほか乱暴になったので召し使い等も居着かず、商売も休み難儀しています。これにより、天順を養生のため私の居宅に檻を設《しつら》えてそこに入れたいむねを昨日二十日に（注：町奉行の）**土佐守の御番所へ訴え出たので、御検分の上今日召し出され願の通り仰せ付けられました。これによりこのむねを訴え申し上げます。**

寛政五年七月二十一日　御訴人　神田永井町の家持の利兵衛祖母の貞心は病気のため代理伝蔵、

利兵衛は病気のため代理平八、五人組勘兵衛、

名主市蔵は病気なので代理久八

御番所様（注：町奉行所）

全体を説明する。前書きがあり、次に主旨と理由が述べられている。店子もいる家持の貞心という女性が、息子の天順が精神的変調をきたしたので、貞心の孫、十四歳の長吉を「利兵衛」として跡継ぎにした、だが天順の興奮状態が最近ひどいので、私宅監置したいと、南奉行所に願い出たのだ。祖母の名前を筆頭とし五人組、親戚他連名で多数の人が、その必要性を認めているという形式だ。五人組とは村では惣《そう》百姓、町では地主・家持を五戸前後で一組として、組織化したもので連帯責任、相互監察のシステムである。終戦まで続いた隣組にも影響を残し、文化的背景もうかがえる。

田中金次郎、平野勘五郎という役人あての医師の口上、現在でいう診断書がある。診断書は病状を説明し投薬しているとある。乱心と記されているので、統合失調症（精神運動興奮）が進行マヒになったようである。（図13－類集撰要診断書）

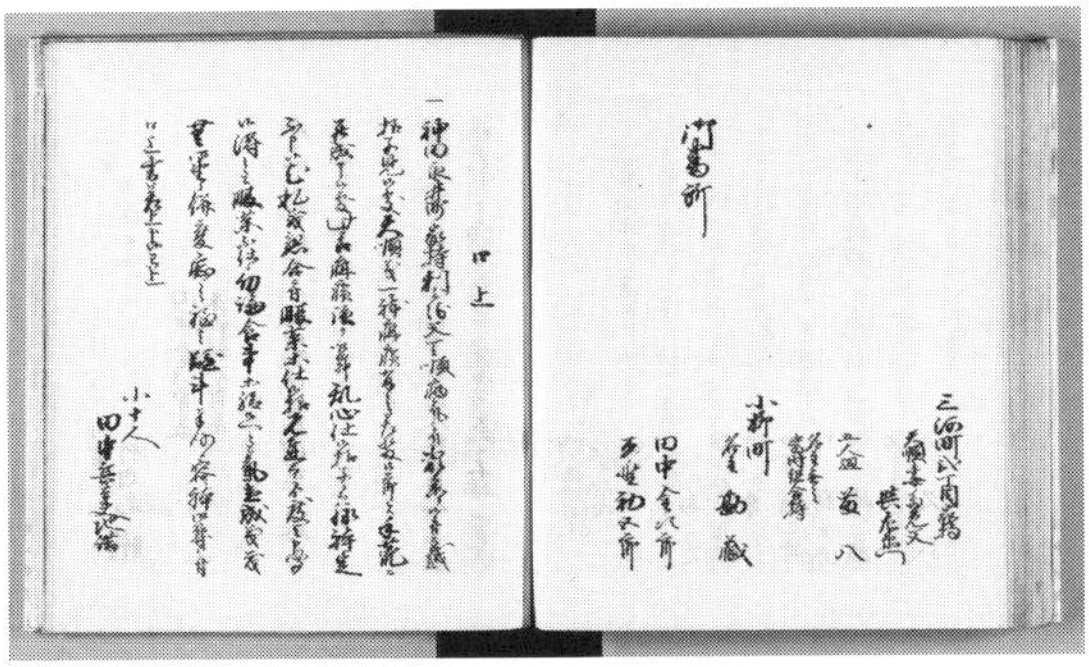

図13

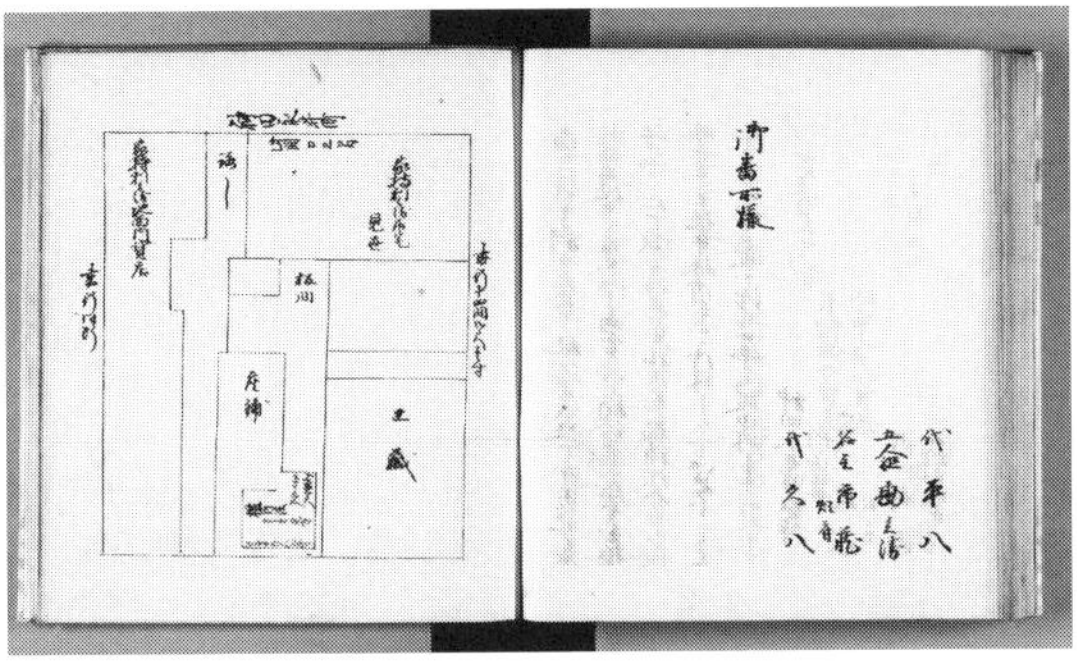

図14

百四十六～百四十七頁、右端に医者の名前。そしてまとめ、左に神田永井町家持、祖母とある。

百四十八～百四十九頁、最後に家の中に檻と書かれた監置室の見取り図が添付されている。土蔵横に「檻」と表記してあるのがわかる。（図14－類集撰要見取り図）

監置理由、診断書、構造図を添付して届けた形式が、呉の本の表記、つまり私宅監置願と本質的に同じである。現在の精神科病院保護室（注：興奮患者を一時的に収容する外からカギのかかる部屋）の源流である私宅監置の法律、精神病者監護法は明治時代に突然できたように思われている。古文書をたんねんに調べると、骨組みを江戸時代から引き継いでいて、少なくとも江戸では法律的にかなりしっかりとしていたということだ。それが障害者への警察の巡視に重きが置かれ、医療が抜けた一つの原因とも言える。

私宅監置体験記『夢酔独言《むすいどくげん》』勝小吉[28]（江戸時代の道楽者の座敷牢）

江戸時代に私宅監置された体験記録がある。幕末の英雄、勝海舟の父は勝小吉というが、自分が座敷牢に入っていたことを、自伝で自慢している。後に精神障害者のみが私宅監置の対象となるが、この場合は道楽息子の例だ。

勝小吉は『夢酔独言』という自叙伝を書いて、現在出版されている。そこに散財がすぎて座敷牢に入れられた体験とその経緯が書いてある。勝小吉の祖父の米山検校は江戸時代中期、新潟県柏崎市長島《ながとり》の山村で生まれた。目が不自由で村を出て、花火で有名な小千谷の片貝《かたかい》で修行し江戸に出た。目の不自由な人に許されていた金貸しで儲け、ばく大な富を得た。

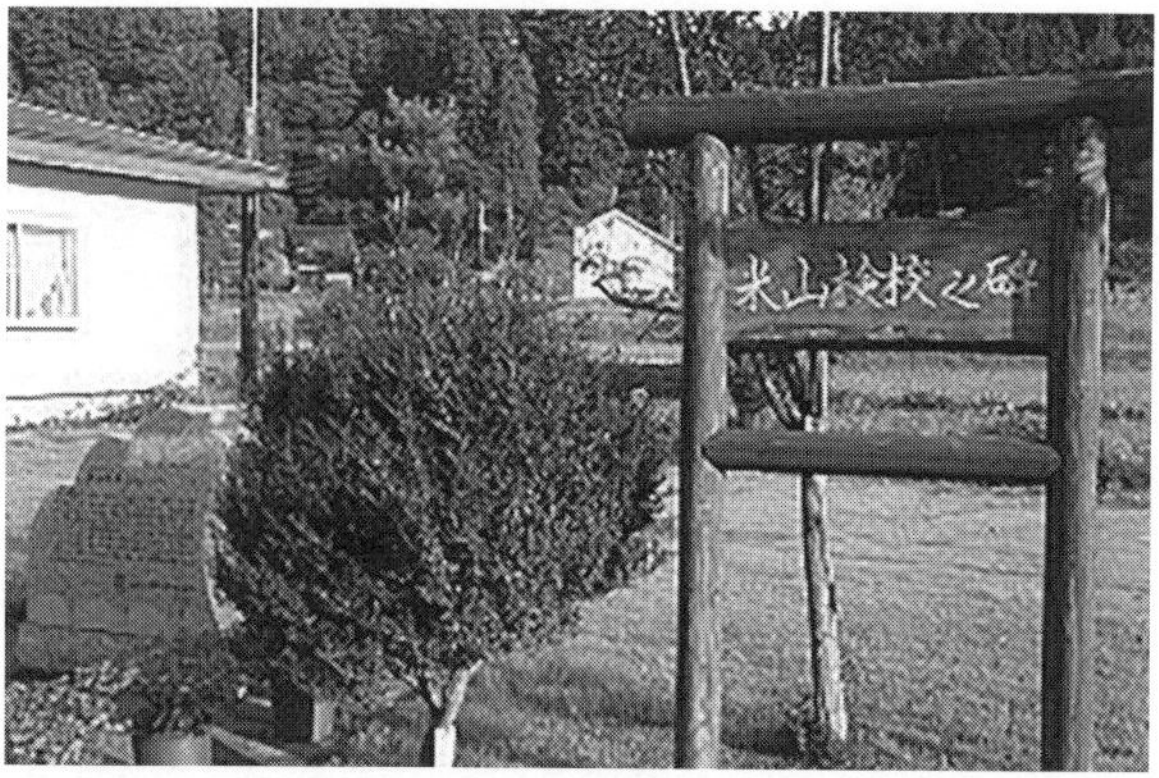

図15

三万両で御家人である男谷《おたに》家の株を買い、盲人の最高位である検校を名乗った。末っ子の平蔵を当主とし、さらに平蔵の三男小吉には「勝」家の株を買い与え、形の上では養子に出し「勝」家の一人娘と結婚させた。つまり子と孫の二人のために、武士の身分を買った。米山検校は生まれた村が飢饉の時に、数回米を送り、御礼塔が建てられている。かなり社会的なバランス感覚の良い人だったようだ。（図15－故郷にある石碑）またこのことが勝と西郷の江戸城無血開城の伏線になっていると思われ

28 **勝小吉**：（勝部真長編）『夢酔独言』平凡社、東京、一九六九年と、勝小吉（勝部真長編）『夢酔独言』講談社、東京、二〇一五年を参考にしたが頁数は講談社版。

る。

関ヶ原の戦いの時は海舟の祖先は農民で、島津藩が前方に退却した「島津の退《の》き口《ぐち》」の憎い相手ではなかったのである。

『夢酔独言』は「おれほどのバカな者は世の中にもあんまりおるまい」と、悪さやケンカに明け暮れた幼少期から、身ぐるみはがされた旅の体験などが書かれている。

生活が荒れたのは養子に出た勝家が、石高はわずか四十一石の小普請《こぶしん》組の貧乏御家人で、小吉も生涯無役だったなどが理由と思われる。

小吉が座敷牢、私宅監置室に入れられたのは、十四歳の時を始めとしての二度の家出、本家の金を持ち出しての吉原遊びなどが原因である。私宅監置室に入れられた時に、男谷家つまり本家の敷地に住んでいた。その時に勝海舟が生まれているので、監置といっても懲らしめのためで自由に出入りして、かなり緩い生活をしていた。『実況本』を読んでも、ただ悲惨な場合ばかりではなかったことを証明する重要資料である。

小吉が監置中に勝海舟が生まれたので、監置場所も特定できる、その生誕の地、現在の区立両国小学校隣の両国公園である。（図16－両国公園）[29]

十二歳のころ・三十四頁

十二歳の時、兄貴が世話をして学問を始めた。（略）
学問は嫌いなので、毎日垣根をくぐり抜けてさくらの馬場に行って、馬ばかり乗っていた。『大学（注：中国の古典）』五、六枚も覚えただろうか。二人の先生が教えるのを断ってきたのでうれしかった。
馬ばかり乗っていたので、しまいには金がなくなり困ったので、おふくろの小遣いやたくわえの金

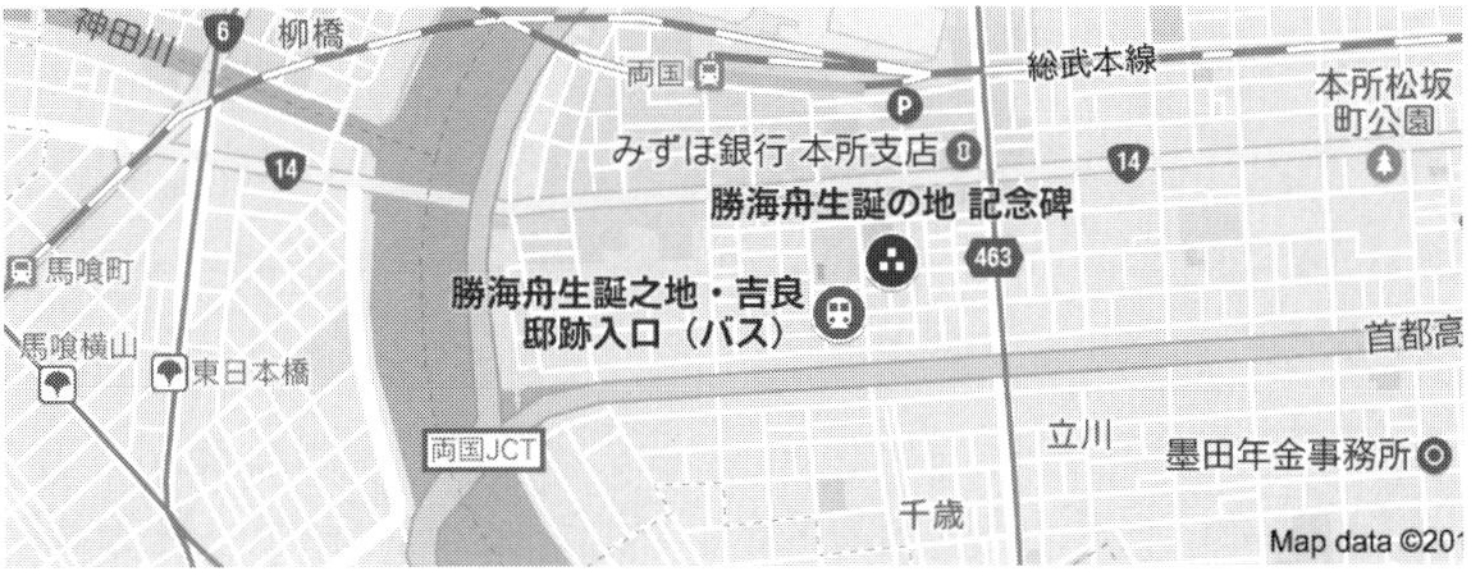

図16

29 両国公園（両国四丁目二十五番三号）墨田区公式ウェブサイト。

を盗んで使った。

兄貴が信州へ五年間住み込みで代官を務めたが、三年目にご機嫌うかがいで江戸にもどってきた。その時にオレが馬ばかり乗って金を使うので、馬のけいこはやめろと先生へ断りの手紙を出した。そのうえオレをひどく叱って、禁足（注：一定の場所に居させて、外出・旅行を禁ずること）をしろと言った。それから当分家にいたが困ったよ。

十四歳・出奔、乞食旅・三十六頁

十四の歳、オレが思うには、男は何をしても一生食っていけるから、上方辺りへかけおちをして、一生いようと思った。五月の二十八日に、もも引きをはいて家を出たが、世間の中は一向知らず、金も七、八両ばかりを盗み出して、腹に巻きつけてまず品川まで道を聞きながら来たが、なんだか心細かった。

それからむやみに歩いて、その日は藤沢へ泊まったが、翌日は早く起きて宿を出たが、どうしたらよかろうと、ふらふら行くと町人の二人連の男が後よりきて、「どこへ行く」と聞くから、「あてはないが上方へ行く」と言ったら、「わしも上方まで行くからいっしょに、行こう」と言うので、オレも力を得ていっしょに行って小田原に泊まった。

その時、「あしたは御関所だが、手形は持っているか」と言うので、「そんな物はない」と言ったら、「銭を二百文だせ。手形を宿でもらってやる」と言うから、そいつが言う通りにして関所も越したが油断はしなかった。浜松へ泊まった時は、二人が道々よくせわをしてくれたから、少し心がゆるんではだかで寝たが、その晩に着物も刀の大小も腹にくくりつけた金もみんな盗られた。

朝、目がさめたので、枕元を見たらなんにもないから、きもがつぶれた。宿やの亭主に聞いたら、二人は、「尾張の津島祭り[30]に間にあわないから、先に行くので後からこい」と言っていたというから、オレも途方にくれて泣いていたよ。

亭主が言うには、「それは道中のごまのはえという者だ。わたしは江戸からの御連れと思ったが、何にしろ気の毒なことだ。どこを目指していくのですか」と、本当に世話をしてくれた。

「どこというあてはないが、上方へ行くのだ」と言ったら、

「何にしろじゅばんだけではしかたがない。どうしたらよかろう」と、途方にくれたが、亭主がひしゃくを一本くれて、

「これまで江戸っ子が、この街道にては時々そんなことがあるから、おまえもそのひしゃくを持って、浜松の御城下、町で一文ずつもらってこい」と教えてくれた。

思い直して一日ほうぼう歩き回って、米や麦が五升ばかりに、銭を百二、三十文もらって帰ってきた。

亭主は良い人で、その晩は泊めてくれた。翌日、

「まず伊勢に行って、身の上を祈ってくるがよかろう」と言うので、もらった米と麦とを三升ばかりと銭五十文ほどを、亭主にお礼としてさしあげ、それから毎日こじきをして、伊勢大神宮へお参りしたが、夜は松原か川原か辻堂で寝たが、蚊にせめられてろくに寝ることも出来ず、つまらぬざまだったっけ。

御師龍太夫・三十八頁

伊勢の棚相生《あいおい》の坂にて、同じこじきと仲良くなり、そいつが言うには、

「龍太夫という御師《おし》のところに行って、江戸品川宿の青物屋大坂屋の家からぬけ参りに来たが、こ

30 **津島祭り**：尾張津島天王祭《おわりつしまてんのうまつり》、愛知県津島市と愛西市に伝わる津島神社の六百有余年の歴史を持つ川祭りで、旧暦六月十四日と十五日がクライマックス。

のような事情で、泊めてくれというがいい。むこうで帳面《ちょうめん》を調べて泊めてくれる」と教えてくれた。

龍太夫の家へ行って、中でその通りにいったら、はかまをきたやつが出てきて帳面《ちょうめん》持って来てくり返し見てから、「奥へ通れ」と言うから、こわごわ通つたら、六畳あまりの座敷へオレをいれて、少したってその男が来て、「ふろに入れ」と言うから、久しぶりで風呂にはいった。

あがると、「そまつだが食事を食べろ」といろいろうまいものを出したので、久しぶりなので腹いっぱい食べた。少したって、龍太夫がかり衣で来おって、

「ようこそ御参詣なされた、明日はお札をさし上げましょう」と言うので、オレはただ「はあ」と言っておじぎばかりしていた。

それから夜具、かやなど出して、「お休みなされ」と言うから寝たが、気持ちがよかった。翌日はまたまたご馳走をしてお札をくれた。

そこでオレはついでのことなので金も借りてやろうと、世話人にそのことを言った。取次をした男が出て来て、「御用でござりますか」と言うので、道中のごまのはえのことをいい、

「路銀を二両あまり貸してくれ」と言ったら、龍太夫に取り次ぐとひっこんだ。少し間があって、

「太夫方も御覧の通り、大勢さまの滞在のため、なかなか手がまわりませんので、大変少ないが、これを御持ちください」と言って一貫文くれたので、それをもらってそうそうに逃げ出した。それから方々へ参つたが、金はあるし、うまいものを食いどうしだから、元のもくあみになった。

龍太夫を教えてくれた男は、江戸神田黒門町の村田という、紙屋の息子だ。（略）

吉原初遊び・五十三頁

また家では、ばばあ殿が、ますますやかましくって、「おまえは勝の家をつぶそうとしているな」

といろいろ言って困って毎日、家にはいなかった。

兄貴の役所に久保島可六という男がいたが、そいつがオレをだまして吉原へ連れて行ってくれた。おもしろかったから、毎晩行ったら金がなくって困っていると、信州の御料所から御年貢の金が七千両きた。役所で預かって改めて御金蔵へ納めるのだ。

その時、兄貴がオレに番人を言いつけたから番をしていると、可六がいうには、金がなくては吉原が面白くないから百両ばかり盗め」と教えた。

オレも「もっともだ」と千両箱をあけ二百両盗ったが、あとがカタカタする。困ったら久保島が石ころを紙に包んで、入れてくれたので知らぬ顔でいたが、二、三日たつと知れて、兄貴が怒った。いろいろ取り調べをしたら、オレが盗んだと役所の小僧が白状したので、金をだせと兄が責めたが、「知らない」と強情をはり通した。

兄が親父へその事件を話したら、親父は「お前も若いうちは、たびたびそんなことがあったっけ。わずかの金で、小吉をきずものにはできない、なんとか解決してやれ」と言った。そこでいよいよ、オレが盗ったに違いないので、それっきり誰もしらない顔でおさまった。オレはその金を吉原に持って行って、一か月半くらいで使ってしまったが、それから蔵宿やほうぼうに頼んで金を貸してもらい使った。（略）

二十一歳、再び出奔・六十八頁

親がくれた刀やらいろいろ質において、相弟子からも金を借り、いろいろしてやっと三両二分ばかりつくり、その晩は吉原に行って、翌日車坂の井上のけいこ場に行き、剣術の道具を一組借りて、すぐに東海道に駆け出した。（略）

遠州森町での生活・七十二頁

（略）

座敷のそうじをしていたら、甥の新太郎が迎えに来たので、しかたがないので会ったら、「お前の迎えに他の者をやったら、刀を抜いてケンカしても帰らないとなるから、相談の上私が来たので、ぜひとも江戸にいったん帰って、それからどうとでもしなされ」と、いろいろ言うし、斎宮《いつき》（注：世話をしていた知人）もいろいろ意見をいうから、甥といっしょに江戸へ帰ることにした。

翌日、斎宮《いつき》方を出て、途中の三島の宿で甥が気絶して大さわぎした。やっと気がついて、それからは通しかごで江戸に帰ったが、親父も兄も何にも言わないので、少し安心して家へ行った。

翌日、兄の使いが来たから行ったら、ご馳走された。夕方、親父が隠居所から呼びにきた。親父が言うには

「お前はたびたび悪い行いがあるから、まず当分は閉じこもって、一日これからどうするか考えろ。すぐに考えがまとまるものではないから、一、二年考えて、身のおさまりをするがいい。とにかく、思いやりの心を持つには、学問がなくてはならないから、よく本でも読むがいい」と言う。家に帰ったら、座敷へ三畳のおりができていて、オレをぶちこんだ。

二十一歳から二十四歳まで（おりの中）・七十四頁

それからいろいろ工夫して一か月もたたないうちに、おりの柱を二本ぬけるようにしておいたが、よくよく考えた所が、みんなオレが悪いから起きたことだ、と気がついたから、おりの中で手習いを始めた。

それからいろいろ軍書の本も毎日見た。友達が訪ねてくるから、おりのそばへ呼んで、世間の事を聞いて楽しんでいたが、二十一の秋から二十四歳の冬まで、おりの中へ入っていたので苦しかった。

その内、親父よりたびたび書き取り[31]にして意見を言ってくれた。その時、「隠居をして、息子（注：勝海舟）が三つになるから、家督をやりたい」と言ったら、「それは悪い考えだ。これまで種々のふらちがあったから、一度はご奉公でもして、世間の人が悪口を言わないようにし、養子先の家にも親孝行をして、その上で好きにしろ」と親父が言ってよこしたから、「もっともだ」とはじめて気が付いた。

お城に出勤したいと兄へ言ったら、「お前が自分でお勤めのための道具、衣服も用意できるのなら勝手にしろ。オレはいままで、お前にはいろいろめんどうをみたので、今度は何もしない」と言った。

その時、オレは頬の下にはれ物があり寝ていたが、「すこしも苦労をかけません」という文書を出して、おりを出て[32]、翌日、拝領屋敷[33]へ行って、金子二十両を借り出して、いろいろ入用のものをのこらず用意して十日目に出勤した。

『秋山記行』（急性感染症の隔離の記録）

『秋山記行』の著者、鈴木牧之《ぼくし》（一七七〇－一八四二年）は、越後の国魚沼郡、塩沢町に生まれた。家は質屋で、ちぢみの織物や米の仲買をも仕事としていた。いわゆる江戸後期の地方の文化人であった。雪国の生活を記した『北越雪譜』を江戸で出版し評判を取った。続いて『秋山記行』の出版を目論んだが、それは果たせなかった。だが現代に至り、その口語訳が出版された[34]。

31 **書き取り**：文書でという意味か。
32 **おりを出て**：私宅監置に入れるためあらかじめ正式な書類を出しておいたようで、無断欠勤とならなかった。また退出する時の手続きもあった様子。
33 **拝領屋敷**：幕府から御家人などの幕臣に与えられた屋敷。
34 **鈴木牧之著、滝澤貞夫監修『現代語訳 信濃古典読み物叢書 第八巻 秋山記行』**信州教育出版社、二〇一九年

秋山とは新潟県の苗場山の西を流れる中津川の深い渓谷の地方をという。豪雪地帯で江戸時代は、完全な陸の孤島となる。辺境地域へ旅行をして、その紀行文を書いた貴重な記録がある。町からその地方に商売をしていた、桶屋《おけ》が道案内をしている。

「ようやく秋山の入り口、清水川原という村に近づく。いよいよ大きな老木が枝をはって道までさえぎり、日の光をおおっている。少し高い所へ登ると、七五三縄《しめなわ》が張ってあり、その真ん中に小さな高札（村の決まりを書き記した命令書）が立っている。読んでみると、

「ほうそう（疱瘡）ある（有）むらかた（村方）のもの（者）、これ（是）よりうち（内）い（へ）かならず（必）い（入）るべからず。」

仮名で子どもが書いたものらしい。

ここでしばらく休んでいると、桶屋が言う。

「全く秋山の人は正直一途のところがあります。たとえ、里人で疱瘡持ちの者も、商人も薬売りも、『疱瘡（注：天然痘[35]）**などありません。』と言って村へ入るにきまっています。さてさて、おもしろいことですね。」（二十九頁）**

焼き畑農業で、雑穀や木の実を常食としている村の様子が描かれている。驚くのは豪雪地帯にもかかわらず、土台のない掘っ立て小屋に土壁のない家が多い。屋根などに使う植物のかやを束ねた「よしず」、つまり厚いすだれが壁がわりである。家の真ん中に大きないろりがあり、ふんだんにある木材を燃やし、冬をしのぐ。だがしだいに柱に土台を作り、田んぼを少しずつ作りだす家が出てきている。

35 **天然痘**：天然痘ウイルスが原因で、非常に感染力が強く多くの死者を出した。しかし、天然痘ワクチンの登場で、一九八〇年に世界保健機関（WHO）が根絶宣言を発表した。

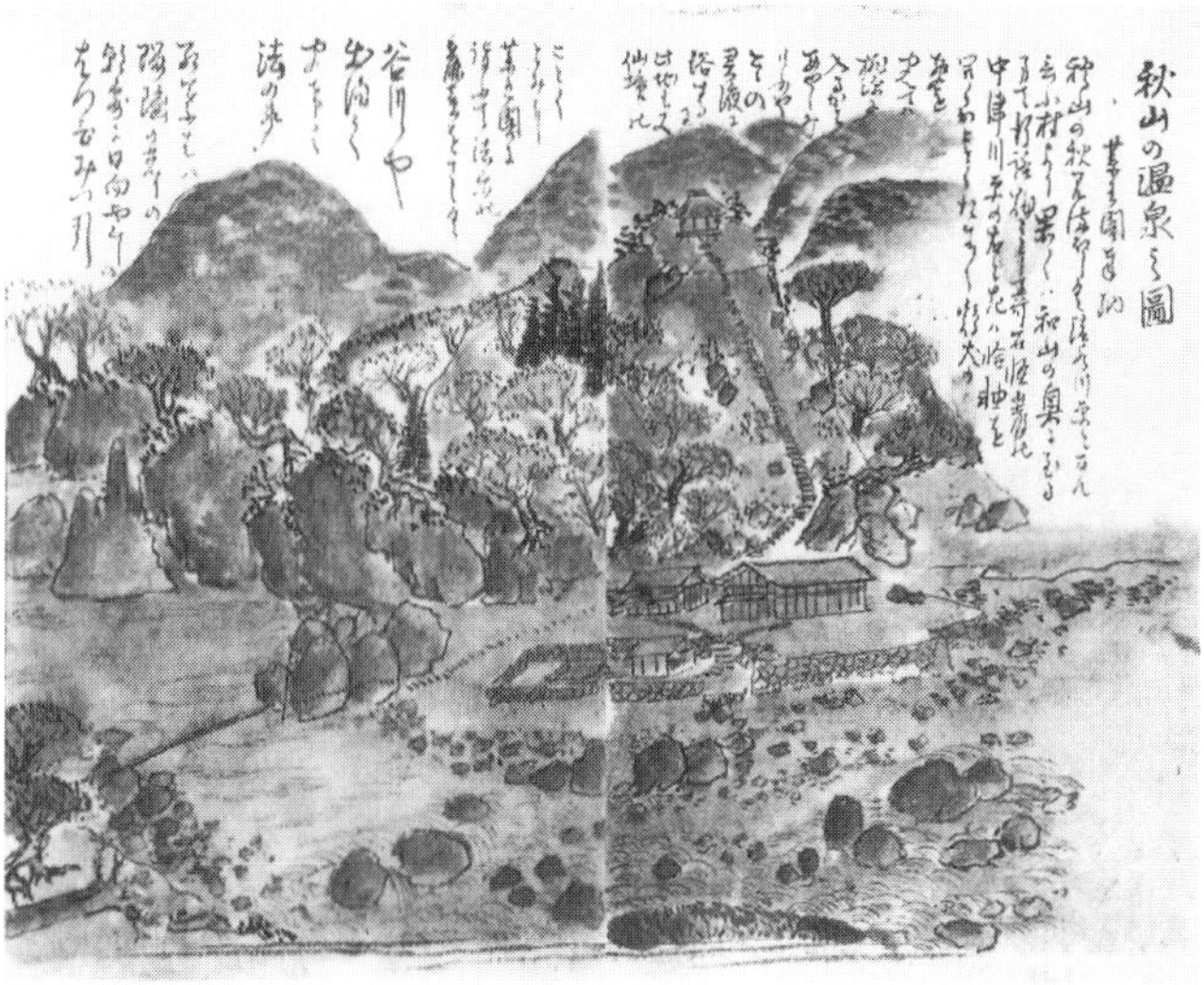

図17

年貢は「白木で作った細工として、大きな盆を十枚作って、年始に村中へ割り当てて差し出すのが一年中の勤め」である。そのような木材製品や干しキノコを「里から商人が買いにやってきます。また里でも、疱瘡が出た村や町場へは恐れて売りには行きません」（六十五頁）

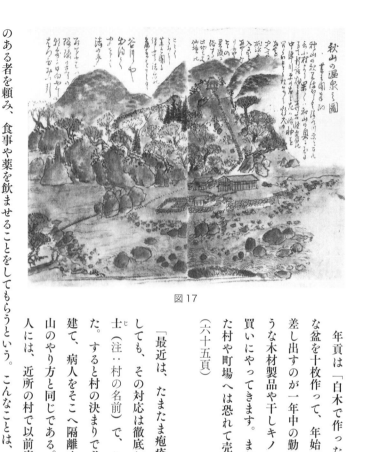

「最近は、たまたま疱瘡になる者がいたとしても、その対応は徹底している。隣村の野《の》士《じ》（注：村の名前）で、この秋疱瘡が発生した。すると村の決まりで必ず山の中に小屋を建て、病人をそこへ隔離する。ここまでは秋山のやり方と同じである。しかし、その看病人には、近所の村で以前疱瘡にかかったことのある者を頼み、食事や薬を飲ませることをしてもらうという。こんなことは、五、六十年も昔に想像できただろうか。まことに、この見玉・野士村は、秋山の谷あいの入り口で、なるほどと感心させられることである」（二十五、二十六頁）

四十六年前の凶作で滅びた村も多いが、最近は増えてきている。

三メートル四方の家をたてて、届ければ一家をなす。土地争いもなく、著者は食べ物や寒さには参っているが、酒やギャンブルもなく、意外とうらやましいと思っている。病気に対して隔離しているのも、苦しめるためではない。（図17）[36]

36 秋山紀行の挿絵

隔離の歴史・明治時代

精神病者監護法と精神病院法

一九〇〇年（明治三十三年）に精神病者監護法ができた。精神病者家族、親類縁者が監置責任者を決めて、地方長官（今でいう都道府県知事）に願い出て、精神障害者を私宅に監置（通称座敷牢）できるという法律である。当時の記録を読むと、対人暴行と放火が大きな要件になっていたようである。何か周囲が超法規的に強制隔離をおこなったかの印象があるが、後述するが煩雑な書類を出さなければならなくて、周囲はなかなか踏み切れなかったようだ。日本における精神障害者に関しての初めての全国的な法律だが、前に述べたように、江戸時代の奉行所の裁定と基本骨格は類似している。

背景には明治期、精神科病院が非常に少なかった点がある。精神医療が十分受けられず、家族の負担も大きいという状況が生み出されていた。私宅監置の法律ができた背景には、火事、地震が頻発するので、脆弱な木造家屋が多かった日本の特殊性があるようだ。アジアでも韓国はオンドル（床下暖房）の土作りの住居で、中国は石造りの家も多い。ヨーロッパと同じで、一般住居での隔離は簡単だった。また江戸時代の記録を探ると、前に述べたように刀を持った武士が多数存在し、いわゆる精神病の他に進行マヒ、アルコール依存での刃傷沙汰、放火の記録が多数ある。その意味からも明治期に、法律整備が急務だったようだ。

一九一九年に精神障害者を精神科病院に保護、治療する目的で、精神病院法（大正八年三月二十七日法律第二十五号）ができた。各道府県に公立精神科病院を置くことを目標にして、私立精神科病院も基準を満たしたものは、代用精神科病院と指定してそれに準じるとされた。この場合は公立病院の代用という意味であった。しかしあまりにも病院数が足りずに、精神病者監護法と並立した。

相馬事件（明治期）

相馬《そうま》事件をきっかけに精神病者監護法ができたという説があった。その事件を簡単に説明すると、地名から中村藩、藩主の姓から相馬藩ともよばれる大名の最後の藩主相馬誠胤《ともたね》が精神障害者として、自宅に私宅監置された後に精神科病院に入院した。旧藩士の錦織剛清《にしごりたけきよ》が、誠胤は精神病ではなく、これはお家乗っ取りだと騒いだのが、事件の発端だ。一八八三年から一八九五年まで法廷で争われた。

矛盾点がいくつかある。誠胤は正常であると主張し、側近が精神病と偽って監禁していると告訴した。だが障害者の待遇自体には、全く触れていない。精神科病院から離院させたり、誠胤が亡くなったりした後は毒殺だと騒いだが私宅監置にも言及していない。

『相馬事件裁判明細録』[37]があるが、漢字カタカナ文で、難解な法律用語が多数あり、これまで参照されたことがなかった。読んでみると剛清は裁判官を買収したが、法廷で彼自身がそれを暴露した。そのために世間は大騒ぎとなった。

裁判官やその愛人が口裏あわせてもみ消そうと偽証したが、暴露されたのでそれらが次々と新たに別の裁判を生み増やしていった。当時の人達はそれら全てを相馬事件と言ったようで、後半は金銭の話ばかりで疑獄事件で

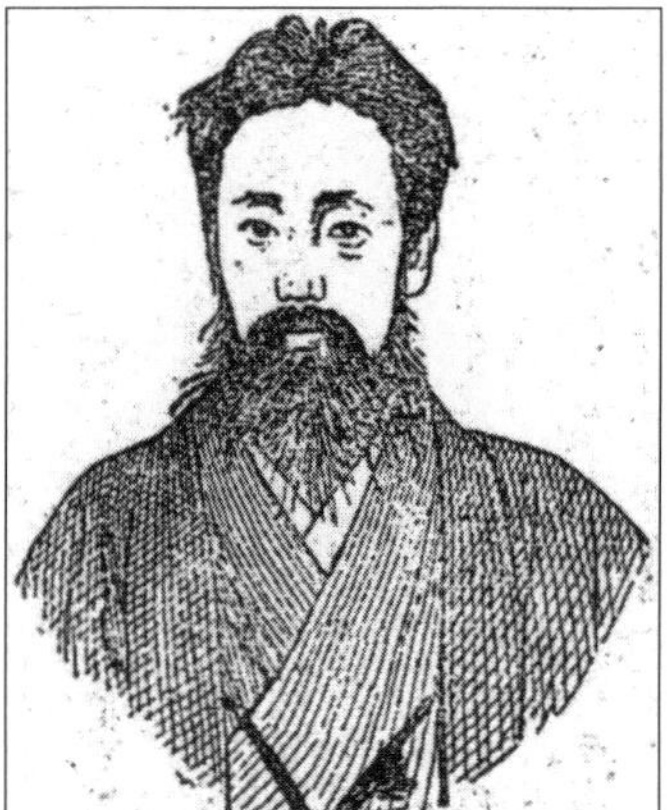

図18

37『相馬事件裁判明細録』：西脇今太郎、日本書行、一八九四年

ある。たまたま時期が一致しただけで、精神病者監護法成立とは関係がなかった。ちなみに誠胤の私宅監置も最初は華族の監督をする宮内省華族部長局の許可を得て、その過程では麹町署に瘋癲《ふうてん》[38]病人鎖錮《さこ》願を出し、法律的にはなんの問題もなかった。（図18－錦織剛清）[39]

『実況本』を書いた呉秀三の一生と業績

呉秀三が活躍したのは明治大正期で、彼は西洋に留学して精神医学を日本に導入した。明治の初め、政府は内科、外科、精神科などそれぞれの科に一人ずつ国家の威信をかけた青年を選んで、官費でドイツに送り出した。留学して分担して命ぜられた診療科を、そのまま日本に移築するのだ。そのため医学は急速に西欧に追いついた。精神科を担当したのが呉秀三なのだ。

正確にいうと精神科は榊俶《さかきはじめ》が最初である。榊の帰国後の業績は、相馬事件の相馬誠胤《ともたね》の診断書や『癲《てん》狂院設立の必要を論じる』[40]という本である。てん狂院は精神科病院の古い言い方で、キツネ憑きだとか怨霊だと言っていた明治期に、近代精神医学を導入し日本で初めて入院の利点を説いた。

この本では入院の利点を次のように書いている。つまり呉の先駆けである。

1、適当な治療と看護ができる。
2、患者を保護し危害を防げる。
3、規律ある生活を守らせるのに便利である。
4、てん狂院は急性期症状を治療する効果がある。
5、疾病の症状を細かく診察するのに便利で診断治療を助ける。
6、病院に入院させれば家族は自分の生活ができる。入院料はかかるが、実際は負担が軽減する。

38 **瘋癲《ふうてん》**：精神的な疾患や定職を持たず街中などをふらつくことを指す。ここから後の「フーテン」という言葉になった。
39 **錦織剛清**：『相馬事件裁判明細録』十五頁
40 『**癲狂院設立の必要を論じる**』：榊俶、編集発行人田中義一、東京、一八九二年（初出：国家医学第一号、三十一～三十五頁）

だが榊は咽頭癌に倒れた。『わが国における精神病に関する最近の施設』41（以下『施設本』と記す）には榊の未治療の咽頭がんの進行経過の様子が克明に描かれている。しかも大学の全職員と学生の前での臨床解剖を遺言して、その通りにされた。これは推測だが、後に述べるドイツでの三角関係で、大学構内に精神科外来を拒否した内科教授青山にわびたのかもしれない。だが青山はその後も大学構内に精神科を入れることを拒んだ。（図19－呉秀三）

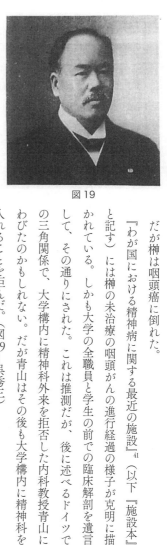

図19

41 呉秀三、樫田五郎著金川英雄訳『現代語訳 わが国における精神病に関する最近の施設』、青弓社、東京、二〇一五年

呉の一生と業績は次の通りである。

呉秀三の業績とその生涯

一八六五年 広島藩医の三男として江戸広島藩邸で生まれる。
一八九〇年 東京帝国大学医科大学（医学部）卒業。
一八九一年 最初の論文「日本の不具者」「精神病者の書態」を発表。
一八九五年『精神病学集要』（注：体系的精神科教科書）刊行。
一八九六年 東京帝国大学医学部助教授就任。
一八九七年から一九〇一年 ウィーン大学、ハイデルベルク大学に留学。クレペリンなどに師事。
一九〇〇年 精神病者監護法制定。（注：呉が留学中に制定）
一九〇一年 帰国後第三代東京帝国大学教授、巣鴨病院医長に就任。（注：二代目は法医学教授の片山国嘉が兼任）

一九〇二年 日本神経学会（注：現在の日本精神神経学会）創設、『神経学雑誌』（注：現在の精神神経学雑誌）を刊行。

同年 精神病者慈善救治会設立。

一九一二年『わが国における精神病に関する最近の施設』刊行。

一九一八年『精神病者私宅監置の実況』刊行。

一九一九年 精神病院法制定。

一九一九年 巣鴨病院が移転し東京府立松沢病院となり、同病院院長を併任。

一九二三年『医聖堂叢書』刊行。

一九二五年 大学教授、東京府立松沢病院長定年退職。

一九三二年 死去（享年六十七歳）。

『実況本』は日本の特定地域の私宅監置室、精神障害者民間施設、公的施設、在宅患者の視察調査分析の記録である。呉が一九一〇年から一九一六年まで医局員を派遣して調査した記録で、三百六十四の監置室を調査し百五例が載せられている。精神病者監護法を改正する目的で書かれ「精神病院法」が制定された。

内務省保健衛生局が印刷した『実況本』の構成を列記する。

呉の自序

第一章：緒論諸論

第二章：精神病者私宅監置の実況、第一節総説、第二節精神病者自宅監置の実例（百五例、写真六十六枚、

図七十個）

第三章：未監置精神病者の家庭における実況（十例）

第四章：民間療法の実況、第一節総説、第二節神社仏閣における処置・水治療及び温泉場の療法、第三節精神病の民間薬ならびに迷信薬、第四節精神病者輸送法の実況（写真五枚）

第五章：私宅監置の統計的観察、総説、男女、年齢、経済的背景から監置の理由、経過、監置室、待遇、医療、精神病の種類、警察官の視察臨検回数など十四節

第六章：批判第一節私宅監置に対する批判、第二節公立の監置室に対する批判、第三節精神病者監護法に対する批判、第四節民間療法への批判

第七章：意見

第八章：概括及び結論

百五症例の監置状況などを吟味し、甲（良いもの：八例）、乙（普通なもの：二十七例）、丙（不良のもの：三十三例）、丁（はなはだ不良のもの：二十四例）、戊（市区町村長の監護扶養または補助を受けるもの：十三例）に分類し、記載している。

呉は何を言いたかったのだろうか、引用して呉に直接語らせるのが良いだろう、第七章意見の冒頭である。

「**我々は我が国における私宅監置の現状がすこぶる惨憺たるものであり、行政庁の監督にも行き届かないところがあるのがわかった。我々はここで重ねて言おう。この監置室は速やかに廃止すべきであると。このような収容室の存在を見るのはまさに博愛の道に反するものであり、実に国家の恥辱である**」[42]

42 **恥辱である**：『実況本』三三四頁

それには各都道府県に公立精神科病院を建設するべきだと言っている。だが病者を治療すべき官公立精神病院が足りないことを指摘している。昭和時代後半に民間病院が多数できたが、現実家の呉は早急にできるとは考えていなかっただろう。さらに続ける。

「現在の状況と、欧米の文明国の精神病者に対する国家・公共の制度や、施設の整頓・完備とを比べると、実に雲泥の差だといわざるを得ない」[43]

呉は留学で得た精神医学の知見に基づいて、政策提言をした。

「そもそも精神病は良性の疾病ということはできないが、決して世間の多くの人が誤解するようにその予後が不良なものではない。ふさわしい時機に対処し、適切な医療を加えれば、少なからず治癒するべき疾病である」[44]

この頃日本にも、抗てんかん薬と睡眠薬などが導入された。興奮状態を睡眠薬で一時的でも抑えることができた。文献を調べると、昭和の時代まで「致死性緊張病」という言葉があった。興奮状態のまま衰弱して亡くなるのである。

「しかも、この病はわずかでも治療の時機を逸し、あるいは不適切な処置を施すと、その予後が不良となり、治るべきものも直ちに癒えず、病状が経久性となってしまうものもまた少なくない。このため、精神病の治療の道は一つだけあって、他にはない。曰く、早期にせよ晩期にせよ、病院に収容

43 いわざるを得ない：『実況本』三三四頁

44 疾病である：『実況本』三三四頁

して十分な治療を加えることである」[45]

『実況本』の分析

本書で高らかに現状を非難しているように誤解している人がいるがそうではない。原文を読むとわかるのだが、呉といえども政府には大変気を使い、その批判をする時には、難解な漢語や二重否定を多用して意味がわかりにくい書き方をしている。激しい非難の一方で、自分が精神科の最高責任者だったが、政府は強く、呉のもどかしさが伝わる。

政府は陸軍、海軍病院を次々に建設していった。誤解があるのは、いわゆる兵隊のためだけの病院を造ったのではない。造船所、火薬工場などの軍事兵器製造工場の労働者のための病院も多数造った。小説家吉川英治は、十八歳の時に年齢を偽って造船所で働き、作業中船底に墜落し重傷を負った。それから彼は小説家を目指した。

法律制定のための呉の仕掛けの一つが、この本は最初、雑誌連載だったが優れた論文として、内務省が出版した形にした。外見は政府主導である。内務省とは明治の初め、警察を含むすべての役所を統括する部署だった。それが厚労省などに分化していった。

また特徴は明治期の本にもかかわらず、写真が多いことである。監置室の写真を撮ることは、地元の写真屋に依頼し大きな機材を専門家に持たせて、撮影場所まで同伴させなければならなかった。『実況本』の写真をよく見ると、患者はすべてポーズを取り、カメラ目線である。読む人はパラパラと一通り、写真を見ればよいのである。そうすると内容は読まなくても、監置室を改善しようと訴えていることがわかる。

45 加えることである：『実況本』三三五頁

呉の努力にもかかわらず、私宅監置の法律、精神病者監護法は廃止されず並立したと考える人がいるが、これは正しくないようだ。精神科病院が圧倒的に少なかったので、監護法がなければ現実面で立ちいかなかったのだ。

呉は病院設置の努力を続ける。『実況本』の共同著者樫田五郎の長兄、樫田亀一郎は天皇の侍医である。天皇の行幸時にそのばく大な予算を使って、訪問地に精神科病院を建設した形跡がある。恩恵を施すために、行幸予算の一部を使い、女学校新設などをするのが習わしだった。聞き取り調査で関東初の天皇御陵建設のために、高尾山に精神科病院を建てたことがわかった。

内容を見ても『実況本』には、実は開放処遇の症例も載っている。例えば第八例[46]は寺院で本堂脇の部屋に寝ていて、カギはかけていないと明記してある。我々もよく経験するが、急性期を過ぎ、無為自閉状態であったと推測する。（図20－第八例）

第八例　附圖(第七號)

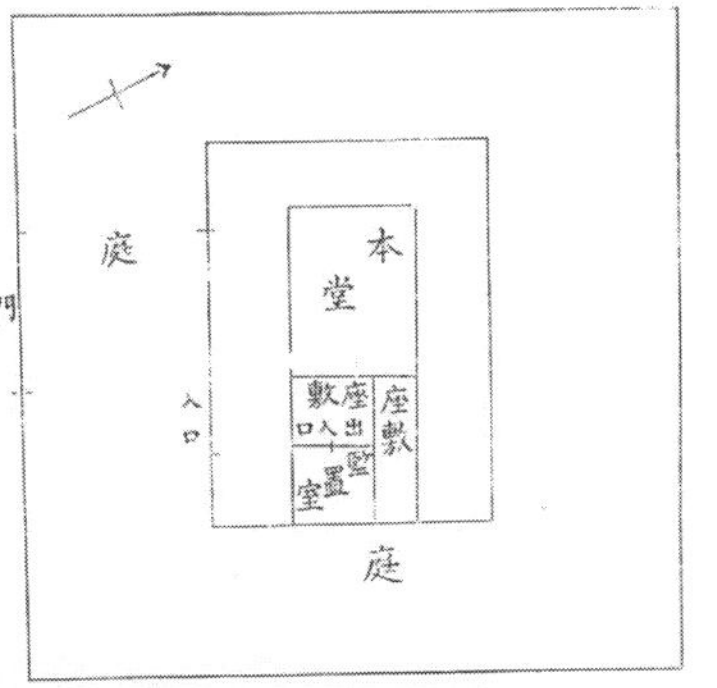

第八例　寫眞(第五號)

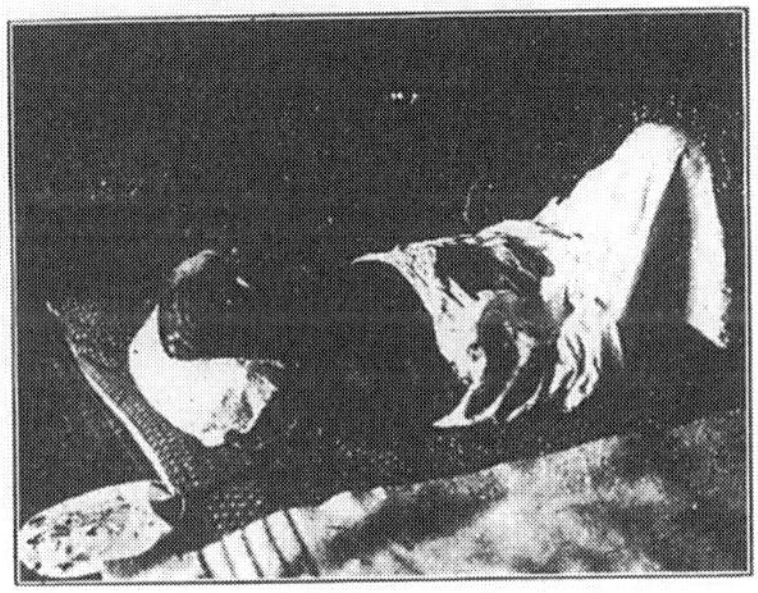

図20

この本の「この国に生れた不幸を重ねるものというべし」という言葉が有名で、呉は精神医学を一方的に批判していた印象があるが、言葉が独り歩きをしている。呉は一介の大学教授ではなく、西欧精神

46 第八例：『実況本』五十二頁

医学を日本に移植した当時の精神科最高責任者である。これは総理大臣が「この国に生まれた人は不幸だ」と言うのと同じで、だったらあなたが改革してくれという話だ。

私宅監置も警察が障害者を確保して、強制的に隔離したと誤解されているが、あくまでも家族が困って警察を通して、県知事に申請する形式であった。呉は鑑定集[47]でも第一例目は放火の症例を記している。当時は放火と対人暴行の二つがあると監置室対象で、現在で言う触法患者に近い人が多かった。『実況本』では現場を分析し家族に理解を示している。

「被監置者の病状に不潔症、拒絶症等あり、このような症状の看護に経験のない家族は、どうして良いか分からない。困難で心労のためにこんなふうになるのも、考えないといけない。まして府県によっては被監置者を監置室外に出す場合にはそのたびに警察署の許可を受けることが必要だ。入浴でも警察官が立ち会う規則がある事実を考えれば尤もだ」[48]

第百二例　附圖（第六十九號）

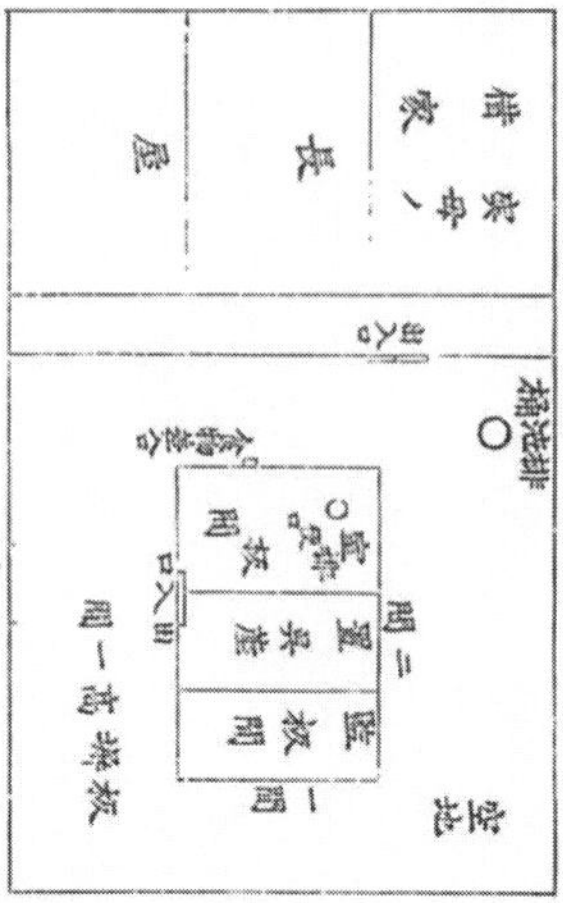

第百二例　寫眞（第六十三號）

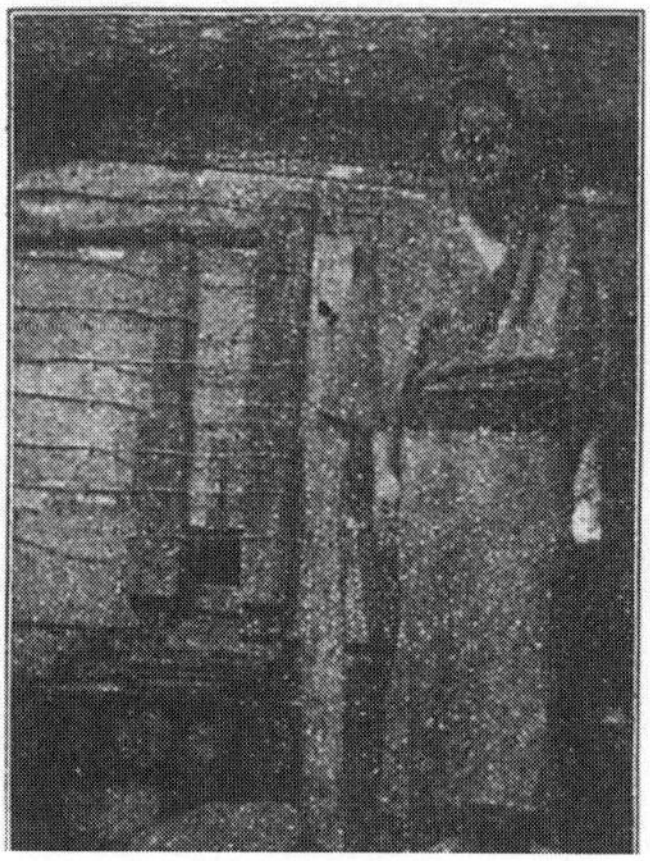

図21

47 鑑定集：呉秀三『精神病鑑定例上・精神医学古典叢書新装版』創造出版、東京、二〇〇三年

48 考えれば尤もだ：『実況本』三一六頁

当時の状況を推察してみる。

1、開放処遇も多く、拘束は禁止である。『実況本』にも拘束した写真はない。

2、介護するので監護人住居から離れたところに監置室を作ることは、禁止されていた。そのため母屋の軒下を利用して、監置室設置とした例も多い。監置届には見取り図の提出が義務づけられ、調査者が警察署でそれを引き写したのだが、遠くの畑などに監置室を作った例はない。

3、写真を見ていくと、ほとんどの患者が前掲のように意識して、カメラ目線でポーズをとっている。第百二例[49]も発病して妻に逃げられた例だが、不鮮明ながら監置室の戸は開けられ本人は屋外に立ってポーズをとり、帯も締めなおし目線の先はカメラである。（図21－第百二例）[50]

「本人は○市を探し妻に会ったが、妻は長女も置き捨て再び逃走した。町役場は被監置者の食料費として一日十四銭、看護人に一日十五銭を与えている。看護人は患者の実母で六十七歳、監置室前の借家に住み、被監置者の息子三人を養う。実母の看護は良い」

第二十七例[51]のてんかん性精神病もよく引用される写真で、筆者も以前テレビで終戦時に精神障害者が飢えに苦しんだというドキュメンタリーを見たことがある。だが説明文は次のようだ。（図22－第二十七例）

「患者は栄養状態が良く（略）写真を撮るというとすぐに着衣を整え、二個の茶碗を前記のいわゆる食卓上に並べ、にっこりと微笑んでレンズ中の人物となった」

49 第百二例：『実況本』二二二、二二三頁
50 第百二例：『実況本』二二三頁
51 第二十七例：『実況本』九十二、九十三頁

第二十七例　附圖（第二十二號）

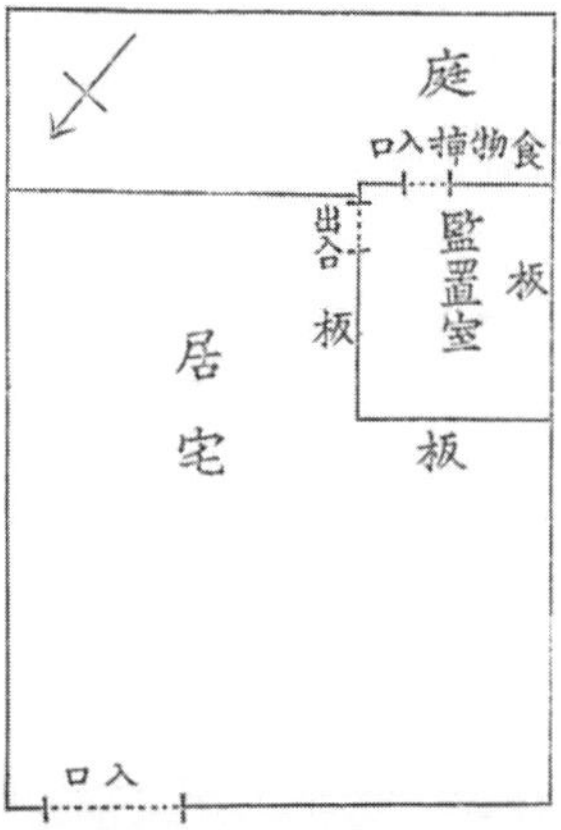

第二十七例　寫眞（第二十一號）

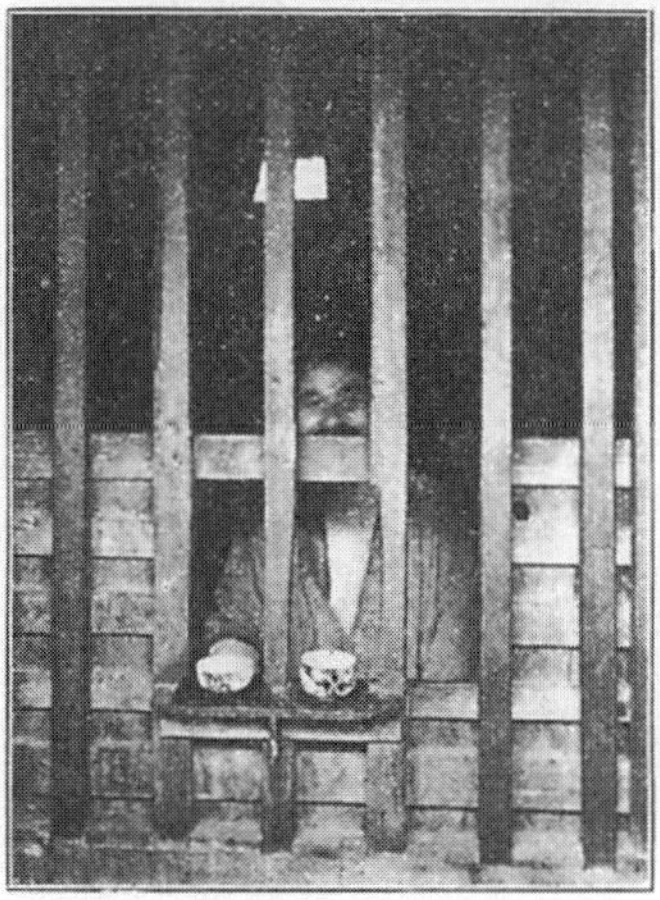

図22

写真が初めての患者が多く、写してもらいうれしかったようだ。

4、日本全国と言われているが一府十四県で、監置室の大きさの表はわずか八県しかない。[52]しかも東日本が中心だが、その理由は後述する。

5、戦前の日本は軍関係以外の国民向けの内科、外科病院は少なく[53]、精神科病院はさらに少なかった。昭和時代まで内科疾患も家庭でみて、家で寝ていて医者が往診に来るのが普通だった[54]。病院は戦後の高度成長期に増加した。

6、精神科病院が足りないので、民間収容施設にも呉は理解があり、現実的提案をしている。

「神社仏閣等精神病院でない場所に精神障害者を収容し、医者でない者が処置することは法律に反する行為で取り締まりはもちろんだが、われわれはすぐに廃止を呼びかけはしない。医師の監督を置くか精神病院の組織で、医者法に沿う形で改善策を講ずるのが有益で目的にかなった処置だ」[55]

52 **八県しかない**：『実況本』二九二〜二九四頁

53 **内科、外科病院は少なく**：金川英雄『三浦半島の医療史－国公立病院の源流をたどる』青弓社、東京、二〇二〇年

54 **普通だった**：小泉和子『家で病気を治した時代－昭和の家庭看護』農山漁村文化協会、東京、二〇〇八年

55 **かなった処置だ**：『実況本』三二九頁

『実況本』には、そのような施設も多数載っている。神社仏閣では慈悲の心で精神障害者を収容した所があった。筆者も静岡県穂積神社を現地調査したが、相当深い山中にあった。後にもっと以前に書かれた論文を載せた。もちろん呉の本に載っていない民間収容施設も多数あった。筆者が調査した『実況本』にない施設、ふぢ屋もその一つである。[56]（図23－宿帳表紙）そこの宿泊帳は客が自分で、平民などの身分と精神病名を書く記載欄があった。（図24－宿帳記載欄）

7、通信手段の乏しい当時、行き倒れや徘徊する認知症を含む家族に連絡のつかない精神障害者に悩まされていた。そのため公立の精神障害者収容施設が、日本全国に多数あった。第百例[57]の写真では、立っている婦人は管理人、戸は開き不鮮明だが建物中に被監置者がいるがこれもカメラ目線で笑顔だ。（図25－第百例）

第九十三[58]、九十八例[59]は山梨県甲府の公立の収容施設の行旅病者救護所に入所していた。この施設は規模が大きいが、それは甲府が、甲州街道が通り山からの物資集積地だったため、徘徊者が多かっ

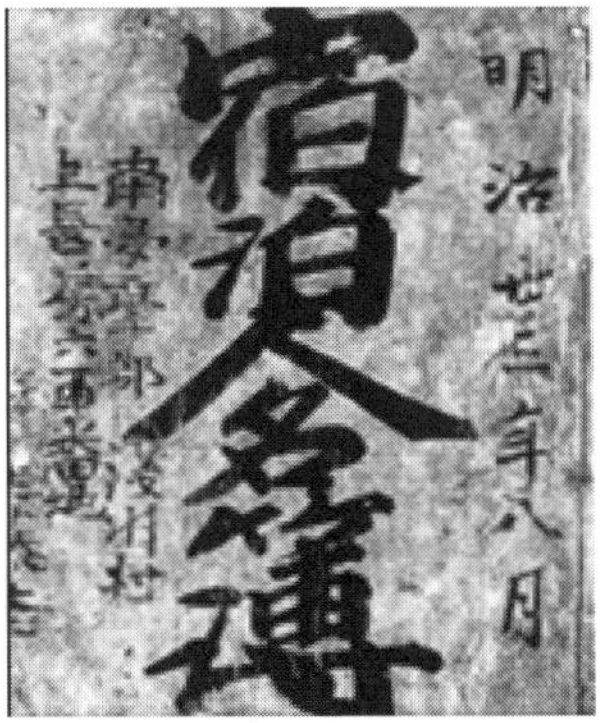
明治卅三年八月
宿泊人名簿

図23

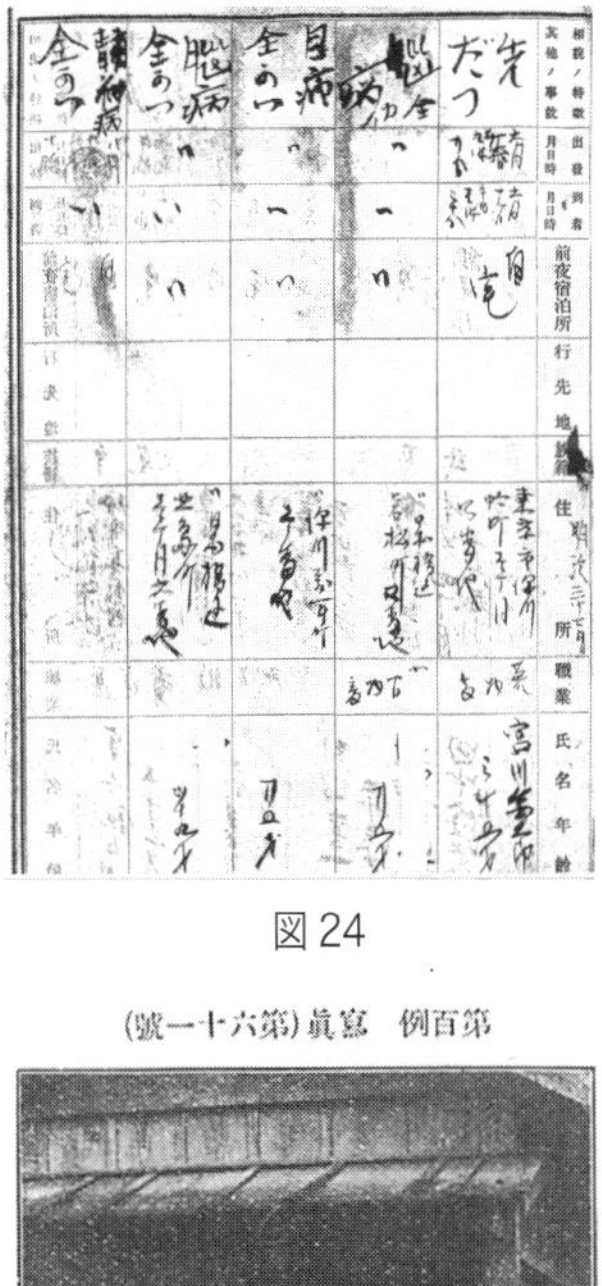

図24

第百例　寫眞（第六十一號）

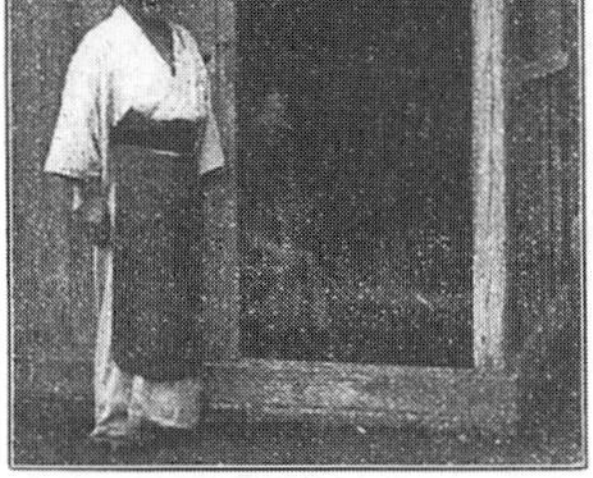

図25

56 その一つである：金川英雄『精神病院の社会史』青弓社、東京、七七～八一頁、二〇〇九年
57 第百例：『実況本』二一六、二一七頁
58 第九十三例：『実況本』二〇五頁
59 第九十八例：『実況本』二〇九～二一四頁

たためと推測される。（図26－第六十六号）見取り図を見ると、現在の保護室のような監置室が長屋のように続いた構造で、病室はなく精神症状が落ち着くと外に出したようだ。（図27－収容施設外観）[60]現地調査では甲府駅からの一本道で、現在は消防署になっている。今は市街地だが当時は町のはずれで、周囲は絹産業のための蚕のエサ用の桑畑だった。

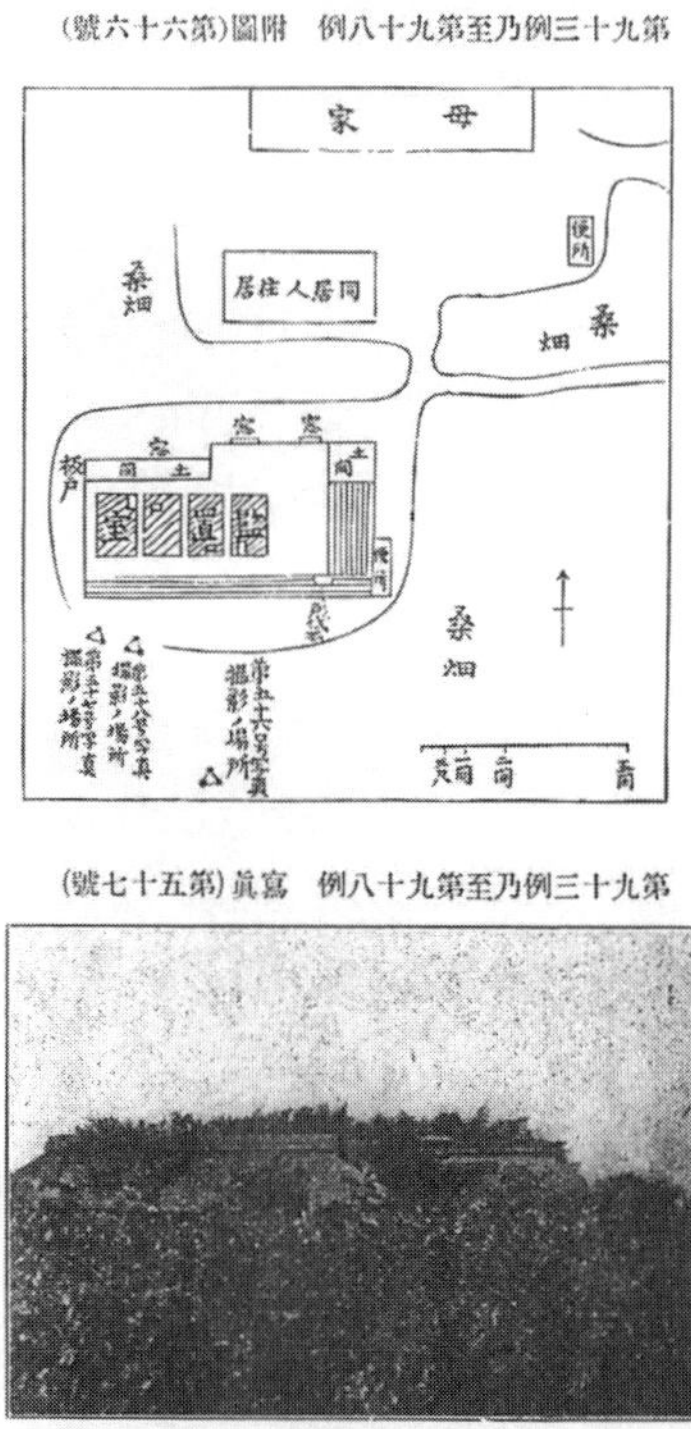

図26

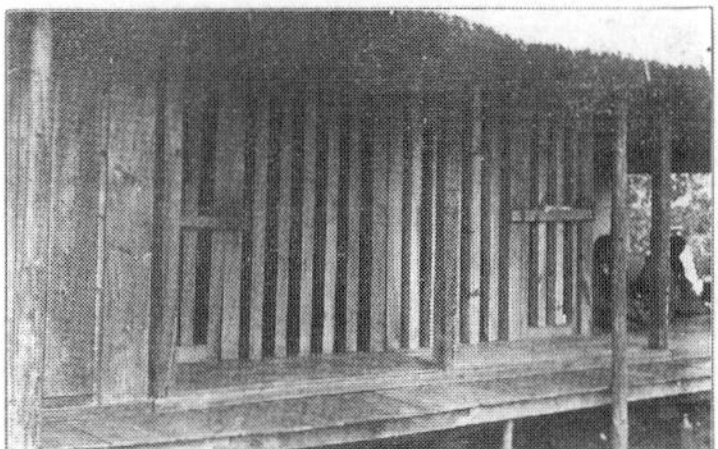

図27

報告書から見える金銭的な問題点

多数の問題点が垣間見えるが、一例を提示する。このような制度が日本にあったとは、信じられないと簡単に述べる人がいる。現在の尺度からするとそうであるが、当時日本は貧しかった。働けない人がいると、家族全体飢えてしまう。徘徊者を意図的に探さなかったのかもしれない。『実況本』の第九十九例[61]を挙げる。（図28－第九十九例）

現代語訳でこの例の注釈にも書いたが、後に出てくる調査者、齋藤玉男が、『実況本』のたたき台として書いた『群馬県管下精神病者私宅監置状況視察報告』の第七例である。その中では高崎市と明

60 **収容施設外観**：『実況本』二一三頁
61 **第九十九例**：『実況本』二一四頁

記しているため、この症例の別の古文書[62]が、群馬県立文書館に残っていることがわかった。百年以上の歳月を経て、二つの全く異なる報告書が同一人物を指していると特定できた。

保護された女性に関しての定期的に高崎市長から、群馬県知事あてに「第五二二三号」として出された報告書が前記の資料集に載っている。大声を出し興奮状態で保護されたが、下肢にマヒがあり人には危害を加えないとある。下肢が不自由なので遠方ではないはずで、心と身体の両方に障害がある。自分の姓名も言えず、住所、氏名不詳とある。「女、二十八歳くらい」とずっと記載され、かわいい女性だったのだろう、そのうち通称「タマ」と呼ばれた。『実況本』ではさすがに差しさわりがあると思ったのか、齋藤玉男は通称の「タマ」と自分の名前の一字をかけて「玉〇た〇」と記してある。一九一〇年頃、市が今後の処遇と先の見えない管理費の負担にあえぎ、県に上申した書類も残っている。

その後時に大声をあげるなどあったが、無為自閉状態となり、次第に衰弱して一九一二年(大正元年)に亡くなっている。二月二十三日に上野日々新聞に公告を出すが、親類縁者誰も名乗りをあげなかった。そのはずである、名乗り出ると、それまでの経費を全て負担しなければならなかったからである。九月二十四日付けの「精神病者諸費計算書」によると、百三円二十銭とある。医師診察費、看護費、薬代それに死亡診断書代

第九十九例 附圖(第六十七號)

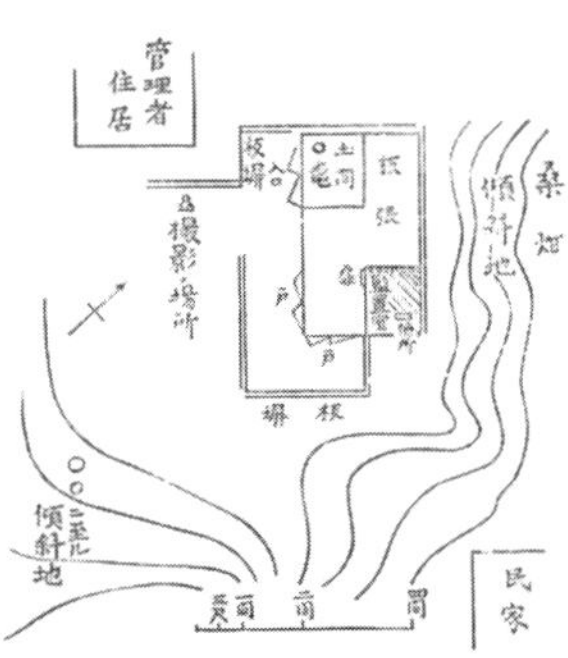

第九十九例 寫眞(第六十號)

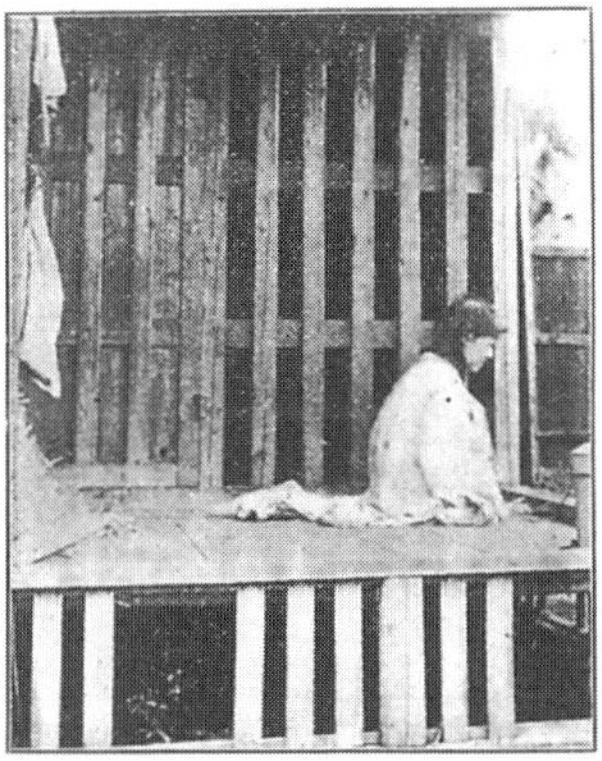

図28

62 別の古文書：(岡田靖雄等『精神障害者問題資料集成第四巻』六花出版、二三二〜二三五頁、二〇一一年)

も含まれている。

これはうまく公費の網にかかった例であるが、役所もあまり積極的には保護しなかったようだ。金銭的な負担が大きかったからだ。

私宅監置のマニュアル本（具体的にどのように施行されたかがわかる手引き）

戦前の大分県の監置許可願の原文が存在している[63]。それを見ると、不思議なことに周囲はなかなか私宅監置に踏み切らず、放火、対人暴行などがあって初めて監置になったことがわかる。「精神病者入院案内」という副題の『精神病者監置手続』[64]という詳細な監置手続のマニュアル本もある。東京周辺の精神科病院の写真の次に、監置の重要性、監護義務者の説明と順位が書かれている。現在と大きく異なるのは監護義務者を、親族会議で選任するとある。監置はその上で、家族が警察、役所にお願いするものだった。（図29－表紙）

本書をみると、届け出の様式が厳格で煩雑、その上法律解釈は様々で、当時保護室入室だけではなく精神科病院入院自体を監置と考える県もあった。概要を以下に説明する。

1、急な時は精神科病院入院も含めて、まず仮監置、二十四時間以内に「監置願（甲）」を警察署長に届けると七日間監置可能で、県知事の許可が得られた。

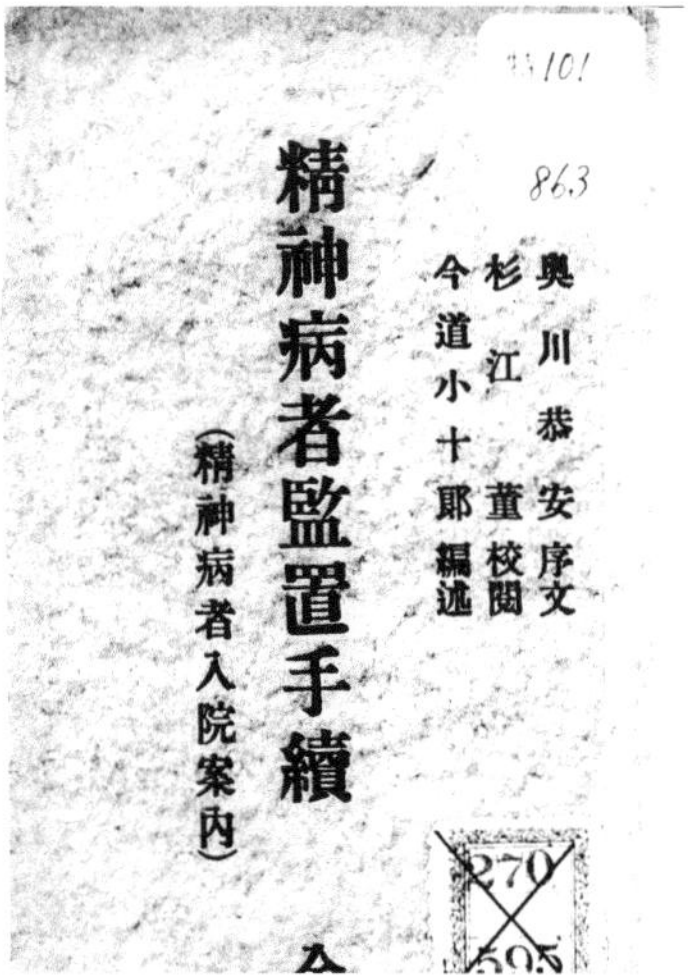

図29

63 存在している：監置精神病者に関する綴（昭和十五年）大分県公文書館蔵。
64『精神病者監置手続』：今道小十郎編『精神病者監置手続』吐鳳堂、東京、一九一二年

2、「監置願（乙）」は診断書添付で警察署長の許可で三十日間監置可能で、その間に「監置願（丙）」と医師診断書と戸籍謄本を住所地の警察を経て、県知事の監置許可書を三十日以内にとる。

3、本書では役所手続きに時間がかかるので、甲、乙を同時に出し、日を置かずに丙を出すことを勧めている。簡単に言うとまず願書、次に診断書添付、最後に戸籍謄本添付の三段階である。

4、事件で警察が保護した時は、監置手続が不要で報告だけで良い。

5、病状が急迫でなく、最初から本監置にする時は、本監置願いである「監置願（丁）」、診断書、戸籍謄本を直接地方長官に提出できる。

以上の願書の差し替えは「精神病監護法の第何条による」という書類上の言葉と添付書の違いだけだ。病院監置ではなく私宅監置の場合は、監置願に監置室の構造、設備、食事計画等を記した書類を添付して、警察に提出して許可を受ける必要があった。

他に「監置場所の変更届」「精神病者全治、死亡、行方不明届」「監置廃止届」があった。三年間は「再監置届」を出せば再監置は可能で、病院監置も含めて退院（退所）時は「精神病者全治届」が必要だった。後見人が禁治産者を監置するときは、監置義務者不要で「禁治産者監置届」を提出した。保護義務者がいないか、貧困などでその義務を果たせないときは市町村長が、精神科病院に監置を委託できた。監置費用は病者、扶養義務者が払うが、払えないときは市町村が一時立て替え、府県が払う。これらは内容を白紙に所定の形式で記入すればよく、代書屋も存在した。

虚偽の書類、違法監置をした者には、一年以下の重禁固と百円以下の罰金を筆頭に七段階あることが明示してある。難解だがよく読むと、法律的にはいろいろなケースを想定し、よくできている。だが煩雑でいちいち書類提出が必要で、最初の話に戻るとこれでは多少のトラブルがあっても、周囲は触らないで放置したはずである。

日本の座敷牢文化

精神科の監置室だけが注目されるが、日本には全体に座敷牢文化が広がっていた。それらには共通性があるので、専門の大工がいたようだ。例示すると、現在の箱根の関所は江戸時代の文献をもとに忠実に再現したとある。そこの牢屋（注：獄屋）は、私宅監置室と共通性があり大きさも似ている。いわゆる扉があり、横に食べ物の差し入れ口も再現している[65]。（図30－差し入れ口）

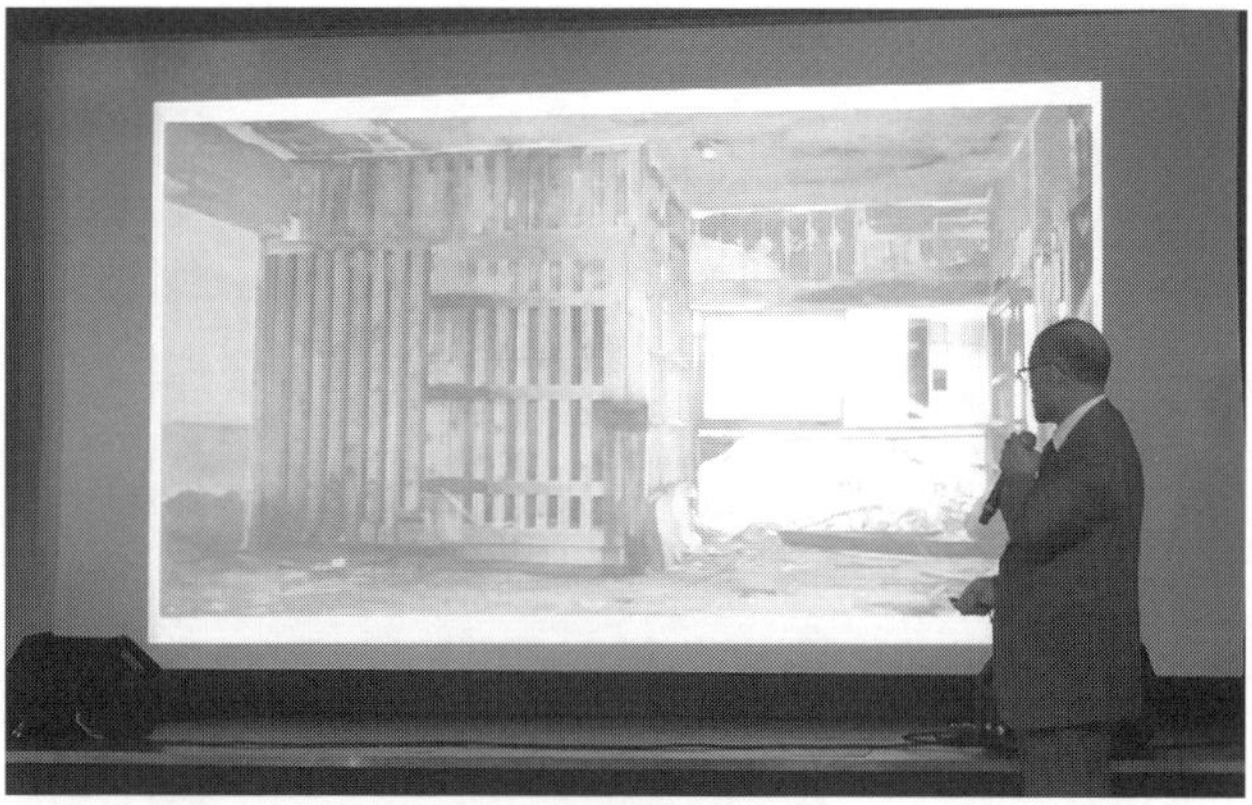
図31

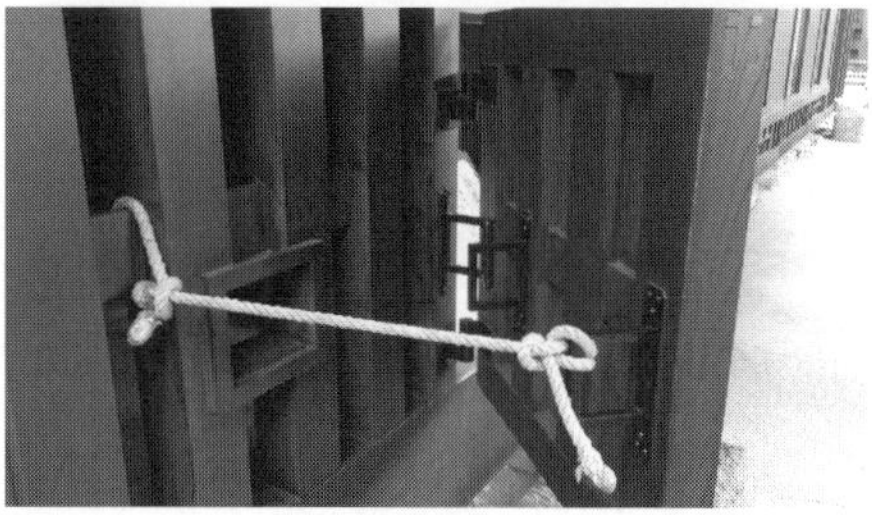
図30

図31は長崎県軍艦島の駐在所の留置所である。ただしこれはスライド投影したものを、さらに写真で撮ったものである。島の二十一号棟に駐在所があり、留置場があった。写真で見るとこれも私宅監置室と似ている。これからわかることは、少なくとも明治期から昭和の半ばくらいまで、地方警察の留置場は、座敷牢

65 二〇二〇年五月三十一日撮影。

タイプと推測される。専門の大工職人がいたためだろう。（図31－軍艦島留置所）[66]

二〇二二年十一月三日、軍艦島を現地調査したが、残念ながら留置所は島の奥の方の建物の中で、立ち入ることはできなかった。朽ちているかもしれない。その代わりに洋上から、避病院跡を見ることができた。避病院とは急性伝染病の隔離施設で、『感染症と隔離の社会史』[67]に詳しい。忘れ去られた隔離施設で日本全国にあったが、現存が確認できるのはここだけだ。軍艦島は高潮、台風などに備え堅牢にできていたのと、廃墟という特集性で残った。図32の白い建物が病院跡で、その隣の一回り小さい建物が避病院だ。炭鉱というのは急性伝染病の巣窟だったことが、考えられる。（図32－避病院）

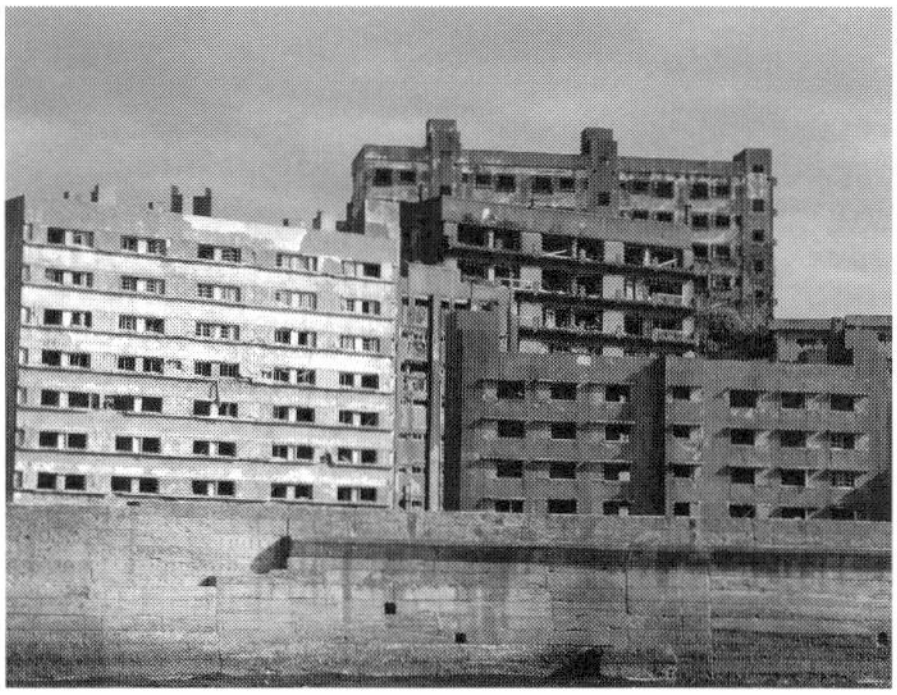

図32

なぜ言葉が独り歩きしたのか

帝国大学初代教授榊俶《さかきはじめ》が若くして咽頭がんで亡くなったので、呉は急きょ、ヨーロッパに派遣された。留学中に、精神病者監護法が成立した。その間二代目教授を兼任したのは、法医学教授の片山国嘉《くによし》だった。

法医学と言っても現在と異なり、医療全体の法整備を受け持った。そのため精神病監護法は法律的には整備されたが、医療は抜けたのだ。正確に言えば榊が死んで、法律作成時に日本に精神科医と呼

66 二〇一七年五月三十一日撮影。
67『感染症と隔離の社会史』：金川英雄著、青弓社、二〇二〇年

べる人間はいなかった。呉は帰国してその点を嘆いた。

そして『実況本』の文章の難解さのために、今まで述べてきたことが理解、分析されることなく、戦後突然次の言葉だけが独り歩きしだした。

「わが国十何万の精神病者は、実にこの病を受けた不幸のほかに、この国に生れた不幸を重ねる」[68]

呉は何に怒っていたのか。まず留学先の当時の西欧先進国に比べて、当時、日本の精神医療の水準が低いということだ。そして何度も書くが、呉は入室の時は医師の診断書がいるが、その後は警官の見回りで医師は不要という点に怒っている。それは虐待をしていないかを監視するためで、それさえクリアすれば病気治療をしなくても、問題視されなかった。それに反して、監置室からの逃亡は大変問題視された。『実況本』の第九例などは木の柵が二重である。(図33－第九例)[69]

原本を見た方ならわかるが、『実況本』は句読点も乏しく一文が長く続き、一部は改行もない巨大

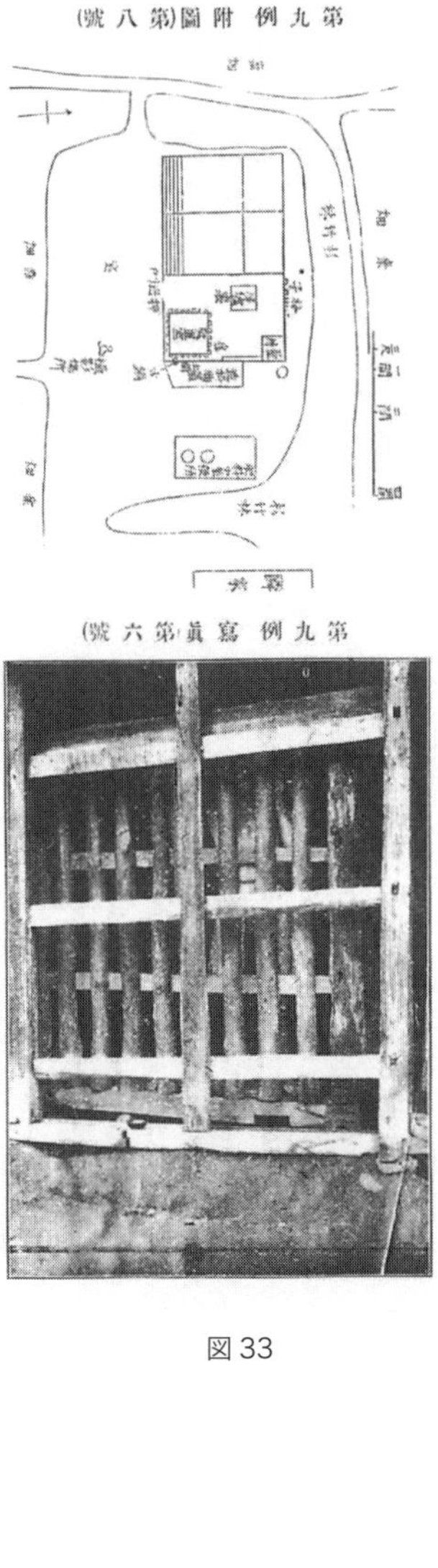

図33

68 不幸を重ねる：『実況本』三二四頁

69 第九例：『実況本』五十四頁

な漢字カタカナ文のかたまりなのだ。古い漢文の書き方である。
この巨大な文字の塊に「この国に生まれた不幸」文が埋め込まれているのだが、ぱっとみて探すのは困難だ。他の本を読んでも明治時代、専門書は難解に書くのが美徳だったようだ。また印刷が悪く、字がかすれているので、漢字を同定するのが難しい。大変古い漢字で、使われなくなった単語が多い。本文の難読単語のほんの一例をかかげる。

「**夐然**《けいぜん》（はるかなさま）、**旗幟**《きし》（旗じるし。転じて表立って示す立場、主張）、**彌**（弥の旧字体）、**不圖**《ふと》（予期しない時、所だが、客観的な「突然」と違って、心の準備ができていない驚きを感じる人間の側に立った表現）、**鞅掌**《おうしょう》（いそがしく働くこと）、**盡瘁**《じんすい》（倒れるほどに苦労すること）、**黜陟**《しゅっちょく》（功の有無により、官位を上げ下げすること）、**幽邃**《ゆうすい》（けしきなどが奥深くて物静かなこと）、**蓊**《おう》（草木が盛んに茂るさま）、**才藻**《さいそう》（文才）、**聖慮**《せいりょ》（天子のお考え）、**貴顕紳士**《きけんしんし》（身分が高く、名声もあり、人格的にもすぐれている紳士）」

呉は知識の限りの漢語を織り込んでおり、筆者は現代語訳に三年かかった。このフレーズを抜き出したのは松沢病院の管理栄養士であった鈴木芳次[70]だった。それを戦後、人々が利用した。その根拠を提示する。筆者は二〇一八年十二月、鈴木夫妻が（妻は松沢病院看護科長、浦野シマ[71]）退職後創設した若松共同作業所を訪問し、聞き取り調査をした。息子夫婦から貴重な故人の蔵書をいただいた。その中に『精神病院と患者給食』があった。それは鈴木の一周忌に彼の論文を、妻がまとめたものだった。前書きに当時松沢病院副院長の金子嗣郎《つぐお》[72]が『実況本』を「古書市で発掘したのも、彼の熱意と執念の賜ものと言えるだろう」と明記している。

70 **鈴木芳次**：一九一二年二月四日〜一九八九年一月二十八日
71 **浦野シマ**：一九一三年三月十三日〜二〇一五年十一月二十九日
72 **金子嗣郎**《つぐお》：一九三〇年五月十三日〜一九九七年一月二十二日

また次の六頁の小冊子が十部ほど大切にしまわれていた。それは柴崎通信第一号、昭和四十八年四月三十日、精神医学・神経学古典刊行会発行、復刻版『私宅監置の実況』に付いていた小冊子である。

『実況本』を入手するまで

鈴木芳次（都立松沢病院栄養科）

私の蒐集《しゅうしゅう》した蔵書の中から「精神医学・神経学古典刊行会」の同第一回配本、呉秀三・樫田五郎著『精神病者私宅監置の実況及び其統計的観察』が選ばれたことは、この幻の名著を苦労して入手した私にとって感無量である。（略）

終戦後、私が都立松沢病院栄養部に属し、精神病者の栄養・食事がどうあるべきかという問題に直面し、これに関する古今東西の文献を集めようとしたのが、私の精神医学史との関係の始まりである。一方、各地の精神病院の見学を重ね、このまとめを「臨床栄養」に昭和二十九年から同三十五年まで「精神病院給食史行」として連載したがその際、上野国会図書館の蔵書の中に『私宅監置の実況』を発見し、借り出し、ノートを取り、その論述の中に紹介したのであったが、なんとかこの書を入手したいという思いで、古書店古書市を探しまわったが、なかなか発見できなかった。ところがある日、私のところに送られてきた古書即売展目録の中に、この書名が載せられてあった。十数年かけて探し求めていたこの書が、某出品項目の中にあるので、即座に家を出、電車に乗り、夜更けの寒い場末の街を探し、やっとその書店を発見した。「長年探し求めていた本で、どうしても入手したい」ということを話したところ、店主もこちらの熱意におされ「古書店のルール違反であるけれども、こうした熱心な方に買っていただければ」と快く承諾してくれたのであった。

その後、本書のほか、呉秀三の文献その他の精神医学文献などの入手につとめてきたが（略）この書が再び陽の目を見て、全国各地の精神医療に関心ある人々に読まれることは、私の大きなよろこびである。

もう一か所、呉が『実況本』で激しく改善を要求している個所がある。二七二〜二七四頁の精神科病院への移送方法である。大八車や戸板に縛り付けた点だ。戸板というのは防犯、風雪よけのため、窓などの外側に張り巡らされた雨戸である。昭和の時代までどの家にもあった。

身体の病人はかごで運ぶが、興奮患者は乗せられないことが問題なのだ。具体的に呉はヨーロッパに行って、何を見て帰ってきたのだろうか。一八九六年に留学に出ているので、史料を調べると、時代がやや異なるが、イギリスの『ストランド・マガジン』一九一〇年十二月号にホームズの『悪魔の足』という短編がある。

悪魔の足とは、人間を激しい混乱状態、ひどくなると死にいたらしめる薬物の名前である。精神錯乱の被害者は、専用の箱馬車で精神科病院に護送される。箱馬車とは文字通り、座席に屋根と壁がある箱型の馬車で、内部は外から見えない。そこの場面を引用してみる。

「事件の起きた現場にむかうには、せまく曲がりくねった、いなか道を通る。その道を歩いていると、馬車がカタカタむかってくる音がして、わたしたちは道ばたによけた。馬車がそばを通り過ぎるとき、しまった窓の向こうに、わたしは見たのだ。歯をむき出して、ゆがんだ顔が、こちらをにらみつけている。すわった目と、食いしばった歯が、一瞬の悪夢のように、ぱっと行きすぎていった」[73]

73 コナン・ドイル著、日暮まさみち訳『名探偵ホームズ 悪魔の足』講談社、二〇一一年、二十六頁ホームズの他の短編では警察の箱馬車、現在で言うパトカーで検挙した犯人を警察に移送する場面が出てくる。警察用箱馬車はパトカーと同じで、内部からは開かないようになっていた様だ。このスマートさの違いを呉は嘆いたようだ。この後日本も自動車、鉄道が輸送の中心となる前、馬車が普及した。

精神病院法の成立と出版の経過

精神病院法成立と出版の経過をみると、今回あげた二冊とも樫田五郎が執筆、出版に大きく関与している。

「呉博士は医学士樫田五郎と『精神病者私宅監置の実況及其の統計的観察』を著し、各府県警察部長、貴衆両院議員、中央衛生会委員に配付す。内務省衛生局もその百部を分譲購入しこれを関係者に配付す」[74]

第六十四例　附圖（第四十四號）

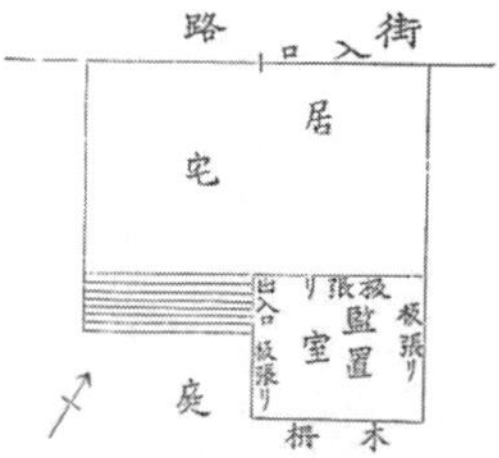

第六十四例　寫眞（第四十一號）

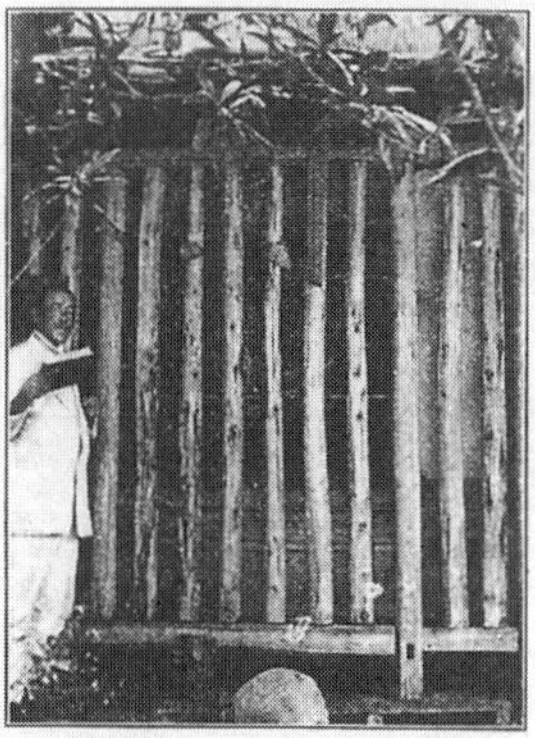

図34

樫田五郎は後に内務省に入り、呉の忠実な弟子として精神衛生行政を進めていく。症例写真を見ると、当時の感度の悪い写真機にはっきり映るように、白い服を着て本

74 関係者に配付す：『施設本』三九八頁

までもってポーズを取る調査者が第六十四例[75]と第百三例[76]の二回登場している。（図34－第六十四例の樫田五郎）[77]その部分だけ病名が書かれて富山県なので、樫田五郎とわかった。「忙しい呉に代わり、調査全体を統括したのは私、樫田だ」というメッセージだった。資料が乏しく樫田がどの程度の力を持っていたか不明なため、筆者は苦労して樫田家の墓を調べた。墓石には樫田五郎は五男だが、長男の亀一郎は明治天皇の侍医だったと記載され、中央とのつながりがわかった。[78]

明治の治療法・水治療[79]（呉秀三の教科書）『精神病学集要』

当時の精神病者に行われていた水治療法が、日本で初めての体系的精神科教科書、呉秀三『精神病学集要』「吐鳳堂書店、一八九四年（明治二十七年）～一八九五年」（以下『集要』と記す）に載っている。それまでの精神科教科書は海外の本の部分訳だった。これは全九百四頁で精神科のあらゆることが載っており、一気に西洋社会に知識的に追いつき、日本だけでなく東洋の精神医学の土台となった。

日本では変形水治療として、古来滝治療が行われてきた。滝は本来頭部ではなく頭の後ろの頸部にあてる。長く通っている体験者から話を聞くことができたが、数十分頸部を滝に打たれると、トランス状態になってくるとのことだった。頸部は人体の急所で神経が集まっているところなので、興奮を抑える効果があるようだ。『集要』から引用する。

水治療 Hydriatische Prozeduren

理学療法で主要なものは、種々の浴療法 Bäder で、これを水治療法 Hydrotherapie という。西洋、

75『実況本』一五五頁
76『実況本』二二五頁
77『実況本』一五五頁
78 **つながりがわかった**：金川英雄：日本の精神医療史、青弓社、東京、一八一－一八四、二〇一二年
79『集要』八八五～八九二頁

東洋問わず、昔からいろいろな病気の治療法に応用されている。

精神病は神のたたりや狐が憑《つ》いたため興奮するものと考えられたので、祈りやお祓いをしたり山中の滝にうたせたり、田舎の温泉におくった。滝と温泉は今でいうと、水治療法であり、現在なお民間療法として盛んに行われている。

これらは長年の習慣を根拠としていて、何の学問的根拠はなく、温度が良くなかったり、対応が荒っぽかったりして適当ではなかった。病人をただ疲れ果てさせ静かになるのをみて、治療したと考えたに過ぎない。精神病にはこのような治療は使ってはいけない。現代の水治療法は、左の通りである。

微温浴 Warmes Bad

数週間、数時間にわたって持続する方法と、一時間から数時間ぐらいする方法と二つある。

微温浴は身体を清潔にし、精神をそう快にするのはもちろん、ヒフ、神経が適度に興奮してヒフ呼吸が盛んになるのと同時に、血管を拡張するので、呼吸や心臓の活動を大きくゆっくりと整える。血流量も増えるので（これが興奮と苦しみを抑える理由である）、食欲を増加させ睡眠を催すので、健康なものは入浴後疲労を感じる。（だから二十五度から二十七度の温かさで、三十分から一時間入れ、もし患者がのぼせるようなら、冷たいガーゼを頭部にあてると効果がある）

精神を観察すると温浴は、知力の動きを軽くし、筋肉疲労はなく数時間継続する自覚的な疲労感があり、これが患者の感情や一般的な感覚に良い影響がある。

持続浴 Dauerbad

持続浴は微温浴の生理的作用に、血流増進作用を避け、長くかかってその精神上の作用だけを利用

しようとするのである。（略）

持続浴は薬物のように意思を麻痺させないので、精神作用を減じないで睡眠させる。温かいお湯は気持ち良いし、身の回りは自由で衣服の煩わしさもなく、外界からの刺激が十分に遮断される。浴室の設備によっては、気を荒立てる相手はいないし、看護人の特別な看護がある。これも持続浴の強力な鎮静《ちんせい》作用である。この療法がよく行われるようになってから、強制的な器具や隔離室の設備などはほとんど必要がなくなった。

古くはピネルがこれを急性の精神病に使い、バイアルジェー **Baillarger**、その後フランスでブリール・ドゥ・ボアースモン **Brierre de Boismonnt** が、早くから使った。ドイツではシュルツ **Scholz**、近頃ではクレペリン **Kraepelin** がさかんにほめている。現在精神科病院では、持続浴設備の多いか少ないかで、評価が決まるほどだ。近代的な病院では夜間設備もある。

持続浴は一般に興奮状態に効果があり、その中でも感情がそう快で動作がまとまらず、注意散漫な患者に最も適応がある。躁うつ病の躁状態、統合失調症特に緊張型の興奮、進行麻痺、老人性認知症、急性錯乱症、アルコール依存症症状群などの興奮状態に、鎮静《ちんせい》効果が大変ある。

次にてんかんとうつ病の焦燥感性の興奮状態にも、大変効果がある。虚脱性精神病や中毒や伝染病などによって意識が混濁《こんだく》した状態で興奮している患者は、持続浴で静かになり睡眠傾向も生じる。その時にはこれを中止して、ベッドで安静にさせるとよい。

これらの興奮状態の患者を、持続浴に入れると、患者は落ち着くにしたがって刺激性が減って睡眠が改善、食欲が戻ってくる。他人とケンカしたり、危害を加えたり自らを傷つけるようなことがずいぶん減る。

物を破壊したりすることもなくなる。また不潔症があって糞便で周りやわが身を汚すような患者

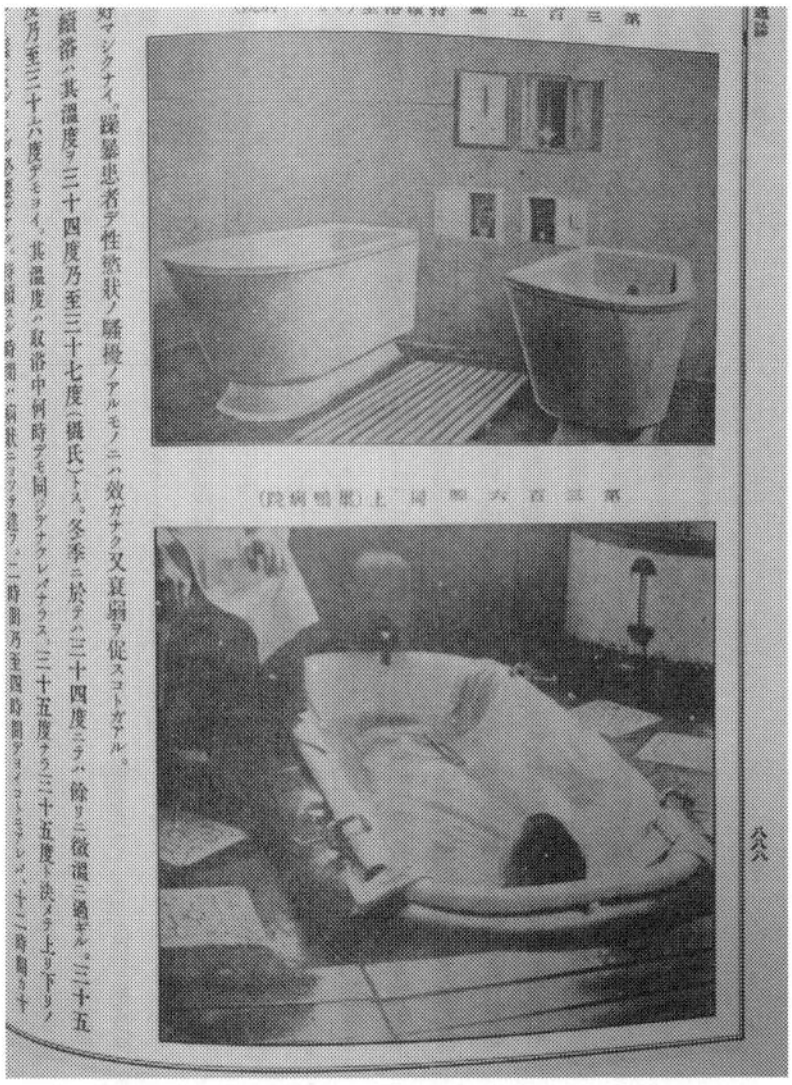

図35

も、清潔にすると同時に身体症状を保護する。衰弱した患者、麻痺のある患者にも持続浴はよく用いられる。入浴しているとヒフは圧迫を受けない。流れるお湯のため、清潔で褥瘡《じょくそう》を防ぐ。

あまり焦燥感が激しく、浴槽内でそれが増加するような病状には使わない。妄想や幻覚があって、そのために不安になる患者にも、あまり効果はない。緊張病などで衝動性の傾向があるものにも使わない。これらの患者は一か所で他の病人といっしょに入浴させることも好ましくない。興奮患者で性欲が高まっているものにも効果はなく、衰弱させることもある。

持続浴は三十四度から三十七度にする。（略）

（図35－上第三百五図ギョルツ病院持続浴室・下第三百六図巣鴨病院持続浴室）

持続する時間は病状によって異なる。二時間から四時間でも良いこともあれば、十二時間から十八時間、持続することもある。一日に一度のこともあれば、数回繰り返すこともある。時間が少なくても毎日規則正しく繰り返す。

一日に二時間以上になれば、食事を入浴中にテーブルを置いてさせ、作業も種類によっては同様にする。便通もある時は出すほうがいい。日数には限界がなく、興奮状態ならそれらが治るまで続ける。数週間から数か月にわたることがある。

最近躁病患者に四、五か月行ったが、効果がないのでやめたところ、数日後に突然鎮静化《ちんせい》した例が二つもあった。日数に制限はないが、同じ患者には毎日の時間とお湯の温度とは、一定にするのが良い。興奮患者は最初、病室内で安静にさせることを試みて、隔離を試してみて次に持続浴をする。患者によっては最初、拒んでもいても、入浴している方が気持ちは良いし、出るとすぐ寒くなるので、自分から入るようになり拒絶しなくなる。（略）

入浴の目的は患者を安静にして、療養に適するようにするのである。患者が入浴中に静かになり、疲れを覚えるようならすぐに部屋で安静にさせるのが良い。しかしベッドに入るとまたすぐに不安定になるなら、浴室の中で安静にさせるのが良い。入浴中に眠るならそれを妨げないようにするが、患者が溺死する危険性は防がなければならない。（略）

ふつうぬるま湯での温浴は、三十分から一時間を要するが、神経過敏症、不眠、軽度の抑うつなどに効果がある。神経衰弱、ヒステリー、精神病の初期のものにも用いてよい。催眠効果があるので不眠症に対しては寝る前に行う。入浴後に冷たい水を注ぐ、または、冷水まさつを併用すると一層効果がある。

ぬるま湯での持続入浴・定義温泉（民間水治療施設）

精神障害者を収容する民間施設が日本各地にあった。精神障害者を滝に打たれさせて、興奮状態を改善しようとする試みが多かった。数は少ないが温泉で障害者を治療しようとした施設もあった。定義如来西方寺[80]のそばの定義温泉[81]だ。当時の松沢病院の水治療と、方法と温度が似ていたので評価された。『実況本』二六四頁と二六五頁に載っている。一つの旅館に障害者と一般客が混在して宿泊し

80 **定義如来西方寺**：〒九八九‐三二一三 宮城県仙台市青葉区大倉上下一

81 **定義温泉**：二〇〇六年七月十六日現地調査、建物は残っていたがすでに営業はしていなかった。

ていた当時の体験記録なので掲載する。日本は障害者にやさしい世界だった。（図36－定義温泉）[82]

『仙南仙北温泉游記』[83]中村古峡[84]著。十五、山中のてん狂院

定義温泉には精神障害者がたくさん入っていると聞いてきただけに、どことなく陰気くさい。第一に土地が暗い。可恐倉《かしこくら》、猿倉《さるくら》、高倉《たかくら》、赤倉《あかくら》、箭盡倉《やつしくら》、蕎麦倉《そばくら》、大滝倉《おおたきくら》という七倉山がそびえているので、大倉村という名前がついたといわれる。大倉村山中の白髭山《しらひげざん》[85]の山ろくの谷間、百メートル四方を開拓して、三段に旅館を構えている。あたりの景色がなんとなく色彩に乏しく、さながら山の中のてん狂院にでも来たかのような感じを与えるのも無理はない。

受付に座っている主人の顔までが、陰気なようにみえたが漢詩を作り、和歌を楽しむ風流人だとは、ちょっと見たところではどうしても思えない。

だが今度の旅行で、この陰気くさい定義温泉ほど、私の創作的気分を誘ったところは他になかった。今日のうちに仙台へ帰る予定を急に変更して、一晩泊まることにしたのもそのためである。

母屋の二階の一室に通されて、浴場に行くしたくをしていると、隣の部屋で大きな声で朗読を始めたものがいる。なんと

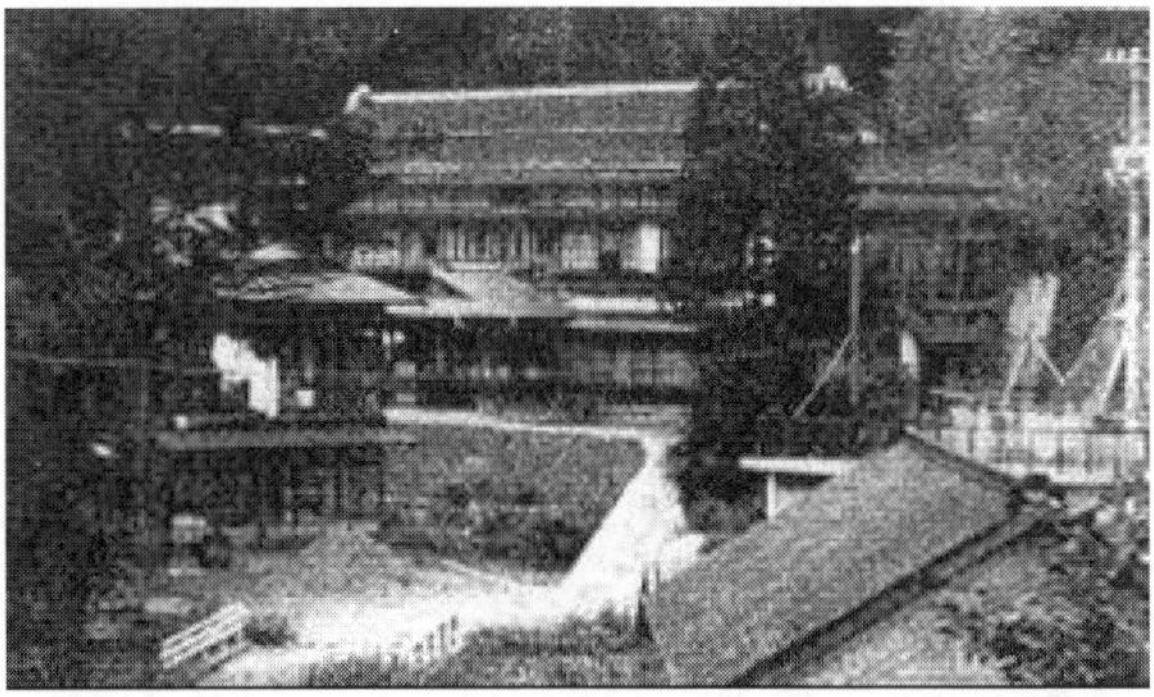

図36

82 **定義温泉**：石井厚「日本精神医学風土記第二部－第二回 宮城県」『臨床精神医学』第十六巻、一九八七年 定義温泉資料には他に菅修「本邦ニ於ケル精神病者竝ビニ之ニ近接セル精神異常者ニ関スル調査」精神神経学雑誌』（一九三七年）、四十一（十）、七九三－八八四頁 厚生省『精神病者収容施設調』（一九四〇年）小林靖彦「日本精神医学の歴史」『現代精神医学大系 1A 精神医学総論I』（中山書店、一九七九年）。小林靖彦「江戸時代の精神医学二 治療論」『臨床精神医学』（一九八二年）、十一、四十九－五十四頁

83『**仙南仙北温泉游記**』：古峡社、一九一六年、東京、一七四～一八八頁

84 **中村古峡**：一八八一年（明治十四年）年二月二十日～一九五二年（昭和二十七年）九月十二日、夏目漱石の門下。文学活動をしながら心理学に関心をむけ、東京医専で学ぶ。昭和四年千葉に中村古峡療養所を開設。弟が統合失調症を発病した体験を『殻』という小説にした。

85 **白髪山**：宮城県仙台市と山形県東根市の境界にある山、標高千二百八十四メートル。

なく聞いていると読み上げていることばには、ほとんど脈絡がない。教育勅語の一文が出るかと思えば、すぐその後から子供の読み物らしいおとぎ話のような一節が出る。少し変だぞと思っていると「皇室経費は現在の定額により、毎年国庫から支出し、将来増額を必要とする場合を除く他は、帝国議会の協賛を必要としない」と突然帝国憲法の一か条が飛び出す。

「大分すすんでいるな」と思いながら、通りすがりにちょっと中をのぞくと「男爵、矢部多市」と太文字で書いた大きな紙を壁に貼り付けて、その下にずんぐり太った三十五、六歳の八の字ひげのいかめしい紳士が、どっしりと座っていた。軽く会釈をして前を通ると、「やぁ、こんにちは」と元気よく声をかけてくる。誇大妄想があるらしい。

浴場は母屋から廊下伝いに、朱塗りの橋を越えて行けるようになっている。欄干《らんかん》の真ん中と両端に、湯神《ゆかみ》の神だなが安置してある。橋の下は広瀬川[86]の支流、湯川の上流で橋のすぐ上には三段の滝がある。浴場の入り口には厳重な格子戸があって、入ると大きな自然の岩を二・七メートル四方ほど掘り下げ、いっぱいに湯を入れてある。湯は底の岩の裂け目から湧いているようだ。別にその浴槽の真下に、小さな岩穴を掘り、上の余った湯を受けて滝湯にしてある。浴槽の上には大きな岩が突き出ていて、そこにも湯神のほこらを安置し、線香の煙が絶えずあたりにたちこめ、行者の岩屋めいた感じを与える。入ると湯は非常にぬるく、摂氏三十八度だという。

この温泉は昔、出羽《でわ》の国、東根村《ひがしねむら》[87]の住人で名前のわからない桶屋《おけや》の娘が、ありがたい夢のお告げで長年の眼病を治したので、目の湯として有名だった。いつの頃からか、脳の病気、特に精神病に効果があることが評判になって、定義の障害者の湯などと呼ばれるようになり、今では頭に病《やまい》のある人が集まってくるようになったという。

私が考えるに、湯がこのぬるさではいったん入ると簡単に出る気にならないので、客はどうしても

86 **広瀬川**：仙台市のシンボルとして親しまれている川。
87 **東根村**：宮城県伊具郡東根村（現角田市）

長湯をする。精神病学でぬるいお湯の持続浴は、興奮患者に対して効果があると認められているので、病気に対しても良い結果をもたらすに違いない。

今ではその経験上入浴客は誰でも「どうもこの湯は長く続けて入っているほど良いようですな」などと話し合っている。

浴槽のそばに興奮している人を一人で入浴させるところと、冬はたき火で湯を温めて入るところとがある。定義温泉では、障害者が鉄の鎖で入っているという噂を、仙台で聞いたのも、こういう独り湯の装置があるから起こったことだろう。

浴室を見渡すと、男女八、九人の客が入っている。皆青白い顔で、男はたいてい黙ってぼんやりとしているか、岩に頭を持たれ掛け、うたた寝をしている。私がその間には割り込んでも、反応はない。五十七、八の男は遠くから来た人だということだが、片手を自分の鼻の先に突き出して、ちょうど物を拝むような姿勢をしながら、いつまでたっても鮮やかなカタレプシー[88]を現していた。そばにいる三十前後の息子らしいのが、絶えずその人の坊主頭の上から、小桶で湯をかけている。しずくはまゆからも鼻からも滴《したた》っているのに、拭《ぬぐ》おうともしない。

大分重そうな婦人がいた。（注：当時温泉場で混浴はふつうだった）東北の女性でまだ十七、八歳にしか見えないが、実は二十七歳で子供が二人いるそうだ。顔も体もやせほそっていた。乱れ髪をむぞうさに紫色のひもで束ねて、絶えずぶつぶつと独り言を言っている。この女性は今朝五時ころから全く食べずに、十時間あまり湯に浸かったままだという。家事の心配から発病したのだという。夫と母とがつきそっていると聞いた。

その横のたらいのような大顔の年増女は、汚いしゃがれ声で話しまくり、東北の女をからかったり、頭からすっぽり湯に潜ってアヒルの真似をして見せたりして、一人で景気よくはしゃいでいた。

88 カタレプシー：受動的にとらされた姿勢を保ち続け、自分の意思で変えようとしない状態。統合失調症緊張型でみられる。

湯から出て部屋に帰ると、隣室の紳士は廊下に出ていた。五歳くらいのこの宿の男の子に肩車をして、例の脈略のない朗読風の口調を繰り返しながら、はしご段を登ったり降りたりして廊下を駆け回っている。子供は肩の上で喜んで騒いでいる。危ないと思っていると、良い具合に女将さんが出て来てあわてて子供を降ろした。

すれ違う時に声をかけて、どこから来ましたかと聞くと、北海道だと言う。壁の上の張り紙を指して、あれはあなたですかと重ねて尋ねると「そうです、あれは私です。今度大隈さんが侯爵になりましたから、続けて私も伯爵になります」などと言って得意になっていた。

夕食の時に来た宿の娘に聞くと二、三日前までいたどこかの男は非常に乱暴で、母親が付き添っていたが、言うことは少しも聞かないで夜中に一人で、宿を抜け出して定義如来から天狗橋の辺りまで出かけていき、途中でなんだか光るものがあったからといって引き返してきたことも、二度や三度ではなかったそうだ。

今いる男性客は毎日、帰りじたくをして、日に少なくとも三回は、受付に帰ると言いに来るそうだ。それでも女性の言うことはよく聞いて、宿屋の女将さんでも娘でも、帰らずにお湯にお入りなさいと言うと、黙ってその言葉にしたがってお湯に入るそうである。

夜、寝しなに再び浴場に行くと隣室の男爵《だんしゃく》閣下は一人湯の中にうずくまって、しきりに頭から湯を浴びていた。東北の女は、まだ昼と同じで湯につかっている。そうして同じように独り言を言っている。

近寄って何か目の前に見えるかと聞くと「黒いネコがいる。黒いネコはネズミを取るのが上手で…」などという。あの川音が聞こえるかと言うと、川音なんかは少しも聞こえないが、蒸気機関車のかまの音が聞こえるという。そしてすぐまた「子安地蔵様へ願をかけて七日、七夜断食したら…」などと独り言に戻ってしまう。幻視も幻聴も立派にある。

翌朝、五時ころに起きて浴室に行くと、もう五、六人が湯に入っていた。例の東北の女性は昨晩ついに一睡もしないで、岩をはい上がって湯神の上まで登ったそうだ。

湯を出て川べりを散歩していると、赤いらんかんの橋の向こうから、青い顔をした十四、五の娘が、父らしい人に手を引かれて歩いてくる。悩みにやつれたオフェリア[89]の姿とも見える。糸のように細いその手には線香が五、六本、おぼつかない煙をあげている。橋の半ばまでくると、娘は線香の一本を湯神の神だなにそなえて、しばらく首をたれて合掌する。まだ黒髪のつやのある少女にこのやつれたありさまはどうしたというのだろう。じっとその痛ましい姿を見ていると、私は急に胸がふさがって、思わずまぶたが熱くなった。

相馬事件に出てくる水治療

水治療は決定的な効果がなく、時に虐待と間違われることもあった。相馬事件で相馬家に雇われた側室、東明シゲが邸内に住んでいた。明治期には家系を絶やさぬために、そのような風習がまだあったらしい。彼女は他の職員とうまくいっていなかったようで、精神障害者の当主、相馬誠胤を虐待していると内部告発をした。その裁判記録だが、この場合は変形水治療である。白状という言い方も、今とは少し異なる使い方である。

「志賀直道[90]白状[91]」

岡田判事の尋問と志賀直道の証言は左のようだ。

（問）明治十八年十月中夜探更に誠胤を裸にして、木綿で縛り庭に出して、頭から水をあびせたる

89 **オフェリア**：シェイクスピアの戯曲『ハムレット』の登場人物。

90 **志賀直道**：志賀直哉の祖父、旧相馬藩の家臣で財政を立て直した。

91 **松原啓次郎『令扶《れいふ》の白状』**扶桑堂、一八九四、十八〜二十頁。令扶とは華族に仕える職員。

事があるか。

(答)発作が強いので、そのような事はありました。

(問)誰としたか。

(答)青田、石川、私の三人は覚えております。その他に三名いましたが、覚えていません。

(問)水を手洗い桶に何杯かけたか。

(答)たくさんかけたので覚えていません。

(問)水は使用人にでも汲ませたのか。

(答)さようであったと存じます。

(問)それは午前二時頃のことか。

(答)その頃でございましたでしょう。夜中でありました。

(問)裸にしたのは確かか。

(答)浴衣を着ていたかと思います。

(問)その時に東明シゲが、どうかそういうことはしてくれるなと言ったが、石川がそれを退けたというがどうか。

(答)覚えがありません。

(問)水をかけてから、縛った時に二時間ほど座敷に寝かし置いたというが、違いないか。

(答)さような事はないはずです。

(問)また縛衣(拘束衣)を作り縛していたことが、たびたびあるか。

(答)さようなことはありましたが、たくさんには用いませんでした。

大正時代の精神科病院体験記・アルコール中毒記[92]

『桂月全集別巻』所収　一九一八年（大正七年）

大町桂月《けいげつ》[93]の大正時代の精神科病院の体験記である。彼は高知県出身で本名は芳衛、地元の月の名所、桂浜から名前をとった。大陸まで足を延ばし、随筆・紀行・評論・史伝など書きまくり、北海道の層雲峡[94]や羽衣の滝[95]の名付け親である。『桂月全集』全十二巻があったが忘れ去られた。だが本文のような体験記や特に紀行文に当時の貴重な情報が多数ある。

冒頭部分に大伴旅人《おおとものたびと》[96]の万葉集の酒の歌があるように、アルコール依存症候群で入院した。大伴旅人は、飛鳥時代から奈良時代にかけての歌人で貴族、その作の中でも名高いのは、酒をたたえた歌である。万葉集巻三に、十三首が並べられ、桂月はこれを引用した。また文中に漢詩がいくつかあるが、それも省略した。

一

太宰帥大伴の卿の酒を讃めたまふ歌十三首（略）

大友の旅人の酒をほめる十三種の歌は、万葉集に異彩を放っているだけでなく、古今の歌壇においても、特出している。私は先ごろ三十八年ぶりに、ふるさとの土佐に行って、大友一族の土佐に現存する家に行って系図を見て、私は旅人五十代の孫であるのを知って「そうか旅人の子孫である私は、

92 **アルコール中毒記**：原題は「酒精中毒記」。

93 **大町桂月**《けいげつ》：一八六九年三月六日（明治二年一月二十四日）～一九二五年（大正十四年）六月十日。

94 **層雲峡**：一九二一年（大正十年）に大町桂月が命名した北海道上川町にある峡谷。

95 **羽衣の滝**：北海道上川郡東川町にある忠別川の支流アイシポップ沢と双見沢にかかる滝。

96 **大伴旅人**《おおとものたびと》：六六五年（天智天皇四年）～七三一年八月三十一日（天平三年七月二十五日）。

ますます酒を飲まないといけない」と思って、朝飲んで、昼飲んで、夜飲んで泥酔することが六十日におよんだのは、われながらバカの極みだ。

二

成人してから初めて先祖代々の墓にお参りした。私の頭脳は知らずに系図を見ることに没頭した。朝鮮半島に大波乱をおこした、大島更造[97]も私と同じく旅人の血を引くことを系図で知った。豊川良平は私が十五、六歳の頃、明治義塾[98]に入学した時に、塾長だった恩師だが、近年その家紋がわたしの家と同じで四ツ丁子《ちょうし》であるのを見て、はてなと思った。調べた結果、豊川良平も同じく旅人の血を引くことを聞いた。

だが未だに系図上の詳しいことは知らない。ある時その門前を通り、このことを確かめようと思った。面会を求めたが取次の男に拒絶された。頭にきてその男に無礼を加えて去った。そのため恩師の玄関を騒がせたことは、大変迷惑をかけたと思った。また舞い戻ってセメントの塀に黒々と書いた。

「豊川先生、私は明治十五、六年頃明治義塾で、大変お世話になった者です。今日訪問したところ取次ぎが私を虐待した。だから大変怒っています」

書き終わってよく見ると豊川家の塀ではなく、その隣の塀だ。今思い出しても、われながら恥ずかしい、これではまるで障害者だ。

97 **大島更造**：本名、児島稔《こじまみのる》、一八五五年八月二日（安政二年六月二十日）〜一九二一年（大正十年）九月十七日。高知県の自由民権運動家。五円紙幣偽造事件に関与し二度入獄。

98 **明治義塾**：明治期に義塾と名のつく私塾・私立学校が多数創設された。一八七八年（明治十一年）三月、三菱が三菱商業学校を創設、一八八一年に明治義塾と改名し一八八四年に廃校。

三

酔いくたびれて書斎で寝ていると、東川揚舟[99]が先頭となり、松本道別《ちわき》[100]、弘田東行、田中桃葉[101]などがこれに続き、顔も知らない白服の人さえ四、五人加わって、どやどやと乱入してきた。白服の人は私の手足をつかまえて胴上げをした。

何のためかわからないので、私は驚いて怒ったが、何にもできない。ただ足に余裕があったので、白服を蹴っただけで、その後は抵抗しなかった。揚舟が口を開いた[102]。

「あなたはアルコール中毒なのでこれを治す処置を取る。これは親戚一同が協議した結果である」

「言いだしたのはあなたか?」

揚舟は答えなかった。白服が素早く私の左腕に注射をした。

「いくらでも注射しろ」

「一回で十分だ」

白服が答えた。

「だったら私をおろせ」

畳の上に降ろされた。私は顔を少し斜めにして、畳にうつ伏せにされ、両手を伸ばして背後で交差された。まだ私の手足を抑えるものがいる。

「決して抵抗はしない、私を抑えるな」

白服の手は、なお離れない。

「男の一言だ」と言ったがなお離れない。

「先生がこう言えば大丈夫だ」

桃葉がそう言ったので初めて離れた。桃葉はさすがに私を知っていると、うれしく思った。

99 **東川揚舟**：本名、東川徳治。一八七〇年(明治三年)三月一六日〜一九三八年(昭和十三)。高知県出身、法律学者。

100 **松本道別《ちわき》**：一八七二年(明治五年)〜一九四二年(昭和十七年)五月三十一日。霊術家、療術家。

101 **田中桃葉**：**田中貢太郎《こうたろう》**：号が桃葉一八八〇年(明治十三年)三月二日〜一九四一年(昭和十六年)二月一日。高知県出身の作家で、大町桂月に一九〇三年から終生師事した。

102 **揚舟が口を開いた**：五月頃のことで法律学者である東川が、桂月に入院の告知をした。

「道別《ちわき》、お前も揚舟と同じか、絶交するぞ」と言うと、道別《ちわき》は自分を励まして「絶交されることは恐れない、後でわかることだ」と言う。

「桃葉、お前も同じ意見か」と言うと、涙声で「仕方ない」と言う。私はもう何も言わなかった。はかない人間の身体だ、ただ一滴のモルヒネは、十五、六分経つか経たない間に、私の魂を天上へと連れ去った。

四

目を開けると、かや（注：その中で寝るための一ミリ程度のあみ状のシート。虫は通さず風は通す）の上に電灯が高くあり明るい。四方を見渡して自分の家ではないのを知ると同時に、揚舟の言ったことを思い出してどこかの病院だと気がつく。それにしても六畳の部屋は寒々として、タバコ、灰皿、お茶もない。七度の近眼である私のメガネさえもない。

「よくよく私を虐待するのだな」

不平不満が起こった。すぐに私の足の方のかやがまくれて、ふんどし姿の男が入ってこようとする。驚いて上半身を起こすと「救ってやろうか」と言う。

「何を救うのだ」と聞くと、右手の二本指で頭をコツコツ叩きながら「私は神様だ」と言う。薄気味悪く、事を荒立ててはいけないと考えて、手を振って「今は眠いのでやめてくれよ」と穏やかに言うと、思いの外おとなしく出て行く。

このような障害者がいるので、ふつうの病院ではないだろうと思うと、虐待もそのはずだとわかる。だがかやの外の鉄のはまった窓を見ると、怒りがこみ上げてくる。私は物心がついてから、この時ほど激しく怒ったことはない。心臓が鼓動し、手が震え顔面が赤くなる。

私を障害者扱いにするとはどういうことだ、本当の障害者ならば観念して、病院にも入る。だが私は酒を飲んで暴れただけで、本当におかしくなったわけではない。揚舟、道別《ちわき》、東行、桃葉や昔から親しく付き合っていた人々を、私は深く信じていた。いやしくも男なら正々堂々と、私を説得すべきだ。そして私がもし道理を曲げるようなら、その時に初めて非常手段を取るべきだ。

だがこうなって、一回も医者が診察もしないで、無理やり私を昏睡させて、ひきょうで無礼にもほどがある。飼い犬に手を噛まれたようなもので、本当に絶交してやろうなどと、思えば思うほど怒りがこみ上げてじっとしていられない。起き出して廊下に出る。

午前二時を告げる時計の音が聞こえる。左の方も右の方も、白い服を着た看護人がイスに腰掛けて見張っている。右の方に行けばどこへ行くと、看護人が私に質問をする。

「私は七度の近眼だ、寝ても起きても、メガネなしにはいられない。医局に行ってこれを訴えるつもりだ」

「夜中で医者は眠っている、夜が明けてからしなさい」

「ここはどこだ」

「巣鴨の石川病院[103]だ」

「石川とは医学博士の石川貞吉のことか」と念を押すと「そうだ」と言う。

「だったら私の古い学友だ」

心が落ち着いて、おとなしく引き返す。引き返したものの、どの部屋も同じようで、メガネがないと自分の部屋がわからない。まごまごしていると「ここですよ」と看護人に教えられて、またかやに潜り込む。

103 **巣鴨の石川病院**：私立巣鴨脳病院のことで、公立の精神科病院、巣鴨病院とは異なる。東京府北豊島郡巣鴨町巣鴨一〇一五。一九一三年（大正二年）二月十三日、石川貞吉が開設し、敷地千四百二十坪、建坪三百七十五坪で百一床だった。一九四五年（昭和二十年）、戦災により焼失、廃院。

五

私の怒りも「石川の病院」で一時まぎれた。今の第一高等学校の前身である第一高等中学校の予科三年の間、私は石川博士とともに学んだ。予科を終えて本科に入る時に、同級生の大多数は医学科に入った。その中に藤波鑑、橋本節斉、川島慶治、長野純蔵、岡村龍彦、内田慎太郎、林蓮太郎などがいた。石川博士もその中の一人だ。一部は法律科に入った。中村進午、副島義一、丸山嵯峨一郎、辰野宗義、久保田政周、小田切盤太郎、宮尾舜治などだ。政治科に入ったのは、河野荘平、矢板寛の二人だ。工科に入ったのは、島安次郎、田淵精一の二人だ。だが私一人が文科に入った。

同級生はおよそ百人いるが、三十年前のことで多くは記憶にない。だが石川博士は真面目で学問に励み、世間ずれしていない点で、異彩を放って特によく覚えている。ことに最近二、三回会ったこともあって、私はその人物、学問、医術を信じる。

博士は庄内出身、先祖以来医者の家系で、八代目である。父は養貞と称して、詩歌をよくする。弟が二人いて、上は文学博士の藤井健治郎、下は医学士平瀬亨三である。博士はこういう家柄の人で、始め内科に進み、途中で精神病を研究し医術を深めた。

六

今、私の気持ちは、ただ早く博士の診察を受けたいとの思いで満たされた。他の考えを捨ててそのことだけを思うと、うとうと眠ってしまう。廊下の足音で目を覚ませば、夜は明けたが、起きるにはだるいのでまた目をつぶる。隣室の音、掃除の音、廊下を拭く音、話し声や叫ぶ声、いろいろ聞こえて眠気は去っていったが、なお起きない。

一人が入ってきて私のかやを外し、たたんですみに置くが、目を開けない。足音がますます頻繁、話し声がますます騒がしく、眠ろうとしても眠れない。起きて自分で布団をたたんで、かやの上に積み重ね、窓に向かって座る。

鉄棒がはまり顔は出せない。目が届くのは、横は四、五十メートルに限られ、遠くは少し見えるようになる。窓近くに若木が一列に植えられている。二、三十メートル先の黒板塀の上には人家の屋根が見える。すずめが鳴くだけで窓の外は大変静かだ。

「顔を洗え」

看護人に導かれて、洗面所で洗顔し口をそそぐ。部屋に戻って今度は廊下に向かって座る。いろんな人が足を止めて私を見る。私はメガネがなければ人を見分けることができない。例の「神様」が、私の部屋に入って「救ってやろうか」と言う。おかしさをこらえて、おとなしくしていると「神様」も黙って立ち去る。

七

看護人が持ってきたお盆の朝食に、牛乳が三本あった。牛乳は酒の毒を消すというので、いつも朝飲んでいると一人うなずく。他に食パンが二つ、砂糖を盛った小皿、味噌汁、漬物があった。私は味噌汁と牛乳一本とパン一つを食べてやめた。食後、看護人が薬を持ってきたが飲まなかった。

医者が来て診察しようとしたが、石川博士ではないので私は相手にしなかった。やがて隠居が診察に来ると言って、立ち去った。看護人に院長の出勤時間を聞くと、九時ごろだという。九時の時計の音を聞いたので、医局はあちらの方だろうと見当をつけて、廊下を左に行くと見張りの看護人の他に、机に白服の男がいる。

顔はそんなに老けていないのに頭がはげて、テカテカ光る。幅広い顔の下部は真っ黒で長いひげで覆われている。ちょっと見ると人並外れていかつい。「この病院を社会の地獄とすれば、番人は看護人、エンマ大王はこの人だ」目をそらし横目で「院長はまだ出勤しないのか」と聞くと、割れんばかりの声を張り上げて「まだだ」という。一回引き返してまた行き「院長はまだか」

「まだまだ」

また行って「まだか」

「まだまだ」

時計の音が十二時を告げた。また行って「ふつうは午前九時に出勤するのに、今日は出勤しないのは病気だろうか。差し支えがあるのか電話で聞いてくれよ」と言ったが応じない。

「出勤しているに違いない、逃げようともしていないし、乱暴もしていない。もし不安なら私を拘束して、院長のいるところに連れて行け」と言うがなお応じない。

「だったら院長が来るまでここにいる」と廊下に座り込む。

「だからそこがおかしいというのだ」と相手はつぶやく。しゃくにさわったが心を落ち着かせて「ここにいてはじゃまか」

「じゃまだ」

「さらば」と部屋に引き返す。

看護師が昼食を持ってくる。

「院長に会うまでは断じて食べない、持って帰れ」と言うと「それはせまい心だ」とつぶやく。これも頭にきたが、心を落ち着かせなにも言わなかった。看護人はお盆をおきっぱなしにしていった。

午後二時過ぎに看護人が来て「どうしても食べないか」

「食べないと言った以上は食べない」

「お湯はどうだ」

「お湯なら飲む」湯のみに湯を受けて飲む。

「もう一杯」合わせて二杯飲む。

「夕食はどうする」

「夕方は食べるから、持ってきてくれ」

看護人は安心した表情で、お盆を持ち去る。

朝も昼も酒を飲まないのは、六十日以来今日が初めてだ。口は寂しいがふだん、酒を朝飲むと昼も飲まないではいられなくなるので、今は苦痛ではない。こうして私の酒を飲みたいという気持ちは去って、新しく起きることはなかった。鉄窓の中なので自制心も起こり、院長の名前を聞いて安心した。特に二杯のお湯は、私の頭を夜が明けたように感じさせた。白湯の効能を知ったことは、全く初めてだった。

今や全くシラフとなり、鉄窓に向かって物思いにふける。「院長に面会を迫ったのは、愚かだった」と反省し、「揚舟などに対しても怒ったのは、浅はかだった」と自分を顧みた。

エンマのところに行って、「さっきまでは酒が残ったまま、院長との面会を迫った。酒が全く抜けたので、決して面会を迫らない。私の身体は院長にお任せするので安心しなさい。また酒が残っていたので、今日の朝医者に無礼を働いた。謝っておいてください」

言い捨てて部屋に入って窓に向かう。ふと見ると「神様」がいつの間にか私の横にいる。私を見て、例の救ってやろうかという。

「救うとは何をするのだ、話をするのだったら聞くぞ」

「話はしない、頭を揉んであげよう」

「それは嫌だ」と手を振る。「神様」は手を合わせしばらく拝んで立ち去る。変な顔つきの小男だ。

「あれで神様とは」

看護人が夕食を持ってきたので食べ、薬も勧めるままに飲む。布団を敷いて、かやをつっておとなしく寝る。私の頭脳は今やあたかも晴れ渡ったようだが、心配なことがある。

「文筆上や約束したことが多く、他にもやることが多い。だがこの環境ではやむを得ない」天を仰いで言い訳をした。

「妻や子供の生活費がなくなってしまう」これもひとつの悩みだ。

「だが二、三年は大丈夫のはずだ」自分を納得させた。

「面目が地に落ち、家系図を汚し、子孫に影響をおよぼした」

しかし一時のことだと、自分を慰めた。そうして心配ごとも消え去った。すやすや眠れるはずなのに、眠れないのは二十年来酒の飲まない日がなかったので、体調が悪いのだろう。

八

こんな社会の地獄に落ちては、いやがおうでも私は一人の亡者だ。エンマに伴われて地獄の仏とも言うべき、院長の前に引き出された。院長はまずメガネはと、聞いた。

「命より二番目に大切なメガネがなくなって、私は昨日から目が不自由になっている」

「さぞ困っているだろう」

院長はエンマを見て「病院にあるかないか、なければ取ってきてあげなさい」

「預かっています」とメガネを持ってくる。嬉しい、天地がすぐにはっきりとなった。

「ふだん君の文章を読んで、酒のことはわれわれ専門家から見ると、心配に思っていた。君は自分から窮地《きゅうち》におちいった」

そこで話をやめて私の脈をとった。次に両手を伸ばさせた。左の五本指が大きく震える。のどの奥を診てこれはと驚いて、見なさいと部下の医者にでも教えるように、エンマを顧みるが、目をギョロつかせるだけで見ようともしない。

次に暗い部屋で、私の目を診察し元の部屋に戻ると、部下の医者が待っていた。私を診察台の上に腰掛けさせて、足を空中に浮かせて院長自ら膝頭をたたく[104]。左足が大変上がる。聴診器で胸と背中を診察し、腹部を触診し胃の辺りを強く押して、痛いかと聞く。痛くないと答える。服を脱がせて私の体重を測り、診察が終わる。

「そんなに重症ではない、私は必ず治す。胃腸も悪く神経も衰弱しているので、ゆっくり休んで治療しなさい」

「一週間もがまんすればいいですか」

「焦らないで私にまかせなさい」

九

新館に移された。三日間の間、私がいたのは一区というところだ。病院の構造はおよそ二百坪ばかりの運動場を中央にして、四面を病室が取り囲む。東の方にあり南北に長いのを、洋館と言っていた。洋館の南側は女子病室で、北側は男子病室だった。男子病室は洋館の北側から、さらに西に延びてこれを一区と言った。

一区はその先、曲がって洋館と向かいあった。その部分が二区で。その南に三区があった。二区の北側は曲がって大広間となり、碁盤、将棋盤、オルガンなどの設備があった。女子病室は洋館の南側

104 膝頭をたたく：膝蓋腱反射テストという。脚気などで足が上がらなくなる。

から西に折れて、男性の一区と向かいあうところを、やはり一区と言った。また一回曲がって洋館に対し、男の三区とつながるところを、二区と言った。（注：病棟全体は運動場を取り囲む「ロ」の字型）

男女ともに、二区に保護室（注：原文は沈静室）があった。診察室が洋館の中央、女子病室に突き出て、外科、暗室に続いて医局、薬局、事務室が連なる。洋館の南端に、浴室がある。その東側に炊事場がある。男子病室はもう一つ、洋館の北端から突き出て、東に延びている。これが新館だ。（注：男子病室を増築してそこが突き出ている）

二か所の男女病棟の境には、厳重な扉がある。男女ともに洋館と一区の間に扉がある。女子の洋館から玄関に行くにも扉がある。男の洋館と新館との間に扉はないが、新館から玄関に行くには扉がある。患者は病院の外に、自由に出ることはできない。一区、二区、三区にいる者は、洋館と新館とに入ることはできないが、洋館と新館にいるものは一区、二区、三区に入ることはできる。また全ての女性患者と一区、二区、三区の男性患者は、それぞれ時間を限定して、看護師同伴のもとに運動場に入ることができる。

洋館と新館の男性患者は、女性患者が運動場に入るとき以外は、いつでもそこに入ることができる。病室の区別は、入院料の高い安いではなく、病気の重さと危険性によるらしい。

洋館と新館の方が自由度は高い。現在でいうと、そちらが半閉鎖病棟、一区、二区、三区が閉鎖病棟になる。当時は法律的に、外に自由に出られる開放病棟という概念がなかった。筆者が一九八〇年代（昭和五十年代後半）勤めた病院も、初めて開放病棟を作るときに大変な議論を重ねた。看護の配置を増員して迎えた緊張の当日、閉鎖になれた患者は誰も自分からは出てこなかった。

閉鎖病棟に電話を置いて、自由に電話をできるようにし、訴えられるようにその電話番号を明記した紙を提示するように法改正した時もあった。だが弁護士事務所で電話は鳴らなかった。

十

新しい部屋に移ると、二人の同室者と知り合いになった。一人は福島県の会社員だ。

「一升酒を飲むが、友達の転勤や親戚の祝い事やら、毎日お酒を飲むこと一週間に及んで、酒の毒が脳に入って思考力、記憶力がなくなり、ついに幻聴さえ出てきた。驚いて上京してこの病院に入って一か月弱になる。今はほとんど回復した」という。

もう一人は私が新しい部屋に移ると同時に、入院した静岡県の人で、酒造りをする家の若旦那だ。三年の間、毎日三升の酒を飲んだという。この静岡県の男性の年を聞くと、三十五歳、福島県の男性は三十六歳だ。

まず必ず断酒すると福島県の男性が言い出す。君はどうだと静岡県の男性に聞くと、少しためらったがオレも断酒するという。そういうことで三人とも酒をやめることを誓う。私は漢詩を作る。（略）

時々手を伸ばすと、震えることはだんだん少なくなってきた。最初三人で手を伸ばしあうと、福島男はほとんど震えず、静岡男と私は同じ程度に震えた。数日して手を伸ばすと、私の震えは少なく、静岡男の震えることは多い。負け惜しみを言う。

「先生は私より酒の毒が減ったのではなく、手の練習がうまくなったのだ」

福島男は十日ばかりで退院した。その後三、四日して静岡男も退院した。私はゆるしにもれた俊寛《しゅんかん》[105]の思いがあった。福島男は時々妻が来て静岡男には二人の妹が交代で来て、地獄の空に化粧品の匂いが漂った。私を訪ねるものなく、手紙も禁じられていた。あの静岡男が退院できるならと思ったが、院長の私に任せなさいの一言を信用して、退院を迫らなかった。

105 **俊寛《しゅんかん》**：一一四三年（康治二年）～一一七九年四月十日（治承三年三月二日）。平安時代後期の真言宗の僧。後白河法皇の側近で平氏打倒の陰謀に加わったが露見し、鹿児島県の鬼界ヶ島に流された。一一七八年（治承二年）に、他の人はゆるされたが、俊寛は島に一人とり残され絶望する。能、歌舞伎、文学などあり。

十一

暴飲の天罰と思ったので、反省して少しも酒を考えない。タバコとお茶は注文すると、手に入るが自分を抑制して注文しなかった。

「鎌倉の禅寺で座禅でもするつもりになって静座せよ」と院長は私に書物、紙や鉛筆も与えなかった。またこうも言った。

「夜眠れない時はただ静かに目をつぶって、南無阿弥陀仏でも唱えなさい、脳の休養になる」

私はそのようにした。一週間ぐらいは眠れなかったが、心身ともに軽快になり酒の毒の六十、七十パーセントは去ったように思えた。看護人は誰でも私を見て、良くなったと言った。神様も私の顔を見て、良くなった、神様の効能が現れたという。

「そうか入院した夜の睡眠中に神の術を施したのだ」と気づいて「どんなことをするのか」と好奇心を起こして、自分から救いを求めた。

神様は喜んで私の頭、くびすじ、肩、腕をもむ、マッサージだ。この神様は極めて温和だ。運動場で見せてやるといって、天理王の踊りとやらを、演じるが整然として少しも間違えない。自分がおかしいと気が付かずに、ただ一心に人を救おうとし、古い患者でバカにするものはバカにさせて、あえてとがめない。新しい患者に向かって、必ず救ってやろうかを繰り返し、拒めば拒むに任せ、応じると喜んでこれを救う。本当に神様だ。

十二

石川病院の有名人は仏様だ。軍人で少将までなった人だが、仏になってから後は、「鱗祥入道直仏」

と称して、

「湧きいずる みやまの清水汲みいるる 手桶の心 知る人ぞ知る」という歌の一首を、使っている手桶のふたに書いて、心を清水と澄まし、昼となく夜となく目覚めていれば声を張り上げ早口で「南無阿弥陀仏」を唱える。一回の長さは一時間内外におよぶ。

人と話をしないで、トイレと浴室に行くほかは、室外に出ないで、看護人にも用を命じるほかは何も話さない。年は六十前後に見える。巨体で後頭部に残る髪や分量の多い口ひげ、かなり長いあごひげが、少しだけ灰色で全体は白い。凄みを帯びた目つき以外は、風采堂々の将軍だ。

仏殿とも言うべき仏様の部屋は、新館の最も奥で、この部屋に限って障子がある。そっと行って、障子の破れ目から覗くと机の上に「南無阿弥陀仏」と書いた札を立て、その前に白木の三宝[106]を置いて赤、黄、白の三つの小さな餅を積み重ね、線香を立てている。線香の煙が細くのぼる。

仏様を見ると、腰がない淡い黄色の袴《はかま》をはいて座っている。上半身は裸で、首に大きな数珠をつけている。左手を曲げ五本の指を胸の前に揃え、右手でうちわをあおぎつつ「南無阿弥陀仏」を連呼する。声は堂々としている。

「自分の子の菩提を弔《とむら》っているのか」と聞くと、看護人は首を振って「いや、女山伏に騙されて、いつのまにか仏になったとのことだ」

十三

風呂は一日おきで、いつも仏様が一人で最初に入る。その次に運動場の王様と私が、二人で入れられる。この三人だけ午前中に入り、他は午後になっていっぺんに入る。運動場の王様は、自分で王様と言って毎日運動場の中央に立って、大声を張り上げて、説法する。三十五、六歳に見えるが、虫歯

106 三宝：神道の神事で使われる台。

が多く子供っぽい顔つきだ。炎天下で帽子をかぶらず、上半身を脱いでゆっくりと前後に動く。「天より生まれたものは善人だ、地上より生まれたものは悪人だ」などということを、脈絡なくしゃべって、聞く者がいてもいなくても構わない。説法がすむとなんだかわからないことを歌いながら、ぐるぐると運動場を回る。

この人には特別に看護人が付き添う。風呂に入るにも、付添人が身体を洗い拭いて、ふんどしを締め服も着せる。自分から洗おうとしない。注意しないと、いつまでも湯船から出ない。太っていることは、他の患者から飛び抜けている。私は最もやせている者の一人だ。付添人が見比べて、面白い対照だと笑った。

ある時十二、三歳の少女が、男性に伴われて運動場の王様を訪れた。お互いに顔を知らなかった。横でこれがお父様といえば、少女はうなずく。これがお嬢様と言っても、運動場の王様は首を振り、こんなにきれいではないはずだとなっとくしない。入院して七年、故郷に帰ると大富豪の主人だと聞く。

十四

仏様についでの有名人は、自分で「総務大人《そうむだいじん》」と言う老人だ。仏様が顔も身長も短いのに反して、顔も身長も長く口ひげは二つに分かれ、かみは濃い黒だ。五十五、六歳に見える。人と話をしないで、いつも鉄窓に向かって、必ず右の足を上にして座る。瞑想して肩をいからせて考えることもある。机に向かって何か書くこともあるが、一日の大部分は両手を前について、新聞を音読する。講談に至っては、節をつけて講談師のような口調で話す。そのうえ新聞に書いていないことまでも、とうとうとして語りだす。講談師のできそこないかと聞くと、看護人はいや、醤油の醸造業の富豪だと答えた。一目で変だと分かるのは、本箱に「大本営」と書いていることだ。ある時仏様がこれを見て、元本当の将軍なので大変怒って「大本営とは何事だ」

「なんでもよい、お前は何者だ」

「私は少将だ、お前こそ何者だ」

「朕《ちん》（注：天皇だけが使える自分を指すことば）は陛下なるぞ」

仏様は激怒し、取っ組み合いのケンカを始めた。看護人がよってたかって、やっと二人を分けたという。

ある時冷やかそうと部屋の前で「おい君、大本営とあるが、まさかここが大本営ではないだろうな。大本営にあった本箱か、それにしてはあまりみすぼらしい」と少し声を張り上げた。聞こえたはずだが、振り向きもしなかった。

新聞の音読を見ても、読書力はあまりない。「大人《だいじん》」という肩書が「大臣」より上と思っているのか、毎月一回は必ず、内閣総理大臣に宛てて、命令的なハガキを出す。だがポストには入らず、没収されていることを知らない。

十五

梅毒が進み、昼夜ただ寝て、食べて排泄する患者がいる。ある時トイレに行き、真っ裸のままで便ツボに落ち、上半身だけ床板の上に顔を出し、平気で立つ。私は驚いて看護人を呼んだ。看護人がまた他の看護人を呼んで、二人がかりでようやく引き上げた。この患者は時々、布団の中で排泄する。担当の看護師は、そのたびごとに布団を洗って、運動場に干した。その看護人は、二区に移ったがまもなく患者に、強く胸を叩かれて苦しんでいた。

一人の看護人が私を冷やかして言った。

「この病院には、神様、仏様、王様などいろいろいる。先生は何ですか」

私は答えた。

「先生は、やはり先生だ、「先生といいて灰吹すてにやり」[107]の先生ではちょっと困るが、「先生と言われるほどのバカでなし」と突っ張るような器量の狭い男ではない」

院長を除く医者も、看護人も、患者も多かれ少なかれ、私を先生と呼ぶ。エンマは先生と呼ぶことも、「さん」付けにすることもある。扇、紙、筆、硯《すずり》を揃えて持ってきて、私に揮毫《きごう》（注：筆で字や絵をかくこと）を求める者があとを絶たない。元患者で今は看護人の青年が「何かわれわれのためになることを、書いてください」と言う。

「よしよし」と、「あまりに清く、正しく、高く、親切な者は、ついにおかしくなる。社会をうまく渡るには、精神を強くして大声で笑う必要がある」と書くと「これは先生が自分で考えた患者の訴えの見方ですか。先生は社会のことは、分かっているが、患者の心理状態は分かっていない。人がおかしくなるのは、そのような単純な事情ではありません。ゆっくりとこの病院にいて、患者を観察しなさい。われわれのような者は、おろかなくせに、世の中の成金をうらやむあまり、ついにおかしくなった」と笑う。

十六

「先生の本を愛読していたが、うれしいことにお会いできた」と喜ぶ青年がいた。

「先生の本を多く読んだ、長年書いていた『学生』[108]が廃刊したので、おかしくなったのですか。いつも青年に説教していた人が、自分からおかしくなっては、先生は社会的に死んだことです、お気の毒です」という青年がいた。この青年は医学士だ。

「君はそのような小さい心だから、おかしくなるのだ」

「だったら先生は、どうしておかしくなったのですか」

107 先生といいて灰吹すてにやり：「灰吹」とはタバコ盆についている吸い殻を吹き落とすための竹筒。先生とおだてられて雑用をさせられるという意味。
108 『学生』：当時の雑誌。

「君も医学士だったら、医者が病気の原因を研究しようとして、病気に感染したら、職業に忠実だと思うだろう。私は酒を研究しようとして、酒の毒に罹った。仕事に忠実だろう」

まじめな顔で答えると、医学士は笑って、「それが本当に、おかしいのだ」

この医学士は、やせてひょろ長いが、腕相撲が妙にうまい。人を見ると、必ず腕相撲を挑み、誰も勝てない。私にも挑むので、わざと「ベンチの上では嫌だ、地面の上なら」と言うと「それがおかしいのだ」と言って応じない。しばらくして私から腕相撲を挑み、すぐに負けた。それから私は医学士を「腕相撲の王様」と呼んだ。

腕相撲の王様は帯《おび》をゆるくしめ、運動場に出るとすぐに女子病室の窓に近づき、看護師に何やら話しかけまたそっと引き返す。

「僕は遊んでモテた」と自慢する青年がいた。あだ名をつけて「色男」と呼ぶとニコニコ笑う。色男は運動場に出ても運動はしない。ベンチに腰もかけないで、すぐに女子の窓に近づき、看護師に歌い、終わってニコニコ引き返す。

もう一人女子の窓に近づいて、歌う青年がいた。自分では早稲田大学の学生と言って、時々早稲田の校歌を歌う。精神症状はずいぶん改善したが、どこかおかしい。

私に「自分は潔癖症で苦しむ。治す方法はないだろうか」

「糞《くそ》をつかんでみたまえ、何回もやると必ず不潔が嫌いではなくなる」と言うと、ただ苦笑する。

「雅号《がごう》(注:俳句などに使う風流な名前)をつけてください」と言うので「少し待ちなさい」と別れて、後で会った時に言った。

「蜀水《しょくすい》と名乗りなさい」

「どんな意味ですか」

「濁《だく》の字を分析したのだ、君の潔癖症を治すには、自分で濁《にご》った方がいい」

「なるほど」

うなずいて、紙と鉛筆を出すので、「蜀水《しょくすい》」と命名した経過を書いて歌を一首書きそえた。

山川の　きよき流れも　末ついに濁りてこそは　大魚すむなれ

「私の妻は強情で困る。彼女にも何か私を戒《いまし》めたような雅号《がごう》をつけてください」

私はしばらく考えて「柳眼女子《りゅうがんじょし》ではどうか」また歌を一首かいた。

春風に　うちまかせつつ　若柳　さわらぬ枝に　緑さすなり

十七

はからずも運動場があることは、砂漠を旅する人のオアシスのように思える。桜の木が二重の枡形に植えられ、外側に四本ずつ、内側に三本ずつあって、一日中木陰を作ってくれる。私は喜んで運動場の中を歩き回る。

院長は私に「無念無想で、どんなことにも怒らないで、ただ静座しなさい」と言った。これは運動がいけないということではない。だがエンマは中途半端に解釈して「あまり運動しないで部屋の中にいろ」と言う。

「知らないのか、私は旅行家として有名だ。運動していいことは、副院長の承認を得ている。疑うなら副院長に聞いてみろ」と言うともうエンマはもうとがめない。桜の木の外側を、歩数で測ると約七十メートルある。一回り半すると、一町となる。お百度参りのように、付せんを手に一回りごとに石段の上に一枚置いて距離を測ると、毎日一七、八キロ歩き、脚力がまだ衰えていないのを喜んだ。

くろがね（注：鉄のこと）の　窓にも活ける　心地して　日に五里（注：二十キロ）歩む　葉桜の陰

運動場から見ると男子も女子病棟のこともわかる。ふつうの病院では、死にそうなものが多くて、何となく陰気だがこの病院の患者は、頭脳に故障があるだけで、皆元気で陽気だ。また愉快な人が多くて、人を笑わせる。端唄《はうた》を歌うものあり、詩吟《しぎん》、義太夫《ぎだゆう》を語る者はあり、桜の葉を口にくわえてニワトリの鳴くのをまねする者もいる。怒る者、笑う者、説法する者、長々と独り言をいう者、女子病棟では三味線に合わせて歌声も聞こえる。

一日のうちで最も長い時間運動場にいるのは私だが、その次はいつもシャツだけを着ている「シャツ男」だ。一つ一つの動きが、人を笑わせる。頭が半分ハゲて四十歳前後に見えるが、運動場に出てきていろいろおかしな遊びをする。目を手ぬぐいで覆い、小さな弓ではしをとばし、手ぬぐいを取って矢を見て笑い、取ってゆっくり引き返すなどがその一例だ。

好人物らしい柔和な表情で、人を見ると笑うが時々目を怒らし、声を張り上げて独り言を言う。支離滅裂《しりめつれつ》で何を言っているかわからないが、虐待している者に対して不平を漏らすようだ。このシャツ男は、夜は壁に寄りかかって寝る。布団を引かないで、かやをつらない。同室に医者が一人いるが、ほとんど室から出ない。昼夜布団に潜り込み、たまに起き上がると、必ず鏡を見てクシで髪をかき分ける。この人もかやをつらない。二人とも同じ部屋で、顔を見合わせてはいるが、話しているのを一回も見たことはない。

十八

一区にはマッサージの神様の他に昼の神様もいる。一区、二区、三区の間を歩き回り、叱ったり、さとしたり、教えたりして自分を支配者だと思っている。部屋にいるときは必ず書を書く。はじめ自分を神と言っていたが、私がたわむれに「神は書を書くものではない」と言うと、自分を大統領というようになった。

ある時その患者が、ダルマが酒どっくりを下げて、よたよた歩く絵を書いたのを見て、漢詩をつけた。そんな絵なので、詩もそれくらいのものだ。「漢詩・略」

病院で得たのは、他にいま一つ漢詩がある。原哲二郎という年取った医者の作だ。「漢詩・略」

十九

二区の受け持ちの看護人が、いつも一人の患者と碁を打つ。その患者は私の名前を知って喜んで言った。

「私は明日この病院を出るので、先生も出なさい。理想的な世界旅行をします。準備はすでに整った。志賀矧川《しんせん》[109]は学者なので一緒に行って事実を調査させる。先生も来て、紀行文を書きなさい」

見るたびにこう言う。「旅行マニア」とでもいうのだろう。

挑まれて碁を打つ。二目置かせて、看護人には勝つことが多いが、旅行マニアには悪戦苦闘《あくせんくとう》する。

旅行マニアは自慢して言う。

「碁は初段[110]に二目置かせる腕前だ。今は頭を痛めているので、大変弱くなった」

なるほど布陣は申し分ないが、戦闘になると見落としが多い。初段に二目はまんざらウソでもないように思える。五、六日の間は、毎日碁を打つ。最初は一勝負でやめたが、いつしか二回、三回となり五、六回となる。脳に悪いと自覚して、自分から碁を断念した。旅行マニアを戒《いまし》めて言った。

109 **志賀矧川《しんせん》**：「いんせん」とも。本名は志賀重昂《しげたか》、一八六三年十一月二十五日（文久三年十一月十五日）〜一九二七年（昭和二年四月六日）は、日本の地理学者、評論家、教育者、衆議院議員。

110 **初段**：当時はプロアマ同じ基準だったので、プロの初段は現在のアマチュア五、六段で相当強い。

「君も病院にいる間は碁を打たない方が良い」

二十

夏の夜の　狂女の声に　明けにけり

興奮して他に危害を加えようとする者は、すぐに保護室に入る。一晩もすると落ち着いて出てくる。入れ替わり立ち代わり保護室は絶えないが、三日も入るような男性患者はいない。

女子病棟の方の一つの保護室は、入れ替わり立ち代わりだが、もう片方は私が在院中、ずっと一人の女性患者が入っていた。三十歳ほどで袖《そで》のない着物をひもでしめ、髪が乱れていた。目が覚めているときは、いつも保護室内を歩き回り、大声で怒鳴っていた。少しおさまるとしゃべりだす。そうかと思えば歌う、歌うかと思えば笑う、笑うかと思えばまた怒鳴り、少しもじっとしていない。毎朝目覚めて、洗面どころに行くと必ずこの女性の大声を聞く。

女性患者が運動場にいるのを見ると、ベンチに腰掛けているものが多く、そうでなくても、ただぞろぞろと歩いている者が多いのに、この女性だけは何か歌いながら、ぐるぐる歩いて少しも休まない。整然とした姿勢で、運動場が活気付く。この女性が出ない時は平凡だ。

「女性の大声は、とうふ屋の呼び声[111]似ていないか」

「なるほど」

五、六人で眺めていた時に、一人の患者がとうふ屋と叫ぶ。女性は自分のことだと気がついた。回ってきた時に、何かを投げていった。冷やかした者に当たらず、私に当たった。何かと思って見たら、小さなカブトムシだった。

111 **とうふ屋の呼び声**：当時自営業のとうふ屋は、街に売りに来て「トーフイ」と呼び歩いた。

二十一

女性の声も私の部屋には届かない。朝夕、すずめの声が聞こえるだけだ。ふだんは少しも気にしないが、鉄窓から出られない身では懐かしく、私を慰《なぐさ》めているのかとさえ思える。

くろがねの　窓にすずめを聞きてより　世になつかしと　思ひそめぬぐ

ある時、夕方鉄窓に面して座る。十六夜《いざよい》の月（注：満月の十五夜の次の日のわずかにかけ始めた月）の光が、かすかに植え込みにもれ出てきた。

くろがねの　窓に起き伏す　身《み》しあれば　あはれと思ふ　葉がくれ[112]の月

斗牛《とぎゅう》[113]の間に、月が徘徊《はいかい》する。月の梢《こずえ》を離れるのは、ゆっくりだ。

十六夜の　月の木立《こだち》を　いづるまで　待つぞ久しき　酒もなくして

一時間ばかりで明るい月が天に出た。

こよいこの　さやけき月を　酒なくて　独《ひと》りかも見む　くろがねの窓（注：さやけきは「はっきり見える」の意味）

112 『葉隠《はがくれ》』は、江戸時代中期（一七一六年ごろ）佐賀鍋島藩士、山本常朝が武士としての心得を口述し、同藩士田代陣基《つらもと》が筆録しまとめた、全十一巻。この場合は武士道という意味でつかわれているのか。

113 **斗牛**：斗は射手座の一部、牛は山羊座の一部で、南方の天にある。

今までのことを思うとただ夢のようだ。

くろがねの　窓にもたれて　仮寝《かりね》して　酔ひし昔を　夢に見るかな

二十二

一か月で退院して、すぐに山水の間に静養して、また一か月過ぎた。「漢詩・略」

二十三

「漢詩・略」

私にはひとつのひさご（注：熟したひょうたんの果実の、中身をえぐり出して乾燥させたもの。酒の器《うつわ》として使った）がある。同じ郷里の土佐の人である堀見熈助氏から送られた。彼の自作で二升五合の量があって、その形は模範的な形のひさごだ。

さらに表皮がある、表皮のあるひさごを、数年間どこかに出たついでに古道具屋を探したが、一つも見当たらなかった。たまたまこのひさごを得たが、今では私に用はない。友人を思い比べ、酒の量は私の二、三倍で、その大柄な体から考えても、決して私のようにアルコール中毒にならない東川揚舟に送る。

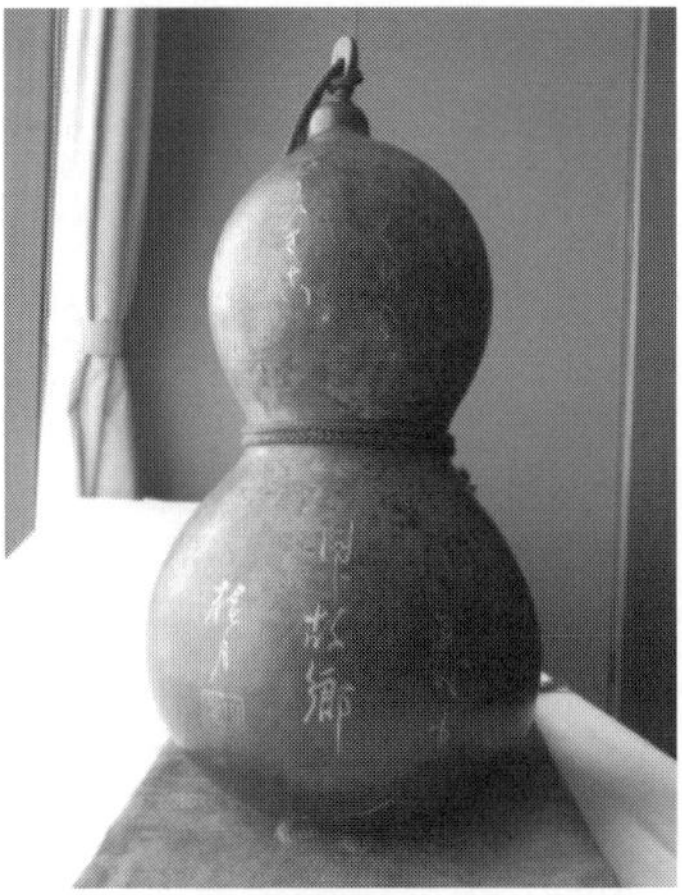
図 37

君におくる　心をくめよ　成りひさご　成りし処《ところ》も　同じふる里」（図37‐桂月が送ったひさご）[114]

114　**ひさご**：東川揚舟の子孫が大事に保管していた。

軍艦「矢矧《やはぎ》」における流行性感冒患者発生当時の実況[115]（対応を誤り隔離に失敗した例）

一九一八年（大正七年）十二月　軍艦矢矧における流行性感冒患者発生当時の実況

（当時矢矧艦長）海軍大佐　山口伝一

これは約百年前のインフルエンザ、俗称スペイン風邪の記録である。人類は数年で自然耐性を獲得して終結した。その耐性を得る前の話である。対処の誤りと軍艦内の密閉した空間と過重労働で、事態は急速に悪化し、被害を大きくした。失敗例なので参考のために、できるだけ全文を引用した。

この文は、一九二十年（大正九年）十一月十八日発行の『水交社記事』第十八巻第三号、Ｎｏ二二三、水交社（非売品）に掲載されたものである。他にも「矢矧機密第一四三号の二、大正八年一月二十五日於佐世保、矢矧艦長　山口伝一。海軍軍令部長、男爵島村速雄殿、軍艦矢矧流行性感冒に関する報告」があるが、水交社の方が艦内の感染の様子などが詳しい。

水交社《すいこうしゃ》とは、一八七六年（明治九年）三月二十一日に海軍省の外郭団体として創設された海軍将校の親睦団体である。名称は『荘子』の「君子の交わりは淡くて水のようだ」から来ている。

矢矧は百年前の日本の軍艦で、戦前、一等巡洋艦（注：重巡洋艦）、巡洋戦艦には山の名前、二等巡洋艦（注：一八九八年日本海軍は、三千五百トン以上七千トン未満をこう定義した、軽巡洋艦ともいう）には、河川の名前を付けた。矢作川は長野県から岐阜県を経て愛知県に流れる。矢に羽根を付

115 当時の実況：国立公文書館資料より

けることを「矧《は》ぐ」と言い、それが「矢矧《やはぎ》」となり、後に矢作と簡略化された。現在の矢作橋周辺に、矢を作る村があったためそれが川の名前になったという。

そのため、長崎三菱造船所で、一九一二年（明治四十五年）七月二十七日、竣工した軍艦が矢矧と名付けられた。（図38－軍艦矢矧）[116]

「第一次世界大戦で日本は連合国側に参戦した。日本海軍は南方方面に、巡洋艦矢矧を派遣し、ドイツ東洋艦隊捜索とドイツ領南洋諸島占領に従事した。矢矧は一九一七年（大正六年）二月、呉軍港を出航し太平洋、インド洋方面で海上警備、索敵にあたった。

一九一八年（大正七年）十月、軍艦千歳との交代命令に接し、オーストラリアのシドニー港を出航して、日本の艦隊司令部のあったシンガポールに十一月九日に入港した。

排水量は五千トン、速力は二十六ノット、燃料は重油三百トンと石炭千トン、乗員は四百十四名だった」[117]

日本を出港して、一年九か月後だった。まず乗組員は長期勤務のため、心身ともに疲労していたという伏線が挙げられる。シンガポールとマニラはかなりの距離がある。つぶさに読んでみると、最大の原因はシンガポールを出港してから、感染者が確認、増加した時点で艦隊司令部のシンガポールに戻らなかったことである。

あるいは途中でも、どこかの港に寄るべきだった。艦長はマニラ以外に設備の整った都市がなかったという点を挙げているが、マニラに着いてからも多数の死者を出している。

前にも述べたように、当時はウイルスの存在自体がわからず、極端なことをいえば対処法

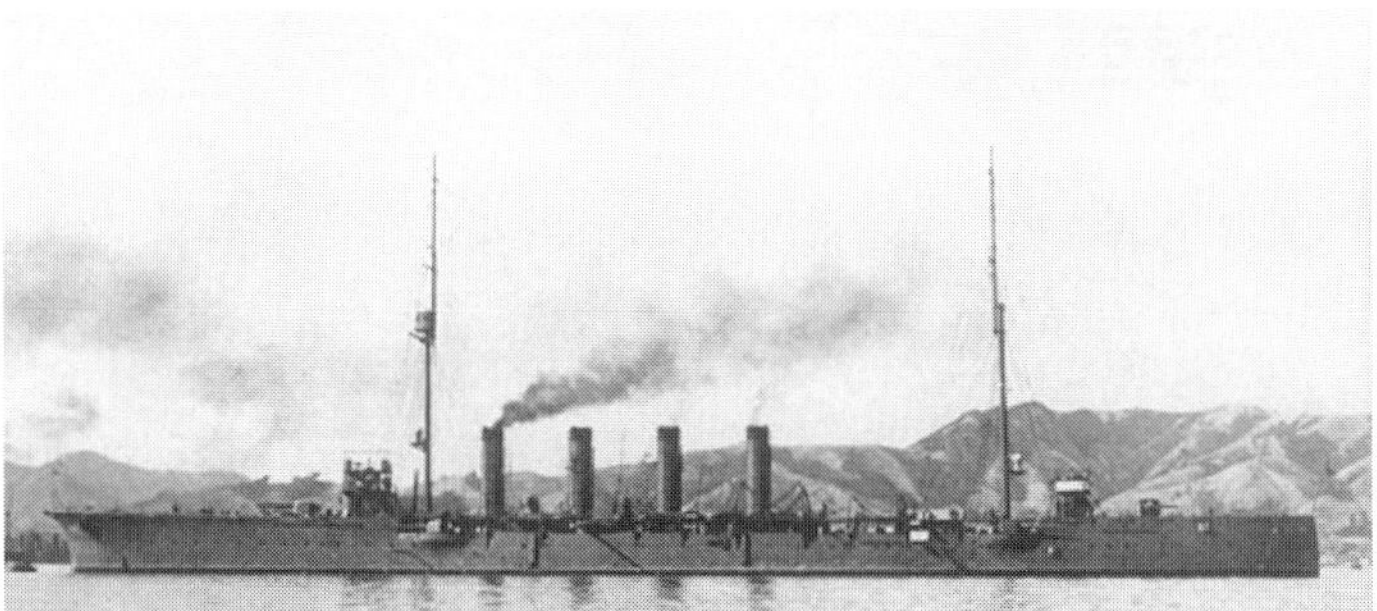
図38

116 **軍艦矢矧**：[Wikipedia]

117 **乗員は四百十四名だった**：「矢矧（防護巡洋艦）- Wikipedia.2021/1/6]病院の源流をたどる』二〇二〇年

は全くなかった。だが大変不思議なことがある、出港当日に軍医長が更迭され、交代したのだ。詳細は後述する。

軍艦を航行するにはかなりの労力がいる。乗務員が次々に倒れ、残りの人数で無理をして、さらに感染症に倒れていく悪循環が続いた。その典型的な事例が、艦内でまず亡くなったのが一等機関兵だったということだ。肩書からしても推進現場の責任者のようだ。高熱その他の症状をおして勤務に就き、ついに倒れた。

一年九か月の長旅で、一日も早く日本に帰りたかったこともあるだろう。マニラまで来ると、当時日本領だった台湾までもうすぐである。またアジアの医療先進国である日本に入ればという気持ちもあっただろう。戦争のために、陸軍、海軍病院を日本政府は多数造っていた[118]。

また第一次世界大戦に参加したという実績をアピールしたい上層部の意思もあったのか、そのためにとにかく早く着くような命令が出されていたのか、今となってはわからない。

当時の海軍兵士の雰囲気を表すエピソードを一つだけ挙げておく。一九一七年（大正六年）三月二十八日付けで、海軍上層部が各艦船に、精神病の乗務員がいるか、調査をして報告するように通達した。当時帝国大学精神科教授であった呉秀三と、その弟子樫田五郎が主導し

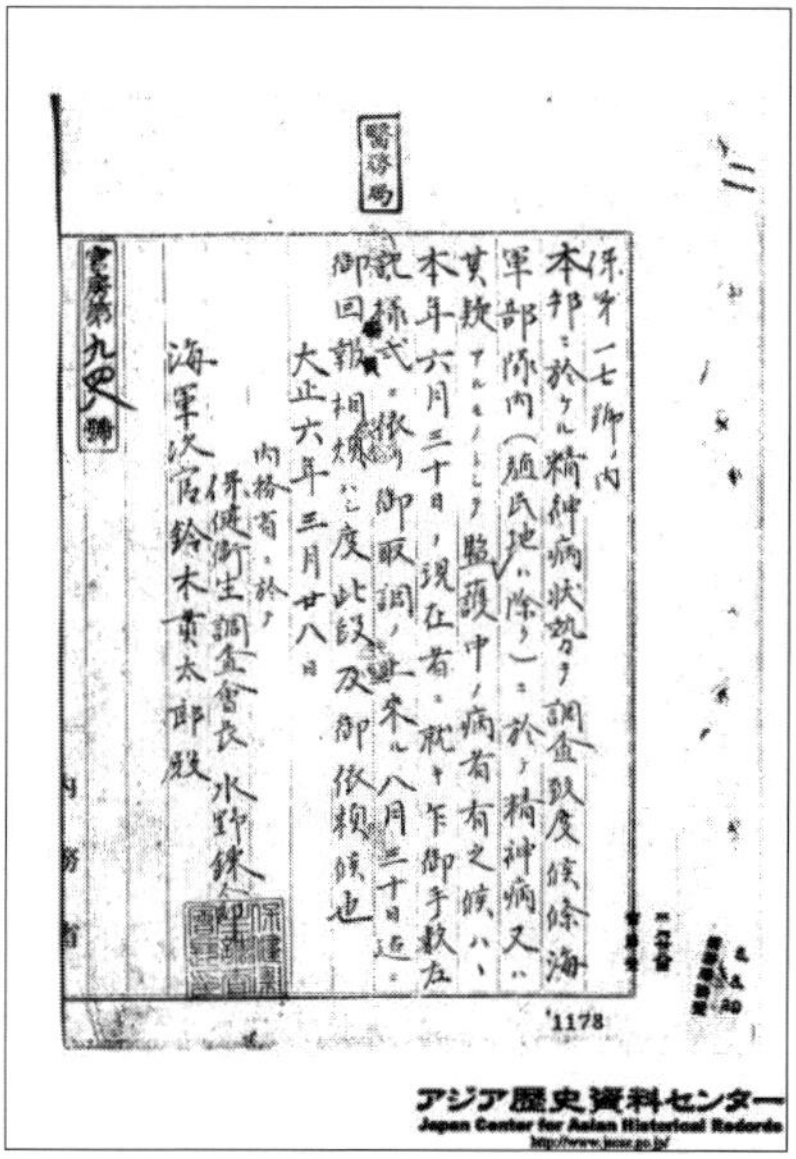
醫務局

官房第九四八號

保才一七號ノ内

本邦ニ於ケル精神病狀勢ヲ調査致度候條海軍部隊内（殖民地ハ除ク）ニ於ケ精神病又ハ其疑アルモノトシテ監護中ノ病者有之候ハヽ本年六月三十日ノ現在者ニ就キ乍御手数左記様式ニ依リ御取調ノ上來ル八月三十日迄ニ御回報相煩ハシ度此段及御依頼候也

大正六年三月廿八日

内務省ニ於テ
保健衛生調査會長　水野錬太郎

海軍次官鈴木貫太郎殿

1178

図39

118 **多数造っていた**：次の本に詳しい。金川英雄『三浦半島の医療史 国公立病院の源流をたどる』二〇二〇年

たと考えられ、記録書類が現存する。（図39－海軍精神病調査記録）

徴兵年齢は統合失調症の好発年齢であり、第一次世界大戦ではヨーロッパでは、シェルショックという戦争神経症に悩んでいたという背景があった。呉は精神科医として、陸海軍に大変頼りにされ、趣味が色紙集めで陸海の上級幹部の五十四枚を集めたほどである。（図40－東郷平八郎の色紙[119]）

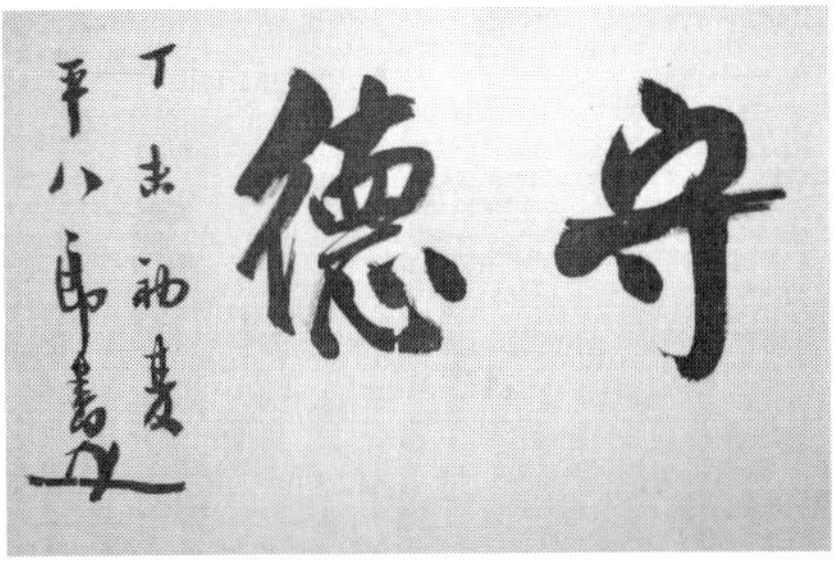

図40

呉は述べたように精神病患者調査をすでに行い、一九一八年には『実況本』を刊行している。それを海軍に広げたと考えられる。十頁にわたる解説書まで付けたが失敗に終わった。急に調査依頼された各艦艇の艦長は、意図をはかりかねて狼狽したのだろう。わが軍に弱兵なしという建前で「当艦にはそのような者はいません」と皆が同じように答えている。横須賀、舞鶴海軍病院から各一名の精神病者の報告があっただけで、大変に困っていたことがうかがえる。

自序

軍艦矢矧が一九一八年（大正七年）十二月シンガポールより帰国の途上、流行性感冒が艦内にまん延して猛威をふるい、状況は惨絶で大変な災難に苦しんだ。ついに副長以下、四十八名の死亡者を出したことは、わが海軍がこれまで一度も経験しなかった惨事で、状況は実に想像もできないものだった。本稿は実際の講演原稿を校正し、これによって当時の状況をありありと見せ、将来なんらかの参考資料となれば幸いである。

119 **東郷平八郎**：一八四八年一月二十七日（弘化四年十二月二十二日）～一九三四年（昭和九年）五月三十日。日露戦争で連合艦隊司令長官として、ロシアのバルチック艦隊を撃滅した。

一九一八年（大正七年）十一月九日　シンガポールに入港し帰国準備

軍艦矢矧は一九一七年（大正六年）十二月、呉軍港を出て太平洋とインド洋方面に行動し一九一九年（大正八年）二月帰国した。この間乗員は航泊昼夜の別なく海上警備、敵の艦船、機雷等の発見警戒に任し困苦寒暑に耐えた。休養上陸はもとから考えず、常に砲には弾薬を備え、エンジンには蒸気をたくわえ、終始一貫わずかの油断もなく、熱心に努めた。（注：以下任務につくしたことが続く、略）十一月三十日シンガポールを発して帰国の途につくまで、乗員中一人の死者も出すことなく、また重症になった者も入院加療の結果、全治または軽快となり日本に帰れるなど、なんの不吉な出来事もなかった。（注：長期任務中に病気になった乗務員がいた）（略）

矢矧は一九一八年（大正七年）十月、内地より来航の軍艦千歳[120]と交代し、帰国するようにとの命令を受けた。すぐには交代できずにようやく十月に、当時単独行動中の根拠地のオーストラリアのシドニーを出港し、司令本部のシンガポールで十一月中に来航の千歳と交代するように命令を受けた。

十月二十一日、二年ぶりに内地に帰れる喜びをのせてシドニーを出発し、タウンズビル[121]で石炭、木曜島《もくようとう》[122]で重油の補充を行い、十一月九日シンガポールに到着した。

石炭と重油で動いていたことがわかる。詳細なシステムは不明だが、幼いころに蒸気機関車は専門の人間が絶え間なく、石炭を入れるのを見ている。ましてや軍艦なので、機関部の労力は大変なものだったのが考えられる。だが感染拡大すると、人手の少ない重油に頼った。

シンガポール着後に千坂[123]第一特務艦隊（注：臨時の特設の艦隊）司令官より、艦長に与えられた

120 千歳：一八九八年（明治三十一年）一月二十二日進水、矢矧と同じ二等巡洋艦。

121 タウンズビル：オーストラリア・クイーンズランド州北東岸で、この地方最大規模の港湾都市。

122 木曜島：ニューギニア島とオーストラリアとの間にあるトレス海峡諸島の三・五平方キロの小島。大きな島々に挟まれ、海峡諸島の行政と経済の中心。

123 千坂：千坂《ちさか》智次郎《ちじろう》、一八六八年三月八日（慶応四年二月十五日）～一九三六年（昭和十一年）二月二十三日。最終階級は海軍中将。

訓示中で、流行性感冒に関する注意の内容のあらましは次のようだ。

当方面では、悪性感冒の流行に大変悩まされている。軍艦対馬[124]はアフリカより帰国の途コロンボ（スリランカ最大の都市、かつては首都）付近でまずこれに襲はれ、乗員のほとんど全部が発病し一名の死亡者を出し、航海困難（注：燃料が石炭のみだったので人手がなくなったためと思われる）で目的地シンガポールに到達できなかった。ペナン（注：マラッカ海峡に位置する島でマレーシア）に寄港し滞泊、加療し、一週間後にシンガポールに来た。約十日を経て日本に向かい帰国の途についた。

また軍艦最上[125]はペナン碇泊中に、どこからか（多分陸上だと思われる）同様の流行性感冒に侵入され、患者はできるだけ陸上の病院に送って加療したが、艦内陸上あわせて十七名の死亡者を出した。

艦長自身が氷をくだいて患者に与え、電灯を点けられないので、ロウソクを出そうとしたが、収納した引き出しのカギはその担当者が所持したまま寝込んだため、容易にこれを出せない等の事実があった。患者の中には高熱のため海中に飛び込み、三日後その死体が漂流しているのを発見して収容した惨状もあった、艦長の報告にも何もできなかったという状況で大混乱だったと。

次に第十三駆逐隊は四隻の内三隻まで同病に冒され、今なおシンガポール病院に少数の患者が残留する。これらはスウェッテンハム ピアー（注：ペナン島）辺より感染したらしく、死者七名を出した。

以上だがもはや約一か月前の事で、現在ではほとんど終息したものと思われる。またこの病原の悪性激烈なのはアフリカ、インド、ペナン方面までで、当シンガポールではさほど悪性でない。日本人側では、博愛病院の副院長が亡くなったくらいで、別に病気がまん延している様子には思われなかった。だが各艦、各自が注意して充分これを予防警戒する必要があった。したがって乗員の上陸は、別にこれを禁止しないで、各艦長の判断に任せる。

本艦長は無事日本へ帰国し得んことを切望し、上陸については准士官以上にはごくわずかの所要

124 **軍艦対馬**：一九〇四年二月十四日に竣工、第一次世界大戦では、インド洋、南アフリカ水域での作戦に従事。

125 **軍艦最上**：一九〇八年に竣工した一等砲艦。第一次世界大戦では、南シナ海方面、南洋諸島方面の警備等に従事した。

時間だけ許し、下士卒には当分許可しない事にしたが、他艦では通常のような上陸を許しているので、一見苛酷だが実は状況を見ていた。

だが各艦には、一名の感冒患者も出なかった。また軍医官を再三陸上に視察させた報告では、ほとんど終息と見てさしつかえなく、どこかにわずかな患者はあっても、中国人街等以外にはまずないと見てよいとのことだった。

急激に来る病菌は早く消滅するもので、わずかな時間の上陸等は、心配ないものと信じるとの事だった。上陸を許さず、公用の使いその他の上陸者と外から来る人等に対しては消毒、服薬等予防の方法をつくし、ひたすら交代艦の来着を待ちわびてなんの事故もなく、十一月二十日になった。

組織というものはしかたがないものである。艦隊司令部は、他艦の感染情報を与えただけで、上陸などの乗員の自由は、艦長に一任した。もっとも当時の軍隊は完全な情報伝達システムがないので、いざとなった場合は現場責任者の判断に頼ることが多かったのだろう。結局その後に亡くなった副長が、上陸の有無、移動範囲など全ての責任を負った記述となっている。

注意深く行間を読むと、艦長を含む幹部は、公務の都合上、頻繁に下船していたようである。報告の伝達以他にも、長期にわたり後方部隊とはいえ、戦争に参加したので、幹部だけの慰労会もあったのだろう。軍隊内ではかなり頻繁に宴会があったようで、上級士官が船内に持ち込んだ可能性は充分考えられる。

海軍宴会場で有名なのは、国内だが料亭小松だ。神奈川県横須賀市の米が浜通りにあった。一八八五年（明治十八年）の開業以来、大日本帝国海軍の軍人、戦後は在日アメリカ海軍、海上自衛隊関係者に広く利用された。

海軍の要請に応じて、一九四二年（昭和十七年）七月、トラック諸島の夏島[126]に小松の支店であるトラック・パイン（注：英語で松）が開店した。日本から最初は二、三十名、後に五、六十名の芸者、料理人、髪結いなどを送り込み、国内と変わらないサービスで好評だった。

小松の支店についてはシンガポールに開設される話もあったが、シンガポールは陸軍が多いので海軍関係者が多いトラック諸島になった。次にラバウルにも支店進出の予定があったが、戦況悪化で中止となった。横須賀小松は、二〇一六年五月十六日に火災で全焼した[127]。

上陸許可

本艦は前述のように出征以来、何事もなく経過し、この方面所在艦艇の中で、最も長く任務に服した。乗員中にはシンガポールに友人が多い者もいるので、任務が成功し帰国するので、みやげの準備をしたい者もいた。上陸を希望するのは人情で、ことに眼の前で他艦は日常のように上陸を許しているので、副長はついに上陸許可を艦長に願い出た。

軍医長からは陸上は別に心配いらないと認める内容の報告があったが、

「この事ばかりは艦長に一任しますから、しばらく預かっておいてください。今、上陸を許して万一失態を生じたら、二年間の功績苦心も水の泡です。今、許すのが部下を愛する事か、許さないのが愛することになるのか、いずれとも決めがたいと思う今、しばらく艦長に任せます」

とまで言った。一回、二回はこれを承諾したが、日本に向かう前には一回は上陸を許しても良いだろうと思っていた。そして他艦になんの事故がないのを見ては、心が動いて副長の願いを受け入れる事にした。

軍医官の調査によるとこの感冒の潜伏期間は三日間だと言うので、発病してもシンガポール出港後となる。軍艦対馬のように、あるいはそれ以上の困難になると考え、交代艦の来着までに少なくとも

126 **夏島**：トラック諸島は現在チューク諸島で、夏島はトノアス島またはデュブロン島。日本統治時代の中心地で、街や飛行場もあった。

127 二〇一三年に筆者が小松の外見だけ調査した時は、周りに建物がたち目立たなかった。

一週間以上の余裕が必要と認め、十一月二十一、二十二の両日半数ずつ時間と区域とを制限して許すことにした。

すでにいったん上陸を許可すれば、区域の制限をしないとどんな所に立入るかも知れないので、これらの点は副長に一任し、副長は下士兵卒集会所に限り、午後一時より五時まで四時間までの上陸を許すことにした。

当日は艦長、副長と軍医長より衛生上充分注意すべきとの訓示を与え、今までの功績をだいなしにするような事がないよう、油断大敵をいましめて上陸させた。全員に予防薬を服用させ出艦、帰艦の際にはうがいを行わせるなど、びくびくとして注意をしたが、半舷上陸（注：半数ずつ交代で上陸させること）翌日の二十三日は、何事もなく過ぎた。

司令官艦内巡視　熱性患者発生

十一月二十四日

この日司令官は矢矧も遠からず帰国するので巡視が行われた。艦長は現状報告で衛生状況はことに良好で二年間一名の死亡者もなく、流行性多発性のような病気も皆無で、健康状態は良好な内容を報告した。

司令官は分隊点検とともに艦内点検を行われ、これを終わって艦長室で休息している時に、

「熱性患者が二名発生し、整列位置にいられない」

との報告があり、とりあえず休ませたが、流行性感冒の特性として、咽頭が腫れるとか、痛むとか、熱が高いとか、また腰が痛むとかいうような症状は少しもない。

また彼等は昨夜、上甲板で仮睡したと言うので、多分通常の感冒だろうとのことになった。艦長は

油断してはいけないと、すぐに隔離を命じ消毒を行うとか、その他非常事態の注意を加えた。上甲板第一区に隔離させ、一方司令官には

「現在の所、流行性の疑はなく熱も三十七度七、八分くらいで大丈夫だと考えますが、充分に注意をします」

との内容を報告した。

その後一、二人、熱の軽い軽症患者が発生したが、このような事はふだんでもよくある事なのでなんの疑いもはさまず、二十九日まで一週間は別に憂慮する事も起らなかった。前記の患者もやや軽快となり、結局軍艦千歳来着の前日、二十九日までは五、六名の患者を出しただけで、別段流行性のものとは思わなかったが、念のため十二分に隔離を進め警戒を厳重にした。

しかし司令官へは、

「艦内患者は別に流行性という程でもなく、ふつうの感冒と信じる」

内容を述べて、軍艦千歳が入港（予定時日は三十日正午）すればすぐに引継ぎを行い、終了しだい出港の許可を得て、三十日午後四時出港の予定にした。

シンガポール出港帰国の途につく

十一月三十日

軍艦千歳は予定のようにこの日正午に入港し、午後三時頃には艦長以下各部署間の引継ぎが終了した。午後四時に出港し、旗艦磐手以下明石、最上等より発舷礼式（注：全員が艦首より艦尾まで整列しての送迎）で送られ、また旗艦磐手にいる主な在日本人の見送りを受け、艦は歓呼の声に愉快にかつ堂々として、帰国の途についた。この時二、三日後に大惨事を起きるとは、神ではない身の誰がこれを知るだろう。

このまぎわに本艦軍医長は、磐手の軍医長と出港当日に更迭（注：「交代」とは書かれていない）**となった。艦長は軍医長交代の時機に、乗員全部の健康診断を行う必要を認め、出港後間もなくこれを実行した。その結果やや疑わしきもの十五、六名を得てここで初めておかしいなと思ったが、まだ流行性だと確信するまでには至らず、熱も低く症状もたいしたことなくただ疑わしいというにとどまった。**

艦長は、

「少し怪しいな、かりにこれが流行性だとしても極めて軽く、シンガポールでの流行のようだ。一、二日も休養するくらいで済むかもしれない。とにかく流行性ではないことを祈る」

の考えで航行を続けたが、内心は本当に憂慮に堪えなかった。十二月一日よりは日に三回朝昼夕と、健康診断を行うことを命じた。

精神分析では、語られないところに秘密があるという。例えば母親だけのことをいう患者が来た時には、父親との関係性に大きな問題があり、それがあまりに本質的なので黙っているということだ。もう一つの正式な報告書でも、シンガポールのことはほとんど書かれていない。そして出港当日に軍医長が、更迭したことはこちらだけに書かれている。この文章の中でも、他の部分は「交代」と書かれている。

その前に、副長と軍医長が、乗務員の下船について、意見が対立したことも明記してある。前軍医長の立場に立ってみると、一年前の十二月に日本をたって、やっと帰れると思った当日に、帰国延期を言い渡されたのだ。次にシンガポールから日本に行く軍艦に乗るのだから、どれだけ先になるかはわからない。かなりの精神的ショックだろう。しかも旗艦の軍医との交代だ、シンガポールで何かが起きていたのだろう。

あるいは軽症だが船内に患者がいて、その処置に何かの都合があったのかもしれない。また以前に発病してあるていどの免疫を持っていた菅大軍医（注：菅が人名で、大軍医は階級）が乗船したのも、偶然か意図的なものかは不明だ。

患者頻発激増

十二月一日

この日朝の健康診断で患者は二十名に激増し、昼にはまた二、三名を増すという状況でついに三十名を超えた。

「もはや疑いない、流行性に間違いない」と考えいっそう厳重に隔離を行い、この現状を司令官へ報告し、大変警戒をした。新患者の熱はさほど高くないが、以前に比べればしだいに高い熱になった。したがって一度、シンガポールに引き返そうと思ったが、考えればシンガポールでは病院としても多数の患者の収容は困難で、また出港後間もなく引返すのも良くない。

一方病状は軽く死亡者が出るようなことはない。間もなく全快するので、一、二日くらい交代休養して進めば、全員が発病してもマニラ着までには全部回復してかえって都合がよい。しかもマニラは病院も多く、在留日本人も多数で万事好都合だと思い、かつ速力十四、五ノット（注：十五ノットで二十七・七八キロ）で二日の朝には、すでにシンガポール、マニラ両地間の約中央に達するので、進航を継続することに決し、司令官にもこれを報告した。

病勢ますます猛威をふるう

十二月二日

だが病人はしだいに増加し二日の昼頃には、三十人は六十人となり倍数で増加した。しかも新患者は最初より体温が高く三十九度以上、四十度の者すらあり、中には苦しみもだえる者もいて、せっかくの隔離もそのかいなく、ついに強健なる者は免れ、虚弱者は発病し防止できなかった。

もはや自然の成り行きに任せる他ない状態になった。ハンモックも釣りたるままとなりまたハンモックを釣ることすら出来ぬもあり、ついには中、下甲板到るところ、甲板に倒れてうめく者がいた。病原すでに全艦に伝播し、加えて風波がなかなか強く、とうてい下甲板等の舷窓（注：船体にある小さな窓）を開けられなかった。（注：換気できなかった）病原はこれに乗じてますますその勢いを増すものと思われた。

しかし軍医官の一名はすでに前より発病し寝ついて、三名の看護部員中二名も同じく感染し、二名とも重態に陥り、診療に従事する者は、軍医長と先任看護手、藤井高助（注：以下看護手、看護卒など出てくるが当時の資格）の二人になった。しかも藤井看護手はすでに発病、高熱を発しながら、すでに倒れそうになりながら、多数の患者を処理し、がまんを重ねて奮闘していた。

健気なる一例を言えば、健康診断を行うに当り号令で、前甲板に集まった百五十ないし二百人の兵員に対し、先任看護手は、

「具合悪い者は左舷に行け、その他は右舷に残れ」

などと命じ、約半分に両艦に分れたその具合悪いと言う方の手近の者にわずかに十本の体温計（これ艦内現有体温計の総数で、患者が多数で大変不足を感じ困難だった）を渡して検温し、その間自身は高熱の苦悩に耐えられないので、甲板に手枕をして横になり、時間来るとこれを見て「お前はまだよい、お前は隔離」と言いわたす。次に他の十名に順次これを繰返し、自身は甲板に横臥するという具合で、見るに忍びないものがあった。

しかし隔離を宣言された者は、よろめきながら隔離所である甲板区域に入った。この感動する藤井

看護手はマニラ到着後に、陸上に入院加療させたが、入院までは実に元気と思われたが惜しくも亡くなった。

艦内一般の状況を見ると、隔離区域の設定も、予防上の手段、注意、方法も効果なく、二日午後には艦内到るところに患者がいて、看護も手当も行き届かないので、重病者はうめくだけで氷も食事も自分で取りに来られない。気力ある者は自力で氷も食事も得られるが、本当に重病の者は気力が衰え身動きさえできずに、排泄もその場でそのままというありさまだった。

このような者が多数の患者中に混在し、どういうふうになるかも分からず手不足と混乱で、食事も氷も薬も行きわたらない。苦しみのうめき声が、艦内に充満する。中には、はちまきをした頭をもたげ「自分はどうでもよいが、そこの何番目にいる奴が死んでいるから、何かしてやってくれ」等叫ぶものあり。

また患者を介抱し看護に従事している者もいずれもが発病して、健康者も看護のため患者に接近すると、すぐに感染する。だが手を引くことができないので、各室の給仕も一人減り、二人と減った。艦長の従卒も今までいたかと思えば去り、代わりが来たと思えば二、三時間の内に、もうダメだとなった。日に二度三度と変り、最後には七人まで交代したことがある。病原は刻々勢いを増し、新しい患者は最初から四十度の熱を出した。

副長も「何となく気持が悪い」という、約一か月前、マラリヤでしばらく寝込んだことがあり、やや衰弱しているので、始めから用心して加療させ休養させたが、熱は三十七度あまりだった。その他の士官も三、四名感染したが大体、准士官以上は割合に発病しなかったので、艦の運航は困難なことはあったが、なんとか継続できたのは幸いだった。

十二月三日

前記の藤井看護手もついに倒れたので、少しでも看護の心得のある者をと捜し出して手伝わせた。また軍医長もすでに三十八度五分の熱で、もはや診療もできなくて、患者の十分の一も診療できなかった。

この日朝の健康診断では、患者はもはや全員の三分の二以上になり、艦は上を下への大混乱となった。軍医長もしだいに重態となり、夕刻にはついに倒れた。軍医長以下看護部員は全滅し、患者の診療にも困っていたが、幸いにも便乗中の菅大軍医がいて、同官に依頼してわずかに診療を継続ができた。しかも同官は以前に発病したことがあり、今また三十八度くらいの熱があるのに診療に従事し、処方はこれに多少心得のある一水兵が、なんとか同大軍医を補佐していた。

炊事係も次々に倒れ、士官受け持ちの食事係も倒れたので、艦長室に飯だけを入れた器を机上に置き、横にわずかに食塩を添え、漬物さえも所在不明で探せなかった。この状態は、マニラ着後も数日間継続した。同地はコレラが流行中で今の窮状《きゅうじょう》に加え万一、艦内に入ることあれば、それこそ真に全滅すると考え、さしあたり陸上から一切の食物を購入しなかったためである。

士官室も健康者はわずかに二、三人となり、食事も公室でしていたが、毎日減少していき食器を片付ける者すらなく、ついには艦長室にだけ前記のような食事を用意して、勝手に来て食べるというまでになった。

肉類は二週間目に二、三片を食べて、あまりのおいしさに舌を鳴らした。肉はシンガポール出港前に、日本までという計画で多量に搭載し（マニラはコレラ流行中なので糧食を購入しない予定で）冷蔵庫にたくわえた。

だが十二月三日以後、氷は全て患者用に供することにし、肉の冷却には手が回らず放置したので、何百貫という牛肉その他魚類まで全部腐敗した。約一か月後、冷蔵庫を開くとウジが大量に発生して、冷蔵庫肉の臭気はとうてい形容できない恐ろしいものだった、しかしこの冷蔵庫の開放と掃除については、毒ガス発生その他の危険を考え、まず点灯を試してみるなど相当に注意したので何ともなかった。

健康者の隔離

一般の状況はますます重大時となり、全員が倒れたら艦の運航が全く不可能となることを心配した。甲板に出られる者を上甲板に集め（集れる者は士官五、六名、准士官三、四名、下士卒ようやく七、八十名。全員では准士官以上三十六名、下士卒約四百五十名）艦長は左の内容の訓示を与え、各自の決心を促した。

「一同は現在目撃する通り重病人がほとんど全艦におよび、上を下への大混乱で惨状は言うまでもない。今や勤務に耐えられる者は、ここに集まった者だけとなった。（集合した者も大多数はもちろん発病するも、ただがまんしているだけ）しかし今各自が倒れて作業できないと、本艦は運航不能となり海上を漂流し、ついには全員艦とともに不測の事態に陥ることを恐れる。

各自は良く勇気を出し、死んでもその職場を捨てないで、配置を離れないという決心でその職場についてもらいたい。ついては今よりこの人員は、決して病人と混ざってはならない。また機械部員は、特に開放的で涼しい上甲板に隔離し（帆布で区画を作る）、操舵員は操舵室より出てはならない。機関部員は使っていないボイラー室を隔離所とせよ、電信員は電信室から他にでてはならない」など。

そこに集まった比較的身体健全なる者を隔離し、当直等には隔離所より直接往来をして、患者に接近させない方法を採った。だが毎回の診察に二人減り、三人休養という風に健康者はますます減少していき、機関などは専門兵が病気で寝込み、その代わりを得るに大変苦労した。蒸気機関の燃焼室係と石炭操（注：石炭を人力で投入していたらしい）には、最初から水兵部員を入れるなど、他の事は放置するも推進関係、ボイラー、舵、食事と看護に対しては、有らん限りの力をつくし、運航継続に全力を傾注した。

薬品も欠乏してきて、無線で近距離の都市に「ゼツシタトン」、「ラバン」（注：当時の薬品名だと思われる）などの解熱剤の有無を問合せたが、感冒流行のために遺憾ながら要求に応じられないとの返電があり。病院での患者収容など、思いもよらないとのことで、マニラまでは死んでも行かなければならない状況となった。

中、下甲板はハンモック、甲板の区別なく、いたるところに患者が倒れ、足の踏み場もない。いずれも顔色が土のようで苦しみうめいていて、その症状の軽重、難易は診断できない。混乱はその限界に達して、状況は悲惨を極めた。青年士官で健康な者は、わずかに三名で、もはや当直などをしないで、看病の監督に専念することを命じた。

これらの士官は自ら薬、氷を配給し、苦しんでいる者から介抱したが、この士官の中にも半日足らずで、四十度の熱を突発し苦しむ者がいた。分隊長もそれに付き従う者も皆倒れ、病原の猛威はよく書き表すことはできない。もうどんなことをしても、防いだり、逃げたりできない。いずれ発病は免れない必然の運命とあきらめる他はなかった。

十二月四日

病勢がますます激しく、乗員中多少とも感染していない者はないが、その多くは軍医が手不足のために、診察すら受けられない。准士官などは、ことにそうだ。氷、検温、食事、服薬は、自然に相互に看病し治療となった。人間は医術の一端を、ふだん心得ている必要があると痛切に感じた。

極めて重態と思われる者だけ、菅大軍医の診察が受けられるに過ぎない。しかも同軍医は少しの休息もない忙しさだ。また准士官以上で今日まで倒れていない者は、皆艦長室に備え置けのマンデル氏液（咽頭塗布剤）を、自身またはたがいに塗りあう。また解熱薬、予防薬を置いておき、服用する等自家治療をする。皆頚部に手ぬぐい等をまいて、士官などはうがい薬を携えつつ、病人を監督し当直に立ち艦橋その他、所かまわずうがいしつつ「ようそろ（注：航海用語で船を直進の意味）」と発する状況だった。掌帆長属《しょうはんちょう》（注：水兵のまとめ役でふだんは大変忙しい）等も頚に手ぬぐいで声は出ていないが、それでも取次も衛兵も兼務しない者はいなかった。

この日機械を取り扱える者は約五名、機関部は約十五名、舵には二名、無線電信室はまず一名、炊事は二名となり氷を製造する者もなし。だが火薬庫の冷却は熱帯地方で暑気強いので、どんなことがあっても停止できないので、やっとかき集め、かじりつきで従事させた。

正午頃には蒸気機関、ボイラー、舵は二交代になったが夜に入って一直となった。今や艦は凄惨なる苦悩を満載し、息も絶え絶えにマニラに向かい、約十四ノット（注：時速二十五・九キロ）の速力で進むだけだ。

艦橋では航海長ははちまきをして、当直将校はただ羅針盤に集中して取り組むだけだ。患者はますます多事となったが、菅大軍医唯一人でとうてい手がまわらず、最も早く休養していた本艦の乗組員の軍医を起して、無理に手伝わせた。艦長はまだ死亡者を出すというような気持ちはなかった。午後七時頃になると一、二人の危篤の者が出て、八時十五分ついに〇〇〇〇機関兵が死亡した。

これで重症患者の容態が、大変心配となった。しかし最初の隔離区域にいる者のみが重いわけではなく、重症患者は艦内の到るところにいたが、前記のように重症度の診断はできるわけもない。今や一名の死亡者を生じ、一同が精神的にパニックになったが、まだ誰も死体が多く重なり合うようなことになるとは思わなかった。

「一名くらいは仕方ない、ただ犠牲となって実にかわいそうで残念だ」

とその所持品等を調査させると、貴重品入れらしい白木綿の小さな包みに、

「自分に万一のことがあった時には、これを見付けた人は開封しないで、広島県…何某に送ってくれ、○○○○」

と書いてあるのを見て、その覚悟の立派なことに感服した。

病人は千差万別の状態を呈し、艦内の惨状は実に何とも形容できない。中には艦の前部にいるべき病人が最後部の艦長室に変な顔で入って来て、

「薬を下さい」と言う。

「ここに薬はないよ、お前はどうかしているよ」と言えば、

「艦尾に行けば薬をくれるということでしたが」と頭を掻きながらよろめきながら逃げて行き、どこかで寝込むなどがあった。全く薬の配給がないので、薬々と一途に思い込み、熱に浮かされたようだ。この者はマニラで死亡した。

また発病後三日目に始めて薬を与えられて、おしいただいて服用した者もある。この一、二日は誰も薬も食事も取ることができないで、手段もつきてどうしようもない時でも、艦長としてはこの弱音を口にできないと、他を励ましがまんをして無理やり強行した。

倒れるまで奮闘した者の入院後の死亡者が多かったのは、実に残念でもうしわけなかった。だが国家のために職に殉じたもので、これらの奮闘がなかったなら艦はマニラに到達できなかった。全員が艦とともに、どんな不幸に見舞われたかわからない。

四日夕刻には状況は、ますます悪化した、明日はいよいよマニラ着の予定となり、米海軍無線電信を介し、同地日本領事に対し、

「本艦感冒流行のために、たいへん危険な状態で軍医官、衛生部員が皆倒れた。明日正午入港すれば、すぐにできるだけの医師と看護人を艦に送り薬品準備、体温計購入、氷を大量に購入し棺おけを一個準備のこと」

等を依頼した。この夜、外は風波荒く、艦内は病人が苦しんでうめく声が充満し、風声と波音と混じって情景は悲惨だった。

十二月五日　マニラ入港

午前二時頃、艦長が上甲板を巡視したが、広げたテントが破れて風にあおられ、掌帆長《しょうはんちょう》属も伝令、衛兵、取次もいないので誰一人始末する者もなく、上甲板は無人で風波の怒号があるだけだった。一歩、中、下甲板に入ると、排泄物はあちらこちらに放置され、足の踏み場もなく、病人の苦悩のうめき声が耳にあふれ、蒸し暑く悪臭が鼻をつき、

「残念だ」

「氷をくれ」

「薬をくれ」

と叫ぶ者がいる。

軍医官も病苦に苦しみながら、徹夜で診療、処方に従事しているが間に合わない。病人中の元気ある者まで看護に手伝うが、手がまわらず見るにたえない。

艦橋に行くと航海長は昨日に比べて、いっそう苦しそうではちまきをして、コートをひっかぶり羅

針機の側に倒れていた。当直将校も苦悩にたえられない様なので、

「ちょっと休まないか」と言えば、

「いえ何でもありません」と答えるが、

「そうではないだろう」と言えば、

「それではちょっとお頼みします」と言いすぐに側にコートをかぶって寝るというありさまで言葉も出ない。


こうしてなんとか艦の運航は出来ると思った。艦長は引続き艦橋にあり艦を操縦しつつ考えるに「この大事件を引き起こしたのは、自分の大責任だがどうしようもできない。一刻も早くできるだけ多数（できれば全員でも）の患者を、陸上の病院に入院させれば、多数の死者を出さないですむ。入院さえさせれば、その内には回復する。

しかしそれまで良く艦を航行できるか、自分は今の所大丈夫と思うが自分一人ではどうしようもない。今や艦内ではどんなことをしても、病気を避ける訳に行かない。比較的健全な者を隔離しておくより他に方法はない」と。

この間にも感染は遠慮なくまん延し、どの部署も刻一刻、減員し午前三時頃にはついにただ一直だけ、交代なしの人員となり、蒸気機関もボイラーも、重油だけを使用した。重油なので、無理も出来た訳で重油のありがたみをつくづく感じた。


舵も現在いる者の他に交代者はなく、炊事も二名となり、看護に従事の者も一、二名となった。

「まだ仕事を続けるのですか」と言いつつ運航する有様で、

「何でもやります」とがまんして働く者も、あと半日継続するのは可能かと疑われた。ただよく電灯が消えないで、火薬庫の冷却も続行出来たと思う。艦の長大なる黒影はゆっくりと水を切り、重い

病気にあえぎ風波怒号の海上をひた走る。

やがて夜は明けマニラ湾口を遠望できたが、その時の喜びは例えるものはなく、生涯忘れられない。午前九時頃湾口に達した時、その所に在泊警備の米艦ヘレナより訪問士官と軍医官が本艦に接近し、医師薬剤等の必要を聞いた。

これは昨夕の無線電信で日本領事に請求を依頼した事を知っていたためで、本艦ではとりあえず軍医官を内港までの便乗を依頼した。途中で軍医官がいろいろな打合せをして、また艦内の視察を求めたので、感染症の猛威を説明した。

正午に内港の錨地《びょうち》（注：いかりを下ろして停泊する場所）付近に達した時に、港務部長の乗艇とわが国領事の乗艇等が接近して来た。だが一刻も早く錨《いかり》を降ろさないと運航不可能となると考え、これらにかまわず港務部長が乗艦して、錨地を指定することを待たないで、適当と思う所に進入した。この時航海長は四十度五分の熱があり、とうてい当てにならない。

今、思えば変な事を言っていたようで顔は真赤でものすごく、錨《いかり》用意を命令すると、顔色が土のような者がわずかに五、六名よろめきながら錨《いかり》の所に出て来た。投錨《とうびょう》が終わると、またよろめきながら下甲板に入り寝込むという有様だった。ボートも機動艇も下ろすことなど思いも寄らない、はしごを出させるのに約一時間かかった。病人が多くこれに便乗の下士卒数名、衛兵、取次等まで使ったくらいだ。艦内で動ける者に加えて、やり方や様子が分からない者に作業させたからだ。

こうして港務部長がまず来艦し、

「ここに投錨されては困る。海図に記載ないがここはケーブルが通っている」

と言うが、いまさらどうすることもできない。

「現時点では当分このままで許してください。とにかくこの中、下甲板を見てもらいたい」と一人も完全な健康者がない惨状を示すと、苦笑しながら承諾してくれた。

次いで日本領事、相原庫五郎[128]氏他、在留邦人約三十名が来艦し、くまなく艦内の状態を見聞し、腰を抜かさんばかりに驚いていた。日本人医師四名、看護の心得のある者が一名いるので、医師は陸上の病院と艦内とを二名ずつで受け持った。看護の心得のある者は艦内の手伝い、その他の日本人はそれぞれ伝達係、陸上での看護、また何名かは艦内の手伝い等にあたることになった。ここで役割を定め、また雇入れの看護人は日中五円、夜中十五円で広告して、募集することに決めた。

患者の送院

一方陸上ではセントポール（注：聖パウロの意味）病院に士官十一名、下士以下五十名収容できるとのことで送院に着手した。

副長は本当に元気よく入院に際し、艦長室に来て驚いた風で言った。

「艦長は何ともありませんか」

「私は何ともないよ、艦の事や後事は万事引受けたから、少しも心配せずに君はしっかり治して来てくれ」

と言えば、副長は、

「はい承知しました」

と繰り返しつつ別れを告げて出た。

送り出す者としては入院さえさせれば間もなく治るくらいの考えで、死亡者を出すことは思いも寄らない。病人自身も五十余名の内二、三名の他は自身で乗艇し後日、恐ろしい死の手に捉えられるとは思いもしなかった。こうして五、六十名の重病者（准士官以上は医師の手が回らないので互いに検

128 相原庫五郎：マニラ副領事、一九一八年四月十六日任命。

温をし、または手足を握って高熱と思われる者を重病として入院させた）が病院に行った。

これで艦内は多少とも落ち着いたかというと決してそうではない。入院した者が重病で、艦に残った者が軽いかは明らかではなく、艦内は依然病人が充満し、しかも一人の軽快者すらなく、軍医官は陸上より来援の医師、看護人と協力し陸上からの資材で、徹夜診療にあたったがはかどらない。

ようやく三日目に病人を一通り診察、投薬し終えた状況だった。もっとも陸上からの医師は始め二名だったが、一名は多忙と事情とのため艦内まで手が回りかねたが、幸いに新たに他に二名の若き日本人医師を艦内に迎え、艦内病人の方だけは三、四日の内に大変はかどった。

米国海軍、陸軍、総督府等より入港当時から、医師同伴で見舞を受け、必要あればどうにでもするし、海軍病院も多少空きはあると言われたが、カヴィテ（注：アメリカ軍の軍港があったが一九七〇年に返還された）は遠方で交通不便なので辞退し、ただ陸軍看護卒約十名の補助を得て、病院の手伝いを頼んだ。

日を経るに従い艦内はしだいに多少ずつ軽快者を出し、軍医長も入港翌日くらいより多少の診療をできるようになり、菅大軍医とともに艦内の方に手をつくし、艦内における看護の手当は少しずつ艦員の手でできるようになった。

五、六十名の送院を終わって艦内の仕事は一段落となり一息つくと、こんどは艦長自身が不調となり、艦長のみならず、今までがまんしてきた准士官以上は大部分が倒れ、残るのは艦長と島村、外賀両大尉と長谷川機関少佐のみとなった。

一方艦内には便乗者数名の内、士官は一名だけ発病しなかったので、当直など他の事を依頼し艦務を処理してもらったのはやむを得なかった。また便乗の三善機関大佐、新田機関中佐は以前感染し、軽症だったためか今回は発症しなかった。したがって陸上に宿泊し、わが領事と日本人会長等と連絡して、病院その他陸上における諸事一切を処理する様依頼した。

艦長は気分が良くないので、この場合どんな急変を見るかも知れないので、休務、加療し早く全快した方がよいと考えた。この日（十二月五日）朝より休務することとし、万事をまだ倒れていない先任将校にたくしたが、それも間もなく休務し、次から次へと申し継ぐような状況となった。艦長の病気は重くはなく、用心のために休務したもので、寝ながらも艦務を見たが、昨日入院した者一名が死亡し、他の一名も危篤だとの連絡があった。

寝ている場合ではないと起き出たが、その艦務の繁忙に取紛れつつも、自家療治だけは怠らず、ただ咽喉が痛み多少熱あるくらいでなんの事もなくすんだのは幸いだった。

重症者と思われる者五、六十名を入院させたのでまず良かったと思ったが、陸上、艦内ともにますます重病者が増加した。艦内では菅大軍医が発病中なのに強いて診療に従事し、往診の医師三名が交代に来艦するが、船に不慣れのため毎日二十人なり、三十人なり病院の都合が出来しだい、入院させることにした。

患者の状況は、ある者は気温華氏九十度のマニラの地で黒服を着けみやげのような物を携え、船の出入口に来て、番兵に向かい「願います」とあたかも休暇を許されて上陸するかのようになる者がいた。多分日本へ帰着すれば家に帰ろうと思ったが、高熱に浮かされてこうなったようだ。番兵に注意されて、そうかと頭をかきつつ引込みどこともなく寝込むということもあった。

ある下士官はカミソリで自殺を図るが、頸部を傷つけただけで死ねなかった。夜八時頃頸部より血を流してさまよっているのを、巡検中の先任衛兵伍長が発見し大騒ぎとなった。

「何のためにしたか」と問えば、

「深い理由があってやった」と答えるのみ。

この当人は前にオーストラリアのシドニーで盲腸炎のために入院し、病院と艦員の特別の力で回復したが熱のためにこうなった。

また病院では重症者が多いので、熱のために暴行するもの少なからずいて、ある者は物を持って暴行し、

「階下に寝ていれば殺される、士官のいる階上に行く」と再三飛びまわった。

ある者は熱のため熱いので水風呂に飛び込み、他の制止を聞かないので、やむなく寝台にしばりつけたのもいる。その他、百八十人の患者が頭を並べ、顔色蒼黒、苦しんでうめいたり、いろいろな症状を表しているのは目も当てられない。このような者は前にも記したが、熱または病原のために変になるもの、いずれも皆その後の経過は不良で、多くは死亡した、右の両名もついに亡くなった。

ここに記載されているのは、高熱による「せん妄」で妄想と異なる。せん妄は意識障害で意識がもうろうとして周囲の状況をかん違いすることである。妄想は現実と異なる誤った確信である。感染症でせん妄のような精神症状が出るのは、高熱で身体の方もかなり悪化しているということだ。ちなみに現代医療では発熱すると治療管理をするので、それだけが原因でこのような極度のせん妄を起こすことは少ない。

十二月六日

病院で二名の死亡者を出し以後、毎日一名、二名と死亡するようになった。しかし陸上では前述のように三善機関大佐、新田機関中佐の奔走斡旋により領事等とも連絡し、葬儀は毎日午後四時施行と定め、艦長は分隊長一名、兵員一、二名を伴い日本人側と立会い式を行い、全て火葬を行うとした。

この先どうなるかと思いつつも、もはやどうしようもできなかった。

死亡者も万一には最大十七名くらいはやむを得ないと思っていたが、状況は悪化し毎日葬儀を行い、五日より二十日まで連続十六日間におよんだ。これ以上なんの手段もないかと苦心し、診療の方法等も変更してはと思ったが諸事思うに任せない。時折は西洋人の医師にも来診を求めたが、分隊長等は、

「こうなった以上はしかたがない。行き着く所までは行く様になる、心配なさるな」

と忠告してくれるくらいだった。

看護の任にあたる人としては市中のボランティア十数名で、その中天野けさ子（看護婦出身）は、看護が自己の天職だと、七歳くらいより下の子供二名を隣家に預け進んで従事し、玉田夫人は昼夜の別なく、炊事から看護万端、通訳まで従事した。

その他、関夫妻、大石夫妻、藤川等の人々もそれぞれ昼夜の当直を定めて、親身に力をつくし、病人は百八十人の多数なので手当、看護の行き届かないのはもちろんだが、感染症は猛烈で、一歩間違えば自己の生命に関するかも知れないのに、困難危険を回避するようなことなかった。（略）

一時は多数の同胞男女が、看護に従事しくれた。ことに人の最も嫌悪する遺体の処置は写真師、青山氏（日本人副会長）がこれに当り、毎日一手に担当し一つの滞りもないのは、驚嘆感謝の他ない。米陸軍の看護卒約十名も実に献身的で、病院の看護婦はフィリッピン人だが、皆親切で大感謝する所だ。

セントポール病院は宗教上の病院で、事務長のシスター以下主としてスペイン人の主導所が極めて親切に万事を引受け世話しくれた。しかしこの病院のみでは全員を収容できないため、フィリッピン政府等のゼネラルホスピタルにも、士官など約五十人を入院させた。この医師はフィリッピン人のみで、（略）病人はほとんど全治までそのまま病院に置き、直接帰艦させることにした。

十二月八日

病院における死亡者はこの日までに五人になった。この日には矢矧軍医長も、上陸診察くらいはできるので、まず入院中の病人を診察させ、特に士官を診察させた。もちろん陸上の医師に依頼しているものの、医師は他に自身の患者もある事とて思う様に行かざる点もあった。また西洋医も一、二名依頼したが、彼等の風習かそれとも感染症を恐れるのか多くはろくろく脈も取らないで、何事もなしという具合だった。

軍医長の報告によると、士官には別に心配する者なく、ただ副長が年齢だけに多少衰弱しているが、これも比較的の事で毛頭懸念すべき事ない模様。次は年順に砲術長、航海長という具合で、航海長は高熱だが、身体は確かであるとの事で、副長が急変するとは思いも寄らなかった。

（略）

十二月九日　　副長以下十四名死亡

午前十一時頃日本人会長船津氏が特に船を仕立て、副長危篤の報を持って急きょ来艦した。（略）病院へ着いたのは正午を過ぎる五分頃だった。

百八十人以上の下士卒病人の間を通ると、

「艦長、長くお世話になりました」と涙を流してうめき叫ぶ者等ある。

「そんな気の弱いことでは、しっかりしなくてはいけない」と不憫ながらも言い棄て、副長室のある階上に行くと、副長その他五、六人の士官が一か所にいるその室前に、三善機関大佐が艦長を待っていて、近寄れば耳に口を寄せ、

「今いきました」と。

遅かったと、室に入って副長の顔を見ると、まだ眼も充分に閉じないので、押さえて目を閉じさせ胸、手等に触れ見るにまだ温気あるがすでに脈搏はない。しかし顔は落ち着いて少しも動じた模様はなく、ただ多少吐血した形跡あり。

昨夜からの様子を聞くと、（略）体温が三十九度五、六分で熱に浮かされ時々、うわ言を発するが、いずれも艦内の事のみで、

「明日の事業はかくして下さい」とか、

「これはこうして下さい」とか、あえて私事を語らない。またこの病気を艦内に入らしめたことが済まないという様なことも言ったようだ。（略）

副長はこの朝八時頃より急変し注射を三回行い、一方艦長に早く通知をと船を仕立て、日本人会長が十一時頃に来艦した。副長は容態ますます悪化したが、なんとしても艦長の来るまではもたせておく必要があると、四回目の注射を行ったがついにその効果なく、医師は、

「何か言っておくことはないか」と副長に聞くと、副長は、

「何ですか」と問い返したので、医師は心苦しかったが右の意味を繰り返すと副長は、

「そうですか、それならば私の事は大阪伏見町の○○○（妻君の宅）宅という人に言えば全て判ります。海軍の事は周防の副長（妻君の兄で中佐○○○○氏）に聞いて下されば何でも分かる」

と言うのみで息を引取った。（略）

副長室に入りタンスの引き出しを開くと、子供達にいろいろの御土産物が買いそろえてあるのを見て、一週間後には御家族の手に渡すものかと、一同は涙ながらに白軍衣を持ち帰った。軍衣に着替えさせ、兵員に対してはとうていできないが、副長だけには何としてもと、日本より来ている禅宗の出

張所、南天寺に依頼して副長のひつぎを安置し通夜をすることにした。

マニラには右の禅寺と真宗の出張寺とがあり、本艦死亡者の葬儀には両寺院の僧侶に毎日読経を依頼した。この九日は死者の最も多い日で艦長（艦内では残れる分隊長が全ての監督をして、本艦からは艦長の他は、誰も通夜に出で得る者なし）は在留同胞とともに通夜をしたが、午後七時、八時となると病院より電話で、

「今一名亡くなった」

「今また二名、今また一名危篤」

と言うかと思えば、

「一名の患者が暴れて致方ないので、屈強なる看護の男二、三名を送ってください」

というような有様で、看護婦等は逃げまわったというので、通夜の人々から看護に行ってくれた。死亡者はしだいに増加し夜の午前二時、三時の頃には驚くことに合計九名におよび、この日は夜にかけて副長を加えてついに十四名の死亡者を出した。もはや人心地はしないで艦長は死者の顔を眺めて告別するのを例としたが、この十四の遺体が並べられた時には、胸が一杯となってその半数も眺めることができなかった。

しかしこの日の葬儀中に同道した一分隊長は、すでに高熱で流汗が滝のようだが、立って苦悩の状態がはた目にもひどい。一同が腰掛けを勧めたが、ついにがまんして式を終え、帰艦の後も休むことなく勤務を継続する。艦長はこれに向かい、

「無理を押して副長に次ぐ不幸を続出するような事があっては、ますます大変なる」内容を説き入院を勧めるもいつかな聴き入れないのみか、かえって、

「私が寝ましたら貴君はどうしますか、私は大丈夫です」

と怒鳴るほどで頼もしいことだった。だがついに病には勝てず一両日後に身動きもならない状況になったが、他の分隊長がしだいに起き出で多少勤務できるようになったのを見て、安心して入院すると言い出した。われわれは他の分隊長とともに、本人を背負い渡船に運び入院させた。入院後は療養に努め、幸いにして全快した。

十二月十日

（略）

艦内ではまだ一名の回復者すらなく依然として病人だらけで、ハンモック一つまだ片付けていない時期だ。桟橋に戻ると、四個の棺を頼むとの艦よりの手紙を持って日本人が来るのに行きあった。「艦内でまた死亡者を出したか」と驚き急いで帰艦すれば、艦内四名の死亡者の内一名は食卓の上で死んだと。聞けば午後三時までは生きていたのは確実だが、死亡を発見したのは午前四時過ぎで、死亡時刻不明だという。

やむを得ない状況で、日本人医師は都合があり、一名の他は来られない。軍医長も菅大軍医も完全な身ではない、入港後三日間くらいでようやく一通り診察が終り、かろうじて薬が行き渡るという状況で、ある者は発病後三日目に始めて薬を与えられ、おがんで服用したというがこれらは手当が良く行き届いた方だ。また炊事する者も依然少なく、病人等への配食も意のようにならない。したがって食事もろくろく与えられないのが一般で、しかも食事と言っても、飯に塩だけだ。

一方艦内排泄物の掃除もまだ済まざるほどで、死亡者の死亡時刻が明らかでないのも、やむを得ないことだ。こうして死亡者は九日の十四名が最高で、それからは下り坂となった。この日は病院で七名の死者を出したが、艦内では九日以後幸いに死亡者はない。

この七名の死者に関しては次のような出来事あり、混乱を極めた当時の状況一般を語るものだ。始め患者を入院させるにあたっては現在の入院患者約百八十名を一時に送院できなかった。

病院ではこの多数を一時に収容する用意はできない。また輸送力にも限界があるので、二十人、三十人と病院の都合がつきしだい送院したので、この十日にも約十名を送院した。その一人、○○機関兵曹は、注射の効果もなく桟橋で死亡した、しかし病院よりは死亡者七名との報告があり、葬儀の定刻なる四時も近づいたので、艦長は分隊長一名と下士官各二名とを伴い、まず病人を見舞うため病院に行った。道順が良いため、毎日会葬前に病院に見舞った。

寺より遺体六体で、一体不足したとの使者が来院しその捜索に騒動しているので、分隊長等をして調査に当らしめた。一方領事館にはとりあえず内地その他への電報発信を待つように電話をかけた。死亡者の報告、現状報告等は艦長の日々の仕事で、発電等は領事館に依頼し、領事館の仕事も矢矧の事のみというような有様だった。

一同が調査中に寺より○○機関兵曹の遺体がない事を通知してきたので、病人中を捜した所、○○は今なお確かに生きている事が判明した。実にこの時は、本事件勃発以来始めて思わず一同笑みを浮かべた。

この間違いを起した原因を調査すると、前記桟橋で死亡した○○機関兵曹の遺体はそのまま一応病院に運び入れたが、混乱の際なので病院の病人係が、日本人が遺体を送ってきて、誰かとその着衣を調べると、ふんどしに「△△」とあった。そこで△△が病院で死亡したものとして一同に通知し、△△は死亡者に加えられた。

百八十人以上の病人を入院させたが、何某々と、その時々整頓良く札を付ける人もなく、艦長と分隊長くらいでは全員を知る訳もなく、調査のひまもなくそばの者に質問することもできない。多くの場合著衣等の記号によって、誰かを知るような始末で、この○○の遺体もそのふんどしに「△△」と記号ある以上間違いなしと信じたのは無理もない。

世には一度死を伝えられた時は長生するというが、△△は二、三日後に死亡した。最後まで奮闘した機械部の先任下士官だが、本当に惜しいことをした。考えると艦内では重病者は排泄物も意のようにならない。そのふんどしが不潔となるため、入院前に自分で替えたか、苦し紛れに付近にあった衣袋より取出したか、他人が替えた時に間違えたかだ。いかに病苦に苦しんでも、世話してくれる者も、面倒を見てくれる者もほとんどない悲惨な境遇では、起りがちだ。

十二月十一日

この日は死亡者また十一名となった、死亡者を出し始めの頃、一名は犠牲だ、しかたないと思った。しだいに六、七名となり、瞬く間に合計二十五、三十五、四十という勢に増加し、今やいつ何名まで行くか予想すらできない状況となった、死亡の情況は、ある者は前記のように真赤な眼から落涙して「艦長、御世話になりました」と呼んで間もなくこと切れる者もあれば、「軍医長とうてい、いけません。残念だ、こんな所では死にたくない」と言いつつ目を閉じる者もいる。（略）

○○上等機関兵曹（機関兵曹長に進級）は、自分が日本を出た後に生まれた二番目の子供がもう二、三歳になるのを写真だけで見たが、

「自分はとうてい助からない」と言い周囲の人が何とかなぐさめるが、

「いや駄目だ」と、隣の寝ている同病の上等兵曹に、

「君が日本へ帰ったら、自分の妻に私の分までおまえが一人で骨折って、子供二人が孤児で仕方のない奴になったなどと、人に言われないように育てよと言ってくれ」と言いつつ絶命した。（略）

病勢ようやく下り坂となる

このようにいつになったら止められるかと思うほど、死亡者の数は増すのみだったが、十一日十一名を失った後は、下り坂となった。死亡者も日に二、三名に減じ、一方艦内でも少しつつ回復者を生じ、仕事ができる者も十名、二十名と増えた。だがこれに少し力がいる仕事を試すと、多くはまた高熱を出すので徐々に仕事をさせた。

十二月十六日

十二日以後同じ状況を繰り返し、十六日になると軍艦、秋津洲《あきつしま》が助け船として馬公《まこう》[129]（注：台湾西部の島）から来着した。この時はもはや病院も篤志と雇入の看護人をだんだんに断り（いつまでも看護を依頼することも出来ないので）兵員の中で快方した者に看護させ、艦内もようやくハンモックが片付き、艦内消毒も出来るようになった。病人はいずれも回復一方となり、心配する状況を脱した。

一方秋津洲《あきつしま》で来た立川馬公《まこう》要港部の軍医長と少軍医（注：肩書）と秋津洲《あきつしま》の軍医長は、陸上に宿泊し病院の方を受持った。矢矧軍医長も艦内が片付くとともにこれに加わり、日本医師全員と協力して診療をして、病人の中には、

「これで始めて前後より胸を見てもらい、本当に診察を受けた気がした」と喜ぶ者すらいた。

この後は死亡者も減じ、その後十名は死亡するものと見込みを付けたが、幸いにそれほどにはならなかった。二十日までの内に四、五人を失っただけだった。十六日間に四十八名を失ったもので、毎日の葬儀には真に人心地はしなかったが、ここになってやっと息をついた。

病気手当その他に斡旋尽力しくれた三善機関大佐、新田機関中佐、菅大軍医その他五、六人の便乗

129 **馬公**：現地語でマーゴン、馬公市は台湾澎湖県政府の所在地。台湾史上最も早くから漢民族による開発が行われた。

者は、両三日前の商船便で出発帰国した。その尽力は真に感謝に耐えない。
病人は死亡さえしなければ全快するかといえば、中には聴覚障害となる者が二、三名、全身不随となった者もあり、回復は遅々として意のようにならない。十二月中に帰国できる希望も水泡となり、一九一八年（大正七年）はついに暮れた。

一九一九年　大正八年

一月

一月十日頃にはいよいよ出港できる現状報告等を出したが、出港後また死亡者を出すような事があっては大変だ。艦には五十名以上の欠員（シンガポールで他艦に転勤させる等の相当の欠員があった所に、このたびの死亡者を加え）があり、十日頃までは航海にたえられない者が約五十名で、どうしようもないので、全員ほとんどが回復するまで滞泊と覚悟した。

一月二十日　マニラを出港し佐世保に向かう

この頃には働けない者は十余名となったので、いよいよ一月二十日マニラを出港し、次官よりの注意に従って佐世保に向かった。二十五日到着後に消毒を行い、一月三十日呉に帰着した、全身不随の者一名は入院させたが、しだいに快方に向かいその他は皆まず健康を回復した。
今回の災厄は艦長が上陸を許可した事と初発一、二名の病人（シンガポールで入院中の同病兵員を、見舞った者のようだ）を、ふつうの感冒と誤診して出港したことに起因し、無理な航海を継続した。責任は大きいが、いったんこのような状況になって以後は、感染を防止するのは人力では不可能で、不可抗力という他はない。病人の看護、監督を命ぜられて、服務中発病した者は、いうまでもなく公務の感染症というべき者だ。

シンガポールで最初に患者の発生した時に行った隔離は奏効した。その当時患者は続発しなかったが、後日に一時雌伏した病勢が暴発し、施すべきないまでになった。隔離を行わないか、隔離が奏効しなかったなら、シンガポール出港前に患者が続発、艦内にまん延し、善後の処置ができた。隔離が奏効しなかったよりも、好都合だったのではないかと考える。隔離の奏効が、かえってうらめしく思われる気もする。（略）

亡くなった人はその後、ポロの日本人墓地（バレンスエラ市）に埋葬されたが、現在はラジオ局の敷地になっている[130]。国内でも旧海軍 墓地で現在の長迫公園[131]に、一九二〇年（大正九年）一月十九日建立の「軍艦矢矧殉職者之碑」が残る。（図41－軍艦矢矧殉職者の碑－長迫公園）[132]

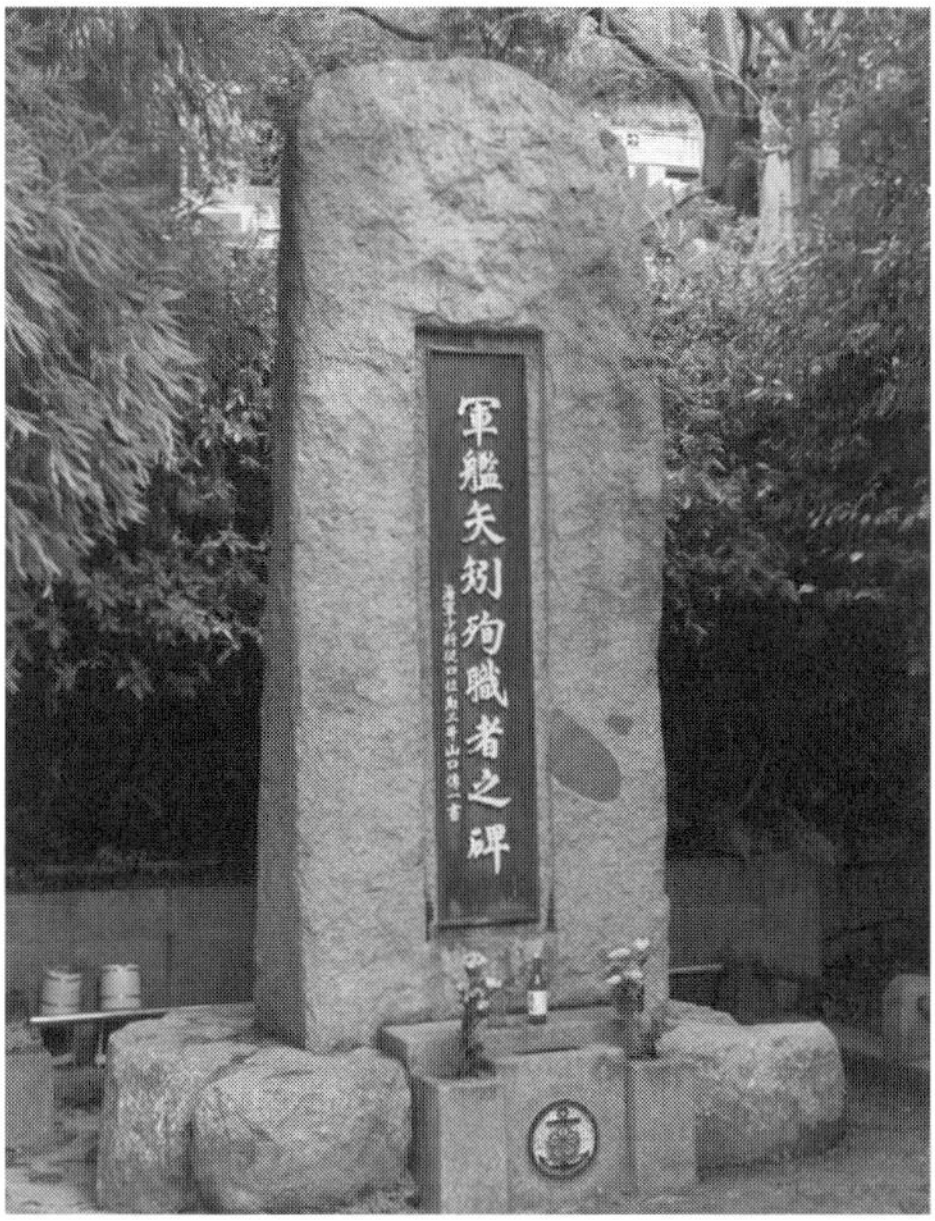

図41

130 敷地になっている：[NAVI Manila 2009.7.15: navi0310.pdf (manila-shimbun.com)]
131 長迫公園：〒七三七－〇〇三一 広島県呉市上長迫町
132 軍艦矢矧殉職者の碑－長迫公園：軍艦矢矧殉職者之碑：三十糎艦船連合呉支部 (biglobe.ne.jp)

精神障害者民間施設の記録

『実況本』二五二〜二五六頁に穂積《ほづみ》神社として載っている精神障害者民間施設である。その時に調査した水津《すいつ》信治はその後ソウルに行き、京城医学専門学校精神病学教授となった。この論文は穂積神社をさらに太平洋戦争後に調査した記録で、『実況本』とあわせて読むと立体的に浮かび上がる[133]。

静岡県龍爪山《りゅうそうざん》穂積神社[134]における「精神障害者」治療とその後（精神障害者の民間施設の記録）

木村健一　　一九七九年四月十三月受理、浦和神経サナトリウム

はじめに

静岡県清水市、静岡市で生活している人への間では今でも、変わり者、皆と同調しない者を指して、あるいは子供のケンカや酒席での冗談などで、「おまえはリュウソウへ行け」という言葉が使われるという。このようなことから静岡県静岡市にある龍爪山穂積神社は精神障害者の治療の場として永らく地域住民に定着していたことが推察される。私は地域の人々との雑談から、このことを知らされて興味を持ち、資料の収集をすると同時に龍爪山のふもと平山を訪れてみた。平山では、二人の老人から記憶するところを話してもらい、また神社、神主の家、「精神障害者」の宿泊した家、お祈りをし

133 社会精神医学第三巻一号一九八〇年三月に掲載。
134 二〇〇六年二月四日現地調査。

た場所などを見学したので報告する。

文献にみられる穂積神社での「治療」

『わが国における精神病に関する最近の施設』呉秀三著（明治四十年）のなかに、「医療上の目的でない精神病者収容所」という章があり、「精神科病院または精神病医、少なくとも医師の手にかからずに精神病者を収容しまたはこれを処置することは国家の適当な取締を必要とすべきことはもちろんで、協議すべきものだ。だが今この本はただ現代の精神病者の処置を記述する目的なのでこのようなものも記載する。

宗教施設で精神病者を収容し、または精神病者が家族開係者に連れられて参籠する者は現在なお数多くいると信じる。今各府県より答えを受けたのを左に掲げる」として、長久寺（東京）、高尾山薬王院（東京）、慈光寺（新潟）などとともに静岡県穂積神社が記載されている。

穂積神社（静岡県庵原郡西本村平山郷社）

龍爪山《りゅうそうざん》にあり、古くから龍爪町の微雨岳亀石にあった祠《ほこら》だが、慶長十二（一六〇七）年一月十七日、当時の神主瀧権兵衛（現社司の祖先）が、現在のところに移し再興した。祭神は大已貴、少彦名の二神で昔から霊験が著しいと言われ、いつ頃からか精神病者の治療を祈る者がいる。

今も間口四間（七・二ｍ）、奥行三間（五・四ｍ）の参籠堂がある。患者は一年に延べ概数、二十五、六名で皆自炊し、希望で神官が祈祷をし、近くの静かな地を散歩させ、付き添い人を付けて常に看護する。管理者は、社司の瀧藤太郎だ。

さらに『精神病者私宅監置の実況およびその統計的観察』呉秀三、樫田五郎箸（大正七年）で、明治四十四年八月水津信治が穂積神社を訪れて調杳した。治療方や患者の報告が出ている。「治療法としては毎日朝夕二回、神前に病者を伴い、祈祷するを例と」し、「釜に湯を沸かし温湯を患者の頭部から注ぐ、これを湯祈祷と称する」

視察時の患者は二十八歳の男子一名のみで、神社の収容施設に泊まり、わずかに仕事をしながら毎日沐浴をして、屋外の運動は患者の自由であったという。

「当所の精神病者の収容は大変少数で、その設備も都市に比較して、ほとんど問題にならないほどの価値だが、土地が高くて湿気が少なく、最も暑い時期でも清涼な空気が室に満ち、室の構造、採光、運動などすべての点において、ふつうの監置室に見られるような弊害がない」と結論している。

「静岡儒庵原郡誌」には次のようにある。

郷社穂積神社 西奈村平山龍爪山にあり、祭ってある神は大己貴命、少彦名命の二つで、神社の面積は千七百九十坪である。

言い伝えでは、当社の創設は年代不詳だが、ある言い伝えでは昔、山上徴雨ヶ岳亀石のところにお宮があり、慶長十二年社殿を再興したが、それ以前のことは不詳である。慶長十二年古い神宮の瀧氏の記録による、龍爪山の開初の事と題する書がある。

「龍爪山権現は慶長十二年丁未正月十七日に、始まり、この神はお城の守護神で、家康公御は高いところからこの山を見て、天狗のすみかなので一里四方に入ることのないように（中略）先年は少しの杉、ヒノキの森があるのでここに記しておく。

慶長十二年丁未三月二十日

龍爪山神主　権兵衛」

以上の記録によると、慶長十二年創建のようだが、その後いろいろな人の考えでは、この時は再興した時だと想像する。境内の杉は樹齢数百年が多い。昔は龍爪山権現といい、慶長時代から神主は、瀧権兵衛と子孫がなり、明治七年まで社務をしていた。

明治八年に穂積神社と名前を改め[135]、郷社になり高田宣和《たかたよしかず》[136]祠宮となる。龍爪山の後の峰を現在、薬師ケ岳、文珠ケ岳という、両峰相対するので薬師、文珠に比べて呼んだのだろうか。高田宣和《たかたよしかず》はいう、薬師はくずしがなまり変化し、一峰に文珠の名をつけたのだと。

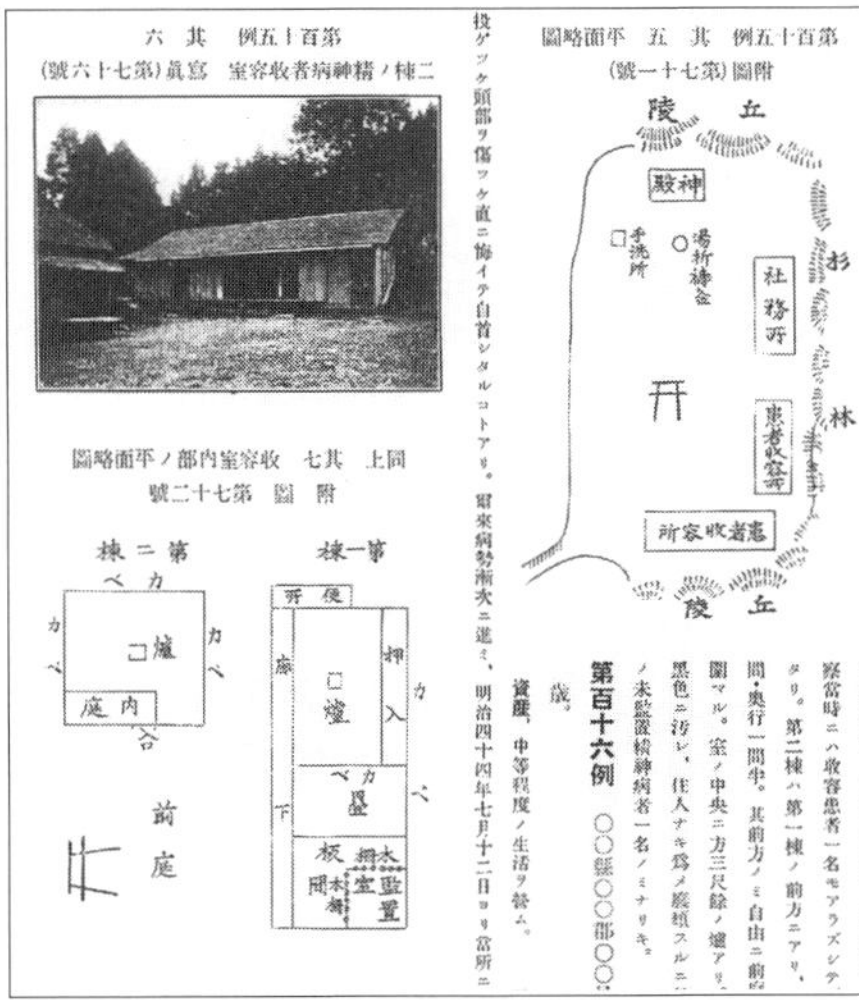

図42

当社は昔から信徒が大変多く、鉄砲祭があり、祭日当日は山中で多く発砲する。考えると鉄砲の伝来は三百年にすぎず、鉄砲祭の様な神事は慶長以後に始まった祭事だと知るべきだ。

駿国雑志には、三月十七日に龍爪山権現祭があり参詣が多く、多くの人が鉄砲を撃って試してみる、だから鉄砲祭という。（図42－実況本に載る龍爪山）[137]（注：右の神殿の前で火を燃やして湯をわかし笹の葉でおはらいをした。左「患者」の宿泊していた家）

「西奈村誌」は次のように述べている。

135 穂積神社と名前を改め：神仏分離でお寺ではなく、神社を選んだ。
136 高田宣和《たかたよしかず》：一八二二年（文政四年七月）～一八八六年（明治十九年）九月十六日、駿河《するが》（静岡県）出身、江戸から明治時の農政家。明治十一年柴田順作らと駿河東報徳社を創設し、農作物の改良、栽培などを奨励した。
137 龍爪山：『実況本』二五八、二五九頁。

（略）神社は非常に盛んで活気があった。明治二十七、八年戦争の時、参詣の信者が東西から参集し、群集の雑踏でお札を渡す場所の中などは、人ごみですき間がわずかもなく、日中でもロウソクをともして事務をするありさまで、一日のおさい銭が二百円、奉納米が五十俵以上に達したという。一、三、九月の縁日の他、毎年大みそか詣りで、十二月三十一日の午後十時頃より近郷の信者が老幼の区別なく、集団、あるいは仲間と肩を並べ、大声で話しながら歌をうたい、鈴を打鳴らし、かけ声を出し駈け上る者がいた。

皆頂上で初詣をしてから未明に帰る。そのにぎやかさは、縁日にも劣らず頂上では、つねに神宮が詰めていて祈祷をする。

精神病患者が遠近から集ってきて、多い時は七、八人、少ない時で二、三人はいた。東京の精神科病院、脳病院などで治らない患者で、興奮状態で手足を拘束するような患者も、年齢の若い者も、多くの日数を費やさないで全治した。いったん失望した者も、幸福な生活を送り、一家の団らん再び得る者が多数いるときく。神のご加護だろうか。（略）

「村と伝説」には次の記載がある。

（略）延享の頃（一七四〇年）、龍爪山の向う側、奥樽村の権兵衛という、きこりがある時、つきものがついたように狂い、「われは龍爪権現なり、願いがあるなら私に告げよ」と口走った。毎日、浜へ出ては身を清め、行を積み祈って病気をいやし、大変評判となりついには行者となった。その後、山へお宮を造り、神職となり滝紀伊と名乗るようになった。

内野氏と望月氏の「龍爪」についての話

龍爪山のふもと平山は、静岡市からバスで約一時間のところにある。急な山の斜面のみかん畑と茶畑の豊かな緑の中にある、静かで落ち着いた部落であった。以下は、私が昭和五十三年九月に平山を訪れた際、そこにながく生活している内野万策氏（明治三十九年一月二十六生）と望月吉正氏（大正元年十月二十四生）からうかがった話である。

〈望月氏の話〉

私が子供の頃、平山にある神主の家の別棟に、患者さんが住んでいたことがあった。その棟は今も残っている。はじめの頃は、神主も患者さんも龍爪山に住んでいたが、あとから平山に移った。山は寒いし食物はないしで、神主は患者さんがいない時は平山に下りて来たりしていた。平山は気持ちのよい土地で、それが治療によかったのではないか。

一番はじめの治療者は権兵衛といった。はっきりわからないが、つきものをしたようだった。それで自分は龍爪権現の使者だから、困ったことがあったら自分に言ってこいといわれた。瀧紀伊ともいう神主。キツネなどがついた。その頃、クダの家などというのもよく言われていた。クダはキツネの部類。今でいえば精神病だと思う。

昭和の初めで患者さんは三人いた。「キチガイの守《もり》」といって患者さんの世話をする人をやとって、いっしょに住まわせていた。患者さんは重い精神病の人はいない。軽いノイローゼの人だったと思う。祈祷は、拝殿の前に足を三本立てて釜をのせ、湯をブツブツと沸かし、それを笹の葉につけて人にかけるのであった。患者さんは黙って坐ってお祈りをしていた。一日一回だったと思う。

患者さんはふだん、平山の部落をブラブラと歩いていた。部落の皆はいやがっていた。乱暴はしないが、訳のわからないことを言う。色キチガイといわれた人もいて、その人ににらまれると若い人も怖かった。乱暴する人は最初から預からなかったようだが、一度神主が殴られ、医者が来たりして大さわぎをしたことがあった。

昭和十年頃まで患者さんはいたと思うが、その後は来なくなった。神主も今はいなくなり、留守番がいるだけだ。

〈内野氏の話〉

龍爪山のことは、皆に言い伝えられていた。はじめは、猟師がいて白い鹿を見て射ったら発狂してしまった。それで山にこもって、治したという伝説がある。龍爪山は日露戦争の時にはやった。弾よけができるとか、甲種合格になっても兵隊に行かなくていいようにといって、お参りする人が多かった。三月十七日は鉄砲祭。その頃に合わせて、精神病の人も多くやってきた。

病気の人のことは、となりの人が番人として行っていたので、その人から聞いたことがある。はじめは、山にキチガイ室といって二棟の患者の泊まる所があった。十人は楽に寝られる大きさだったが、ふだんは二、三人くらいいたのではないか。

格子のある部屋などはなかった。逃げないように番人もいたが家の者も一人くらいつき添った。乱暴する人はあまりいない。大正の初め頃、神主が殴られてひどい目にあった。一般的にはおとなしい人の方が多かった。しかし乱暴する人の方が良く治った。

百日以上も居る人もいたが、おとなしい人の方が興奮する人よりなかなか治らなかった。横浜の貿易商で茂木惣兵衛という人が、病気で山に来たことがあった。金持ちが来るようになって神主はカネになり棟を建てたのではないか。

龍爪では、乱暴しない人を預かった。ここらではキツネつきの人は遠州（注・現在の静岡県の西部）のハルナさん（注・人名と思われる）へ行って治した。人間につくキツネはふつうのキツネとは違う。キツネにつかれた人は、キツネを生《なま》で食う。キツネのような動作をする。人間とけだものの区別がつかない。キツネのついた人は予言する力がある。一つの霊感がある。

龍爪にくる人達には霊感がない。キツネつきは精神病ではない。キツネつきの方が龍爪の人達より変。クダがつくこともある。ここらで昔から言う。モグラとネズミのあいの子。実際に見たという人はいない。クダはお金をもってくる。裕福になった家をクダがついたという。クダよりもキツネつきの方が多い。

神主は他の病気を治すことはできなかった。精神病は当時他に治してもらうのに頼るところがなかった。しかし社会もだんだん進歩して、もう祈祷で治るはずがないと皆思っていた。神主も部落の人と同じように生活していたが、おとなしいだけの人で、この人に治してもらって治るはずがないという気持ちが、部落の人には強かった。

最後の頃にはおてるさんという、おとなしい顔のきれいな人が来て、平山の御寝所の近くに一人だけ住んでいた。ビクトリアとか口走ったりしていた。昭和十年ころまでは、焼津や静岡の人が来ていたが、その後いなくなった。近辺に精神科病院はできなかった。藤太郎さんが最後だった。次の代は瀧熊之助さん。学校の先生で神主はあまりやらなかった。藤太郎さんは昭和十五、六年に亡くなった。熊之助さんの長子は東京に出ている。神殿は倒壊して神主の家屋以外は何もない。木が倒れたのが昭和七年十月七日。戦後はお詣りする人もなくさびれた。静岡市平山は現在百十二軒、人口約五百人。

内山、望月両氏の話を聞いて興味をもったことは、

①明治から大正にわたって、近代的精神医療が導入される過程で、民間医療としての神官の祈祷がどのように民間に広まり、すたれていったかを示す一例として龍爪山があること、

②神宮による祈祷の治療対象を、部落の「キツネつき」とは別個の「精神病」と考え、部落の者の「キツネつき」は決して治療のために行かなかったこと、

③部落の人々はそれほど「治療」に好意をもっていなかったとしても「患者」との共存はできていたようで、庶民としての「患者」観察はされていたことなどである。

なお内野氏の話に出てくる茂木惣兵衛《もぎそうべい》は、資料によれば以下のような伝記の人であるが、私が調べたかぎり、精神の治療のために龍爪山に行ったという内容はみられず、この資料にある茂木惣兵衛か否か確証は得てはいない。

茂木惣兵衛《もぎそうべい》

当時の東京朝日新聞によれば、「氏は大正三年父の死去とともに、当時在学中であった第八高等学校を半途退学し、二十一歳で茂木合名の社長となり白面（色白）の一実業家として横浜に打って出た。おりからの世界大戦にはあらゆる方面に活躍し、一挙数千万の富を獲得、ついに『茂木王国』を建設して、その名を世界に響かせたが、大正九年のパニックに七十四銀行の閉店と同時に、さすがの茂木王国も一朝の夢となった。

失意のドン底に陥った氏は大正十二年秘かに渡英、更生の姿を一社会学徒として、ロンドン大学の聴講生となり、一、二の著書も発表したが昭和八年、十年ぶりに帰国、その後の活躍が期待されたが腎臓病と心臓病のため四十三歳で死亡」。

初代、茂木惣兵衛《もぎそうべい》（一八二七年十二月八日（文政十年十月二十日）～一八九四年（明治二十七年）八月二十一日）は、明治時代における横浜商人の象徴的人物で、三代目までこの名を名乗った。初代は群馬県高崎市で、質商大黒屋の茂木惣七の長男として生まれた。開港間もない横浜で、生糸商人としてトップの地位を確保する。

三代目茂木惣兵衛は、第一次世界大戦の好景気に乗じて帝国蚕糸を設立、野沢屋呉服店、野沢屋輸出店、野沢屋絹商店、茂木銀行、茂木土地部など総合商社化、茂木財閥と多角化に乗り出したが戦後不況に巻き込まれ、一九二〇年五月に茂木合名が破産、第七十四銀行などの関連企業も連鎖倒産した[138]。

138 **連鎖倒産した**：谷孫六『明治大正実話全集第五巻　財界興亡実話（哀れ茂木惣兵衛）』平凡社、一九三〇年、東京、四五九～四七一頁

精神科病院の種類・明治期のヨーロッパの精神病院の説明（『集要』にみる松沢病院5800坪の謎）

呉がヨーロッパを視察した時の精神科病院はどうなっていたのだろうか。日本は今までの体験記などでわかるように異なる発展をしていた。『集要』から抜き出して、当時のヨーロッパの精神科病院の説明を簡単にする。また呉は『集要』の中でいろいろな訳語を提唱しているが、定着しなかったものも多い。例、施療室：病棟、会楽所：集会場など。

「精神科病院は設立の目的でいろいろある。市内精神科病院。村落精神科病院の区別があると。公立精神科病院、私立精神科病院の差などがある。精神病治療院の名称があると精神病保護院の名称もある。」[139]

「精神科病院の構造

障害者はヨーロッパでは、かつては修道院や城塞、刑務所などの頑丈《がんじょう》な建物に収容されていた。その後になっても精神科病院は（ほかの病院も同様）二階、三階の頑丈《がんじょう》な建物で、廊下式 Corridorensystem といって、病室が廊下をはさんで左右に並列して、採光も換気も悪く、痴人舎 Irrenhaus、障害者塔 Narrenthurm などといい、ウィーンにある障害者の塔というのも、大きな丸い数階の建物で、周国に採光の窓があるばかりで、内部は薄暗くいごこちの悪

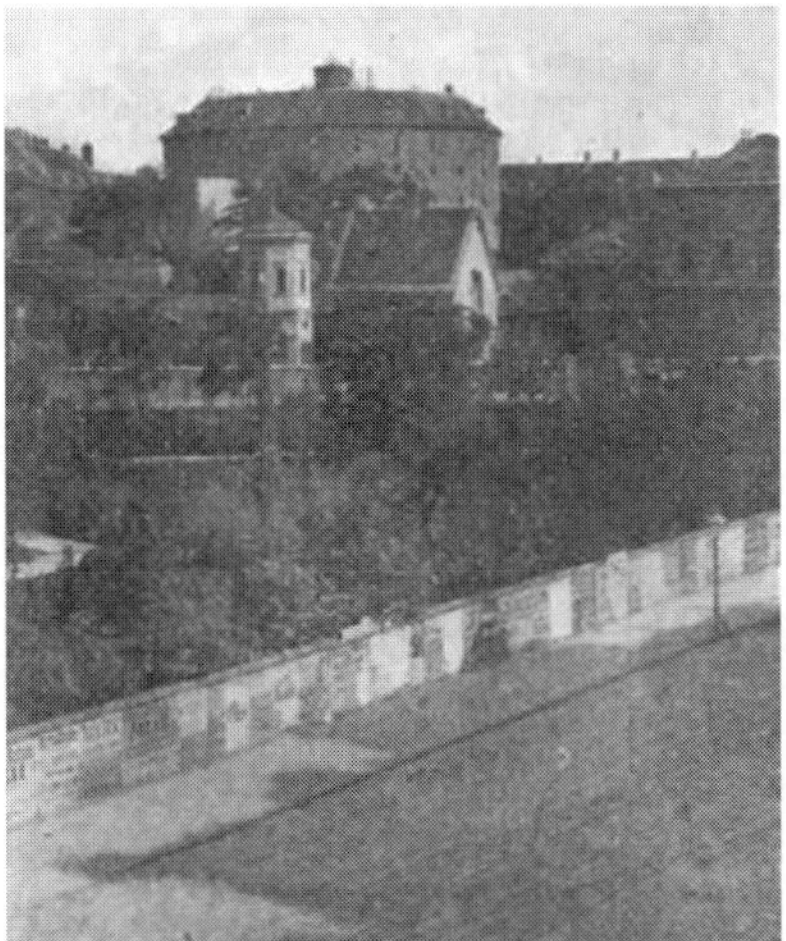

図43

139 『集要』後編九四一頁
140 『集要』後編九四七頁

いものである。」（図43－第三百二十九図ウィーンの障害者の塔）140

「イタリアの精神科病院は今もみな昔ながらの頑丈《がんじょう》だけのものである。最近数十年間で。だんだんに改革されて病状別病棟そのほかを目的として、発達に発達を加え、今は別棟式 Pavillonsystem になり、分かれた建物が庭園に取り囲んで建てられるようになり、（東京府巣鴨病院のレンガの建物もこれにならったものである）」（図44－第三百三十図巣鴨病院の別棟式病棟）141

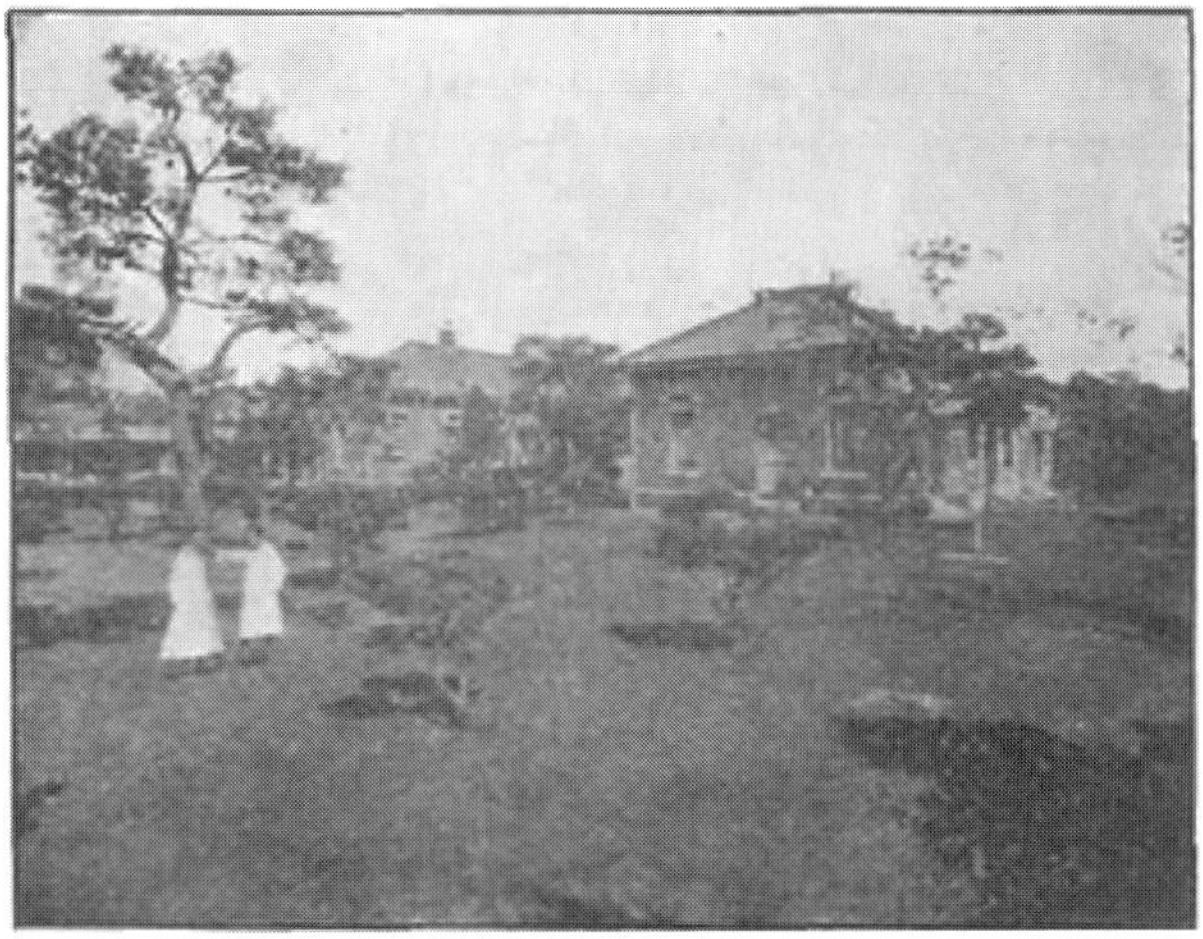

第三百三十圖　別墅式病棟（巣鴨病院）

図44

呉は巣鴨病院から移転した松沢病院（注：現在の東京都立松沢病院）に三万坪の土地を必要としたのだろうか。詳しくコロニー式病院（村落式）の説明を書いているのはこのようなシステムを日本に移植しようと意図したようだ。当時の文献をみてみると、社会が精神科病院の開放化を強く拒絶していた。

薬物療法のない時代に西洋で精神科病院を中心とした、広大な敷地全体に精神障害者を収容して隔離しようとする動きが起こった。呉が視察したアルトシェルヴィッツ精神科病院がそれで、『集要』にも病院の説明が、正味一頁載っている。アルトシェルヴィッツ精神科病院はプロシア王国のサク

141 **『集要』**後編九四八頁

セン州立の障害者の病院と施設である。治療法は、院長ペッツ氏の考えがあり概要を述べると「親愛仁愛」の心が精神病治療の根本で、何事もこれによって方針を決める。呉はヨーロッパを視察してここに一番感銘を受けたようで、別に詳細な論文も書いている。

しかし呉が松沢病院で、それを実行に移そうとしたときには、精神医学は進歩し、ヨーロッパではすでにコロニーを中心とした村落療法は、終わろうとしていた。世界は社会の中で精神障害者を受容しようとする流れになっていた。実際視察した呉自身も次のように書いている。

「入院は病人の自由を束縛するので、精神科病院は国家の力で慎重に監督しなければならない。各国はみなそうである。患者は病状によるが、なるべく行動に自由を与えるのがよい。作業するものが所用のため外出するはもちろん散歩、買物なども病状に影響を与えない限りで、院外に出すのがよい」

『集要』にはさらに細かな説明とそれぞれの病棟の機能と流れ、それに伴う図が載せられている。精神医学全体を日本にそのまま移植しようと、ヨーロッパで呉がどれだけ学び、仕事をしたかは想像を絶するものがある。それを記述しても現代ではあまり意味がないと思われるので、当時の理想とした病院の簡単な説明と見取り図だけを提示する。時は流れ現在の松沢病院には、病棟背後に広い敷地が残る。そして院長は歴代国立大学出身だったが、二〇二一年四月より水野雅文《まさふみ》（一九六一年生、慶應義塾大学医学部）となった。（図45－第三百四十二図アルトシェルヴィッツ精神科病院全体図）[142]

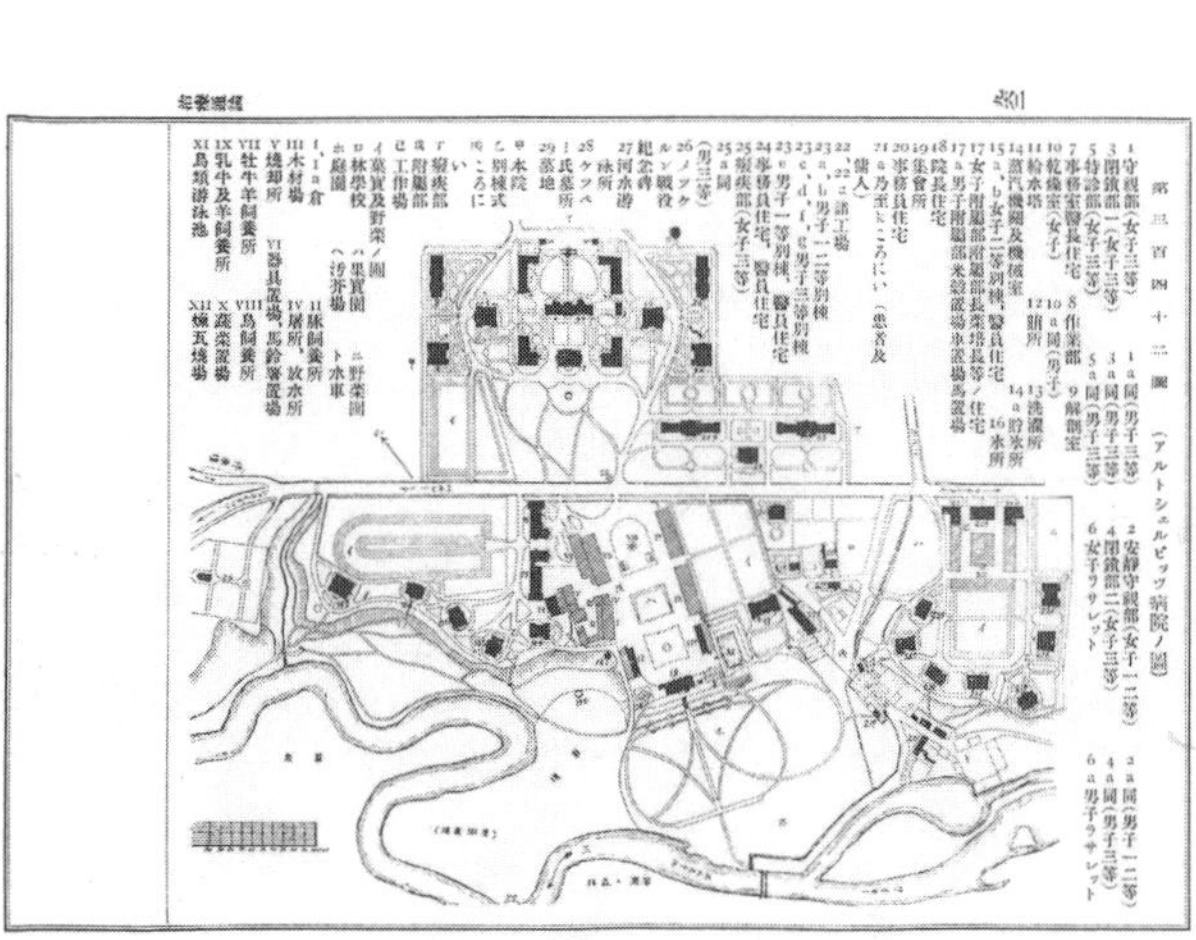

図45

142『集要』後編九六二頁

143 **ニーダーエスターライヒ州**：オーストリア北東部に位置する連邦州。州都はザンクト・ペルテン。

マウエルエリング病院

一九〇六年、三百七十万クローネの費用で、ニーダーエスターライヒ州[143]に設立され、現代式精神科病院の第一である。千人の患者が入院し、敷地は約百ヘクタール（三十万坪）である。大部分は森と野原で、森は東から西へのび、その中で病院は西に向かって建っている。（図46－第三百四十三図マウエルエーリング精神科病院全体図）[144]

エグルフィング病院

バイエルン州[145]の病院で州都ミュンヘン[146]の付近にある。一九〇一年工事が始められ、一九〇五年開院した。敷地三百九十九ヘクタール（百十九万坪）、病院の敷地は五十ヘクタール、その他は森林百五十四ヘクタール、畑、草原百八十三ヘクタール、（図47－第三百四十四図エグルフィング病院全体図）[147]

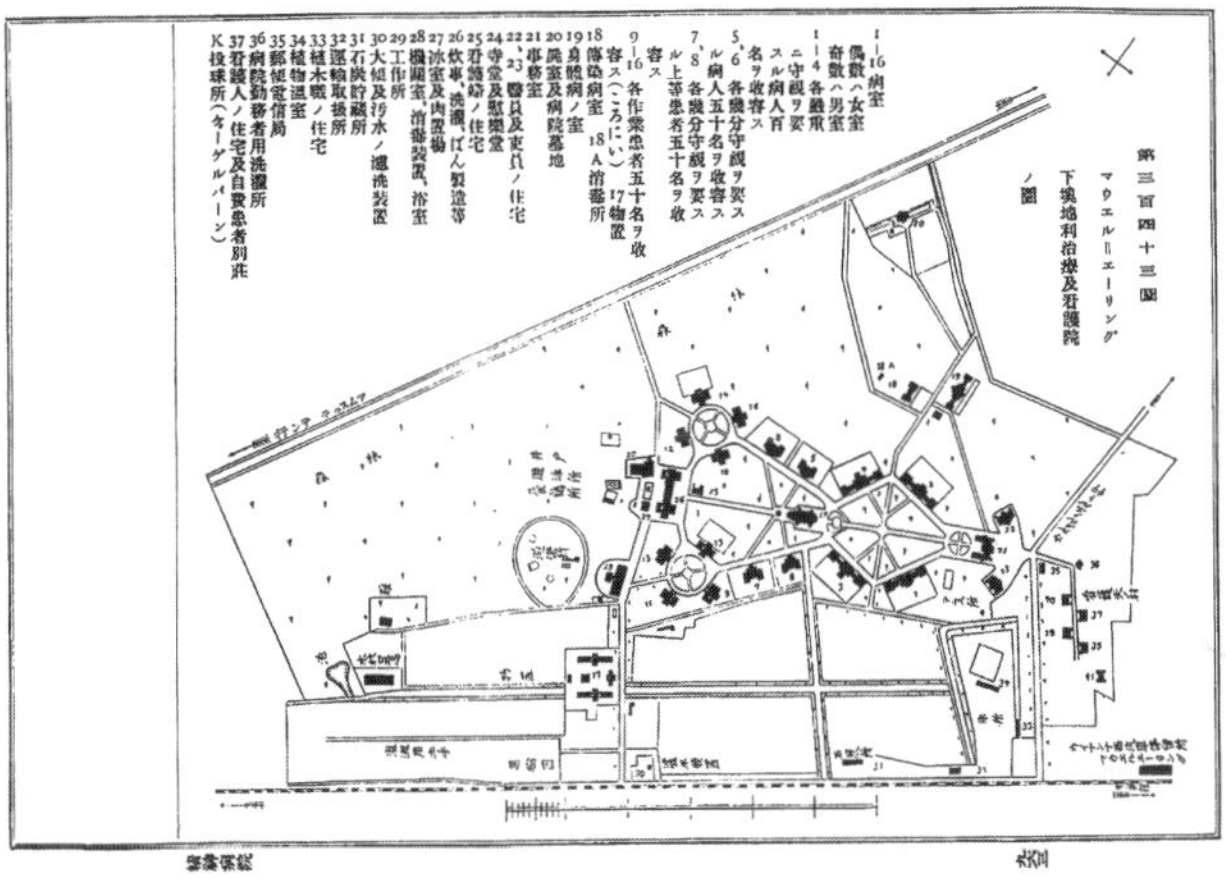

図 46

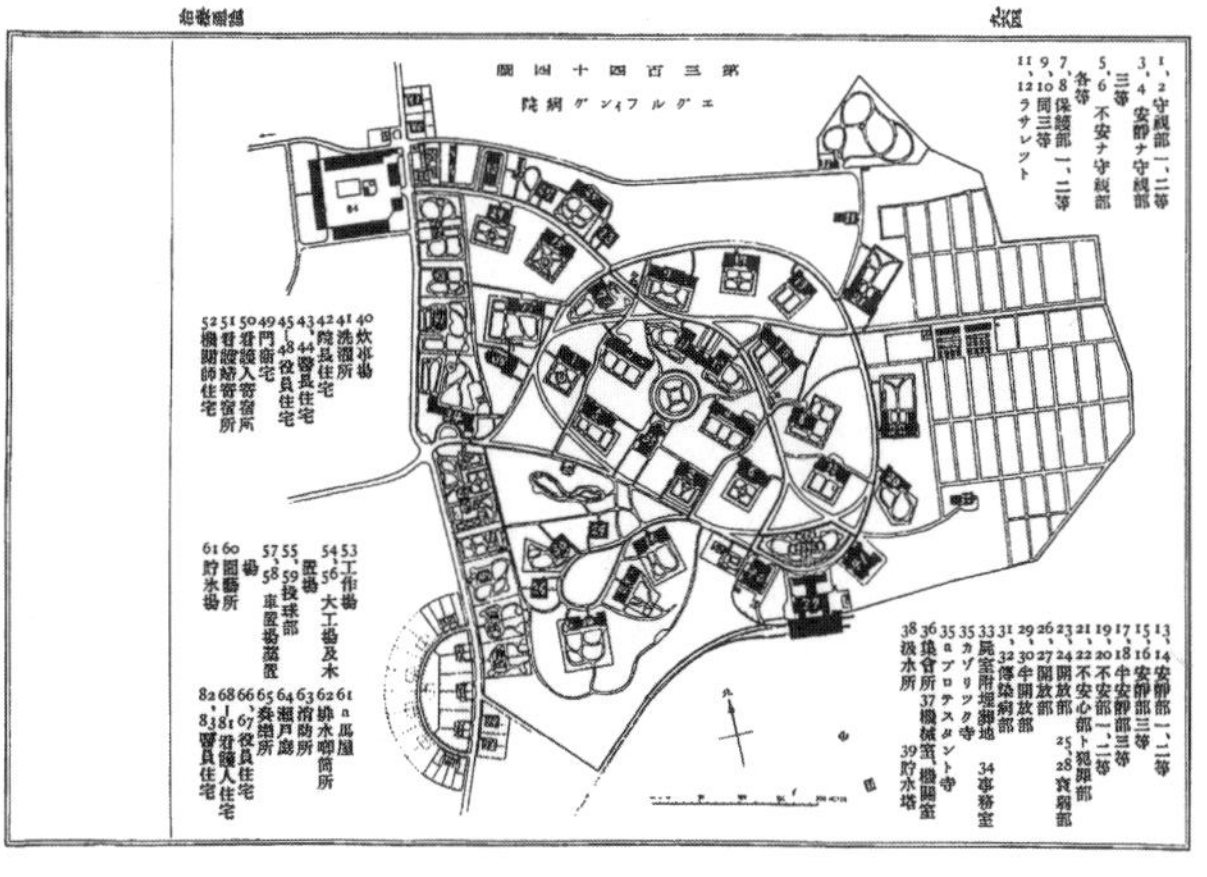

図 47

144『集要』後編九六三頁

145 バイエルン州：ドイツ連邦共和国の連邦州のひとつで、ドイツの南部に位置する。

146 ミュンヘン：ベルリン、ハンブルクに次いでドイツ三番目の都市で、人口は約百四十万人。一九七二年にオリンピック開催。

147『集要』後編九六四頁

第一回全国公立と代用精神科病院、院主院長会議の詳報（昭和初期の精神科病院協会の様子）

（精神衛生　第五号　昭和八年八月発行、日本精神衛生協会、東京、一〜二十二頁）

現在、全国の精神病床総数の八十五パーセント以上を占める、日本精神科病院協会[148]がある。だが戦前にも似たような全国組織があった。それは戦争で崩壊してしまった。これは雑誌に載った第一回の会議の議事録である。大きく違うのは、戦後の協会は病院側から盛り上がったのに対し、戦前は内務省が上から主導し役人も多数参加したということだ。

樫田技師は呉門下で、内務省に入省した樫田五郎である。予算がつき第一回目は旅費が出たという。昭和七年（一九三二年）三月二十六日に呉秀三は亡くなっているが、その意向を受けていた樫田が音頭をとったのだろう。院主は現在で言えば理事長、代用病院とは国公立病院の代わりになる設備をもつということで、なかなかなれなかった。戦前から多数の人々が真剣に隔離拘束の是非と改善を考えていた史料として、全文を掲載する。重要部分は太字（ゴシック体）にし、傍線を引いた。

昭和七年十二月五日内務省会議室に開催。まず主催者側を代表して三宅会長から

「本日は遠路の所多数御来舎を感謝致します。先般小峰博士などとともに、本会の開催に付き衛生局長にお願いした所、局長閣下では、非常な御賛成を致され種々御便宜を与えくださいました。内務当局の御好意に感謝致します。各位では、御腹蔵ない御意見をお話しください。局長閣下を議長と致

148　日本精神科病院協会：〒一〇八−八五五四　東京都港区芝浦三−十五−十四。筆者は同じ町内で生まれ在住。

したく存じます」

とのあいさつがある、満場異議なくこれに決し大島衛生局長はこれに対し

「三宅博士から内務当局に対し御丁寧なる御あいさつを、たまわりまして厚く感謝致します。その意義がある会議の議長となることを得まして光栄です」

と述べさらに

「ただ今より、すぐに議事に入ります。内務大臣の諮問事項を議題と致します」

内務大臣諮問事項

一、精神科病院の管理と構造設備に関する方策について

議長（大島衛生局長）：諮問事項の説明に付き質問はありませんか。

土屋栄吉君（岩倉）：精神科病院の構造、設備、管理に関する規則が、いまだ統一されたものがありませんが、これを作られる御意見はありませんか。

樫田技師：精神科病院の管理ならびに構造、設備は監護法に、うたわれています。府県から法制定当時照合があったが、内務省では当分定めないという回答があって、従来その規準とすべきものが定められていません。

日本医師会から昨年の大臣の精神衛生施設拡充に関する諮問の答申があったが、その中にもこれに触れた内容があるので、我々もその必要を認めています。ことに一般社会の建築様式も変わってきた今日では、これにつれて変える必要があろうというので、その御諮問が出されたものと思います。御答申に従い法規の中へ織り込む等して、何とか統一したいと思います。

軽部修伯君（東京府衛生課長）：現行法によると精神薄弱者などが、精神病者と同一病院に入ってい

るが、精神病者と精神薄弱者と精神変質者と三分した方がよいと思うが。これらのことをも考慮して答申してよろしいでしょうか。主催者にお尋ねしますが、定期的の御計画はこんど初めてですが、今後も年に一回とか隔年とか継続してやられますか。

三宅鑛一君（松沢）：かかる企書は初めてであるが、本日成功するなら年に一回くらい行って、あるいは来年京都に医学会があるからその時にやりたいと思っています。

樫田技師：広義の精神病者の施設中へ入れて答申した方が、通常と言われました事に賛成致します。従来の法規は狭義の者に限られている嫌いがありましたが、今後の精神衛生問題の時は、精神薄弱者と変質者の取扱いを得ましたのが時代に合っていると思います。

山田永俊君（岐阜）：各府県では監置未監置の区別をしているが、未監置患者に、より困る事件が往々に生ずるのであります。これのお考えがありますか。

構造については代用精神科病院指定の標準がありますが、あれは変えるように答申して、よろしゅうございますか。

樫田技師：未監置精神病者の処置は重要な問題と思います。従来の法規中では、明確なる規定のないのはいかんであります。昨年の地方長官からの答申にもその点に要望もあるので、今後何とか規定をなおしたい。代用精神科病院に示した構造標準も、今回の諮問の御答申をくみ取り改変したいと思います。

川室貫治君（高田）：全国統一した構造の規範を作りたいということであるが、各地方により事情が相違していると思うが具体的の案を作るのでありますか。私は高田脳病院の院主ですが、構造と設備が北国なので東京などとは異なります。病院の耐久力でも五尺六尺の積雪があるので特殊の構造設備を要する。我々では、特別の取扱いを願いたいと思います。

山田永俊君（岐阜）：意見のあるものは、お互いに主催者に申し出て、議長指名で五名くらいの委員を選んで答申を決定したらどうでしょうか。

土屋栄吉君（岩倉）：岐阜に賛成致します。答申は急ぐのか、うかがいたいが来年三月頃までに答申したら、どうですか。精神科病院の管理、構造、設備に関しては統一した法規を、早く作られんことを希望致します。新しい所は新しい文化設備が欲しいのにこれに反しているものもあるようです。私は当局が監置主義か治療主義かにつき迷っていましたが、治療主義であると承って安心致しました。

伊藤幾三郎君（東北）：諮問案は重大であります。私どもの現在の財政では完全に出来ない。しかし完全なる答申をしなければいけません。私は鉄筋コンクリートでなければならんし、暖房装置をしなければならないと思っていますが、私立では資力に乏しいので従来の標準にしたがっています。これは現在の財政と一致してやらねばならないと思います。この会は有意義であります。私は五、六年前から同意見を県衛生課長に述べたが、今日これが実現出来た事を喜んでおります。毎年一回ずつ開くことを継続されたい。翌年の時期までに種々研究考慮されたいと思います。

川室貫治君（高田）：私が考えるに、その問題は重要ゆえ少数の委員に付託できないので、後日文書によって答申し、主催者側でまとめられ、来年の会に発表されたいと思います。

議長（大島衛生局長）：岐阜の山田君から委員を選定し、委員会にやらせたいという事ですが、その賛成者は挙手されたい。多数と認めます。委員の数、氏名はどうしますか。

山田永俊君（岐阜）：それは議長に一任致します。

議長（大島衛生局長）：そのように致します。七名の委員とし左の人にします。

三宅鑛一君　山田永俊君　松村清吾君　森崎半治君　小峰茂之君　前田忠重君　林能昭君。

答申の期限は明年三月末日までに願います。

これで諸問事項を議了し、一同内務大臣官邸に行き、大臣招請の昼食会に参列する。山本内相は出張中であるため小池参興官が司会者となった。席上精神病行政ならびに精神衛生関係の話題がつきず、食後庭前で参列者一同記念撮影をした。本誌の口絵とした。（図48－院主院長会議口絵・参加者）

午後一時、会議室で会議再開、協議連項第一項を議題に上す。

議長（**大島衛生局長**）：これから協議事項に移ります。

一、精神科病院法と精神病者監護法に関する件

精神病者の処遇に関しては、精神科病院法ならびに精神病者監護法によるが、世態の推移に徴し実際の経験に鑑み、これが改正に関する意見を述べてください。

三宅会長まず説明の任にあたる。

三宅鑛一君（松沢）：精神病者の処置に関しては、精神科病院法と精神病者監護法によるが、世態の推移に徴し実際の経験に鑑み、これが改正に関する意見を述べてください。精神科病院法、監護法についてはくわしい説明は必要ありません。病者に対する法の立て前は無害な者は社会に放置し、危礎なものは隔離するという考えから出ていました。精神病者監護法は明治三十三年にできた時に、医学的な考察がなかった。大正五年頃から治療的なことを考えるようになり、大正八年に病院法が出来たのであります。

一部の法律家は監護法より、我々は病院法より考えているのでくいちがう。今日内務省から咨申を

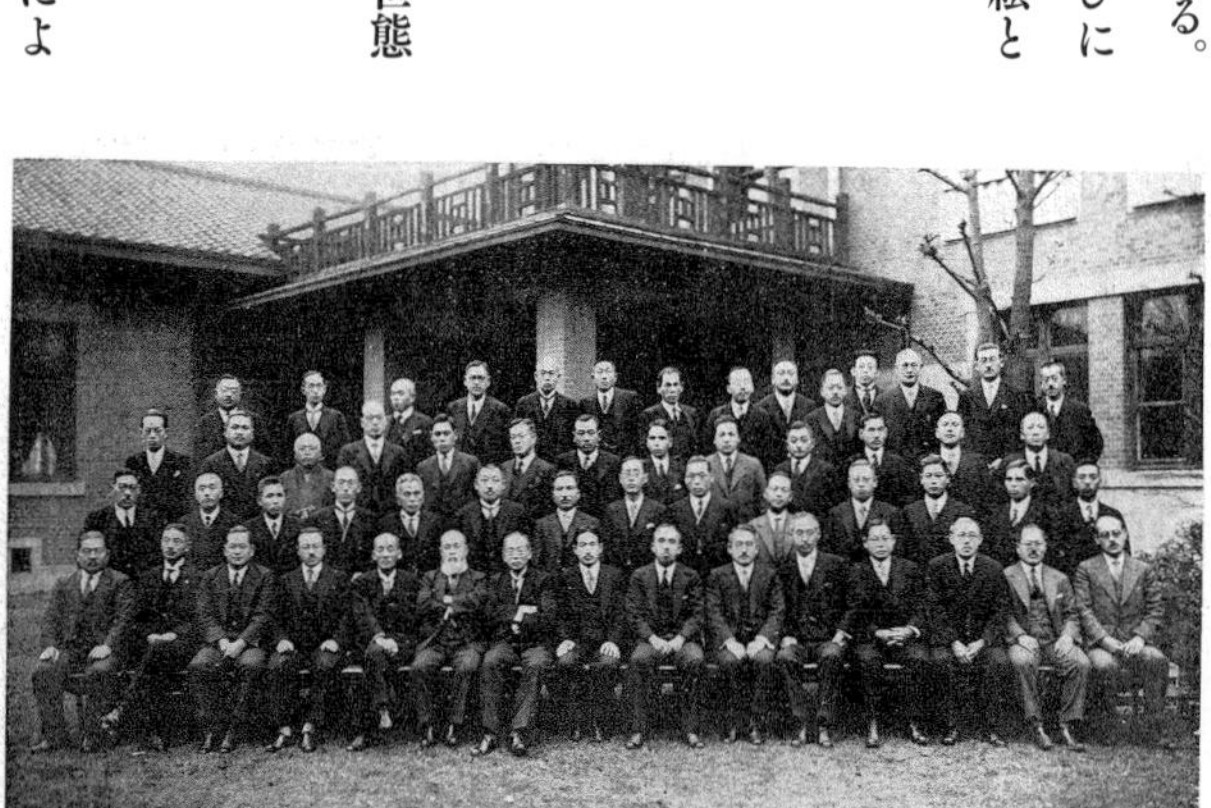

内務大臣官邸午餐會に於ける第一回公立及代用精神病院院主院長會議參列者

図 48

もとめられて来た理由であります。その事について根本から考慮されたい。

議長（大島衛生局長）：ただ今の御説明に御質問なり、御感想なりあれば懇談的に御願いしたいと思います。

二本松錠君（山形）：公立と代用を持っていない府県から他府県へ入院したときには、前者に対して国庫補助を願いたい。病院を有する府県のみが国庫補助をもらうのは、有しない府県に対して公平を欠くと思います。病院を有しなくとも入院料に対して平等に国庫補助を願います。

土屋栄吉君（岩倉）：私は精神科病院法ができたときに、内務省主催の講習に出た一人ですが、監置の意味、範囲、程度を湯沢書記官に聞いたが困っていた。近頃これについてどう考えているか。

　近畿地方では監置の意義が定まっていないので、監置の手続きが複雑で困っている。監置の文字の解釈に困っていますが、当局の御解釈はいかがですか。

樫田技師：監置の字義の疑義は、立法当時からあった。片山博士に御聞きしたが、時の法制局長官、梅博士、片山博士などが監置という文字をつくられたが、結局は監護して一定の場所に置くということであります。監護とは監禁と保護とをあわせた意味あいであるとの事でした。このようにあまり明確な意義を持っておりません。

　実際は病院全体に置くことを監置としたり、または保護室に入れたりを監置としている府県もある。精神科病院の看護人などの事から刑法上の問題を起すことがあるが、司法官は独特の考えを持っている。各分野が統一されていないのは困る。改正にあたっては法律家に考えてもらおうと思っている。

　監置を保護に改めてくれということが、地方長官から答申されている。そのさいに監置なる文字がなくなるかも知れない。今日は監護し置くという考えであります。

亀山事務官：立法当時から明快な説明がなく、不法監禁罪というのが刑法にあるのを、裁判所では監置と考えているようである。監護義務者でない者がやれば不法監禁罪になるようなのを監置という。病院内の監置は医療の範囲内でなすべきものと思います。

土屋栄吉君（岩倉）：監置を監禁の意味に解するということば、本日御配布を頂きました宮崎法学士の本にも書いてあります。樫田氏より監置がなくなるだろうということを聞いて安心致しました。法令の改正は何日頃できるかわかりませんから、それまでは各地方に対し、統一した解釈をするように徹底してください。

京都市では鍵のかかっている所は、全て監置となっている。福井県などでは一室を監置としている。

京都府病院へ入る時は京都府へ願い出でねばならない。京都では何人いても鍵をかければ監置なので、監置願いを出さなければならない。監置に関してくいちがっている。これは現在の法令の範囲内で統一できるのだから、行政でやって欲しい。

伊藤幾三郎君（東北）：岩倉病院に賛成致します。監置の取扱いが地方々々で異なっているので困ります。法律の改正あるまでは統一してください。

山田永俊君（岐阜）：精神病に関することが、地方の役人に判っていないので、技術官会議で精神病の係から御訓示を願います。地方の役人は理解が少ないのであります。補助の事に関しても知職が暗いと思います。監置法の古い知識でやっています。法令や取扱い方が徹底するよう御訓示を願います。

監置法の監は監獄の監ゆえ治療を加えない。

ゆえに二法を一にして欲しい。大演習などのときすぐに監置したがる。精神病者も病人故従来の解釈を改められたい。

亀山事務官：監置法で監というのにしたのは、保安上のことから監置の監としたということを立法者が書いて残している。岐阜県では社会課でやっているから、衛生課に連絡を取ってやられたらば、御話のことはうまく行くと思います。

土屋栄吉君（岩倉）：現在の法令について手続きを簡単にして欲しい。診断書や書面の形式がまちまちである。これは監置の意義が一定していないからだが、代用病院を私宅監置と同様に解釈しているところに原因がある。大変はんざつな診断書を要するので、これは簡単にして欲しいと思います。

（略）

一、精神病者の治療待遇に関する件

精神科病院における患者の治療と待遇は、最近における医学の進歩に伴いしだいに改善されつつあるが、さらに一層の改善、発達の必要があると認める。したがって具体的方策に関し意見を述べてください。

三宅鑛一君（松沢）：精神科病院における患者の治療と待遇は、最近における医学の進歩に伴い、しだいに改善されつつあるが、さらに具体的方策に関し意見を述べてください。病院は治療が主である。御意見があれば遠慮なく述べてください。院外保護ということや巡回看護も必要であると思います。これについても考慮したい。

土屋栄吉君（岩倉）：三宅教授の言われた院外保護につき、状況を述べたい。岩倉村は病院設立以前に、歴史的に早く患者が集っていました。監護法発布当時にこれではいけないと、病院だけが残ったわけです。家族看護をやっている所が現に数か所あって、保養所と名付けています。

院外における保護は業務上のいままでの権利として、保護し取り締まられて存続している。院外保護ができるという理解を当局で持って欲しい。精神病者を旅館に保護することを理解するばかりでなく、民家で精神病者を看護することも認められたい。公費患者といえども院外看護してもよいということを認められたい。家族看護が出来ている所は、これを保護助長するだけでなく、他の病院でも院外看護してもよいということにすれば、費用の上でも、患者に戸外作業を授ける上でもよいことゆえ、理解されたい。

川室貫治君（高田）：私は常に精神病者が外で暖かい同情で待遇されることを望んでいます。精神病者は必ず痴呆性の者と考えているようであるがこれは誤解である。

一般人に精神科病院に関する正しい理解を与えるようにしたい。精神病者という名称が悪いと思う。院内における待遇はおいおい改善されると思うが、私の病院では後援会を作って待遇改善をやっている。

小開光筒君（中宮）：私の所では院外保護の方法を取らねば、運用出来ない状況である。院外には出せないが院内でも治療出来ない病人が多い。家族看護の必要がある。これが出来れば病院の機能はおおいに発揮できる。外国でもつごうよく行っている。家族が患者と病院の周囲に暮して、病院の医員が巡回する。悪ければ病院へ入れる。これはまだ法規で認められていない。法規改正のとき何か考えていられますか。

樫田技師：慢性精神病者や軽快患者を院外へ出して看護することは当局が賛成している。法規に関してはいまだ研究しないで今後の改正に関しては考慮致しましょう。岩倉病院に聞きたい。京都府庁は家庭看護に対しては、どんな法規で臨まれているのですか。

土屋栄吉君（岩倉）：法規は何もない。古い歴史を持っているのでやっている。病院と関係なく私がただ預かっている。非監置精神病者の下宿を許しているていどである。ただ病名くらいは届け出ているので、警察は巡回に参ります。

衛生的設備は私の監督に依頼している。公費患者も公費のままで依託できるようにしたいと思います。精神病者だと何でも警察が恐れている。これは認識しなおして欲しい。

亀山事務官：中宮病院長の御質問をはっきりうかがいたい。病院の患者として外に出したいというのですか。

小関光尚君（中宮）：病院患者のまま出来れば、仮退院ということにして欲しい。もし社会に出しても危険のないものなら、正退院としたい。

亀山事務官：精神科病院法を改正して、地方長官が病院へ入れるようにすれば出来ます。現在、監置精神病者は高等係関係でやっているから警保局の方へ通じておきます。

土屋栄吉君（岩倉）：代用患者をも家族看護できるようにしたいと思う。全治して退院した者を、いつまでも警察の方は患者として取扱っている。あれは全治したという診断に依頼して、視察に行かないようにして欲しいと思います。

齋藤玉男君（松沢）：松沢病院では院外看護につき、小規模の計画をやっています。

二本松錠君（山形）：現在財政は切迫していて、節約が九分通り行われている。入院費も維持されていどに軽減することはとうぜんであるが、極端に減らされると患者の待遇が悪くなる。病院と府県とは被監督者と監督者との関係である。その間に意見の疏通を欠くと、病院の経営に困難を来すことがある。今までのように病院と府県との協定でなく、内務当局の認定をも経ることとすればよい。代用病院の指定の件は当初監督されるが、その後は監督がないようである。この点もし当局に便法でもあれば田舎の病院として幸であります。

樫田技師：とくと考慮したい。

山田示俊君（岐阜）：監置だけの意味になら安くてもよいが、病院へ病人を委託するなら安くてはやれない。病院の入院料を内務省で調べているが、府県に理解させて欲しいと思います。

山本允義君（中山）：神社仏閣に収容している患者も院外治療と認めているのか。認めているならば、病勢の程度を区別されているか。

樫田技師：常識上から言えば病院外の治療なので、院外治療と思う。法的根拠はない。

三宅鑛一君（松沢）：神社仏閣では、医者の治療をやっているのですか。

山本允義君（中山）：加持祈祷《かじきとう》でやっています。

三宅鑛一君（松沢）：それで院外治療ではありません。

山本允義君（中山）：院外治療はいったん病院に入ったものだけに限るのなら、初めから医師の治療を受けないものの取り締まりはいかがするのですか。

亀山事務官：収容機関から見ると神社仏閣は入るが、治療機関の中へは入りません。これの監督は不法監禁にならないよう、つまり医療を妨げないよう取り締まっています。

山本允義君（中山）：神社仏閣に信仰の下に集っている患者の治療とやっているものに対して、監護法をいかに適用するか。単に警察上の取り締まりをなすのですか。病院に似た設備あり、重病人あり、死亡人あり、これが精神衛生上からの取り締まりの方針はいかがですか。

亀山事務官：神社仏閣で医療を加えていれば、無免許医業である。加持祈祷《かじきとう》のみなら、監護法の適用はありません。収容設備を有するものには、適当な取り締まりをする必要があると思いますが、現在はこれに解散を命ずるわけには行きません。

細見新治君（湊川）：家族看護に関して意見があったが、病院に入院の必要なしとすれば仮退院させて、実際上家庭に巡回することも必要である。欧米諸国の状況につき、三宅先生に聞きたい。

三宅鑛一君（松沢）：経済問題から早目に出した方がよいという説もある。学問上から早く出した方がよいという説もある。他に預ける方がよいという説が出て、看護人に預けた方がよいという事になっ

ている。（略）

保安よりも治療という議論が今日、行われました。看護人の待遇改善や治療改善等は、おおいに参考になると思います。役所も皆様も学者もおおいに考えて欲しいと思います。ハンセン氏病、結核、精神病は三大重要問題です。諸君が十分な御活動をすることを願います。

終わって午後六時から上野公園常盤華壇で、懇親会が開かれ散会した。

答申

〔乙〕病院の構造設備

精神科病院は障害者を入院治療と同時に保護するところなので、構造設備は特殊の施設が必要である。理想的には、急性患者が入院する治療病棟、慢性病者が入院する保護病棟、触法精神科病院、発達遅滞病院、小児精神障害者の治療保護院、アルコールとその他中毒者の療養院、てんかん病院などに分類して考える必要がある。

一、位置と敷地の理想

急性精神科病院は市内に、慢性精神科病院その他の療養所は郊外の静かな場所だが、交通の便のよい所を選ぶ。良い水が豊富で、敷地が広大なことはもちろんだ。そうでないと後で大変後悔する。

二、建築

風土、気候、経済などから見て同じようにはいかないが、日本はたいてい木造建築だが耐火式を理想とするべきだ。病室を分棟式にすると

①ふつう病棟

②開放病棟

③保護病棟
④要観察病棟（新入院、不穏、自傷、暴行、自殺の恐れがある患者が入院するところ）
⑤合併病棟等（時に「サンルーム」を設ける必要がある）
⑥伝染病々棟（もし同じ病棟内なら以上の病区にわけ、感染防止の施設を考える）

他に事務室、医局、薬局、診察室治療室、作業室、娯楽室などを造るのはとうぜんだ。作業療法では屋内作業、屋外作業の設備を別にする。

病棟の建築は相当頑丈《がんじょう》なだが、閉鎖式構造でも不快感を起こすことを避け、ふつう病院の外観のようにする。病棟の入口、窓、非常口などのドアは頑丈《がんじょう》な鉄製か木製が必要だが、これもまた外見上悪い印象を起させないような注意がいる。

各病室は光が入り風通しを良くするが、患者の観察で事故が起きないようにする。木骨鉄網コンクリート建築は、その点で優れる。廊下はリノリウム、ズックを敷き、できるだけ音の発生を防止し、また響かせないように壁などは、防音設備を行い患者の安静安眠を得させ、興奮の発生を防ぐように心がける。

角ばった柱は患者がよくぶつかってケガをするので、なるべく角を取るようにする。保護病棟はふつう病室と区割りし、十分頑丈《がんじょう》な材料で天井を高くし照明換気を特に良くし、あわせて防臭の装置をする。暖房設備は中央暖房を理想とするが、病室の中央に頑丈《がんじょう》な厚い枠付けした炉《ろ》を切るか、三尺四方ほどの大型火鉢《ひばち》の上に金網枠を付け、開閉はそのたびごとにカギを使うのも一つの方法だ。

防火には、十分注意し、大きい病棟では、てきとうなところに防火壁を設置し、屋内屋外ともに消化栓、消火器を設け非常口を作り、全職員に時々非常時訓練を行う。トイレは精神科病院では事故の最も多い所なので目のいきとどくところにし、窓には金網を張り、床とその周囲の壁には、タイルを張り美観、逃走防止と消毒清潔の目的にもかなうように心がけ、内務省予防課式トイレは、いろいろの点でよい。

調査者の記録と現地調査（『実況本』調査記録）

『実況本』の調査は、大学の医局を挙げて行われた。調査した医局員の記録が二つ残っている。一つがこのエッセイ「精神病側面史（十七）」[149]で、調査の三十年後に書いた回顧談である。調査費用や視察先での具体的なやり取りの他に、交通機関の乏しいところを歩いたので民俗学、社会学的な資料としても貴重である。

著した氏家信《うじいえまこと》[150]は、斎藤茂吉ほど有名ではないが、歌人でもあった。主に長野県の私宅監置室調査をし、後にその体験を書いているのがこの文章である。随筆なので読むと物見遊山の楽しい旅行に思えるが、そうではなかった。筆者は検証するために、二回に分け二〇一五年九月に[151]紀行文通りに歩いてみた。一言で言えば、大変な調査旅行だとわかった。

1、確かに川中島古戦場跡や、上杉謙信の妻女山麓の史跡も見ていた。氏家が使った旅館の浅間温泉「富貴の湯」（注：現「浅間の湯」）に筆者も泊まってみた。だが決して遊んだのではない。江戸時代、旅人は一日に四十キロくらい歩いた。人力車や馬車などを使ったにしても、彼は一日三十キロ以上歩いた大変な調査旅行で、筆者は氏家の一日分を歩ききれず、日を分けた。

2、扇風機もない時代の夏休み、暑くてとても西には行けなかったと考えられる。九月の快晴の日に油断して水を持たず歩いた。筆者は、監置室を結ぶ自販機もない田舎道で、渇きに苦しんだ。そのため当時の調査が東日本や高原が多いとわかった。

3、監置室設置は、警察への届け出が必須だった。調査方法はまず役所か警察に行って監置届の書類を調べ、書き写した。写真屋を雇い、それから監置室宅に行くので、氏家は直線移動の筆者より、ジ

149 **精神病側面史（十七）**：『精神と科学』第十七巻八号（一九四二年）十三〜十八頁

150 **氏家信《うじいえまこと》**：一八八二年三月三十一日〜一九四九年三月二十三日、後に音羽療養所院長、東京医科大学教授。

151 **九月に**：二〇一五年九月二十一日と九月二十七日〜二十九日。

グザグに長距離を歩いただろう。氏家の随筆にも、群馬県と山梨県を調査した齋藤玉男の回顧談[152]にも、そのように明記してある。

そのため監置室の見取り図と構造が詳しいのだが、当時は県によって様式が異なるため、そこから『実況本』の中の伏せ字の県名がわかった。また大学を出ると「学士様」というような当時の雰囲気がよくわかる。博士号を取ると、墓石にそれを刻む時代だった。写真も大きな三脚ごと担いで運ぶ時代で珍しく、患者がみな衣服を整えて、カメラ目線である。

4、記録には悲惨な例も多いのだが、よく読むとそれだけではない。氏家は実況本の第一例[153]図49上を優良例として掲げているが、室内の客間に作り大変感心している。左に床の間がきれいに写り、その下の写真は対照の不良例である。（図49－優良例と不良例図）この頃山間部はお蚕で景気が良く、裕福だった。氏家の紀行文にもその様子が書かれている。

本文を読み込み分析し、当時の史料を複数参考にしないと、とんでもない誤解を招く。末尾にある「近県という条件」という一文でも、これが全国調査ではないことがわかる。

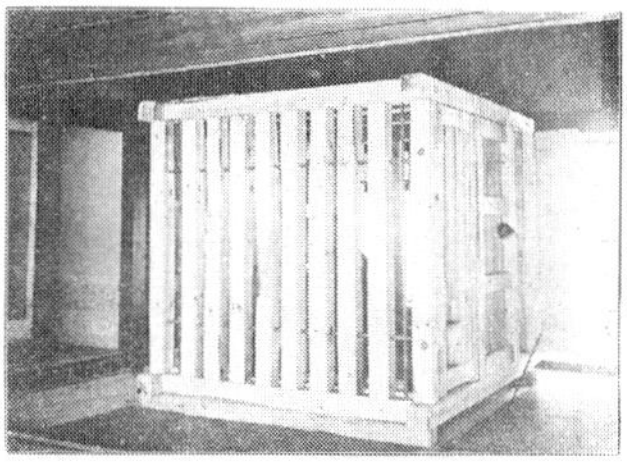

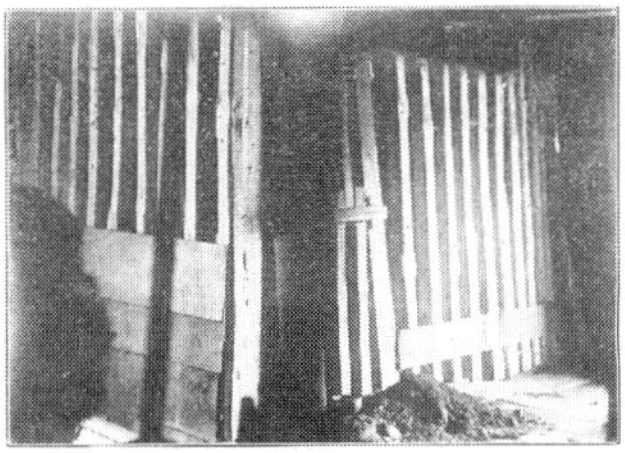

図49

精神病側面史（十七）（『実況本』調査記録一）

「精神病側面史（十七）」

一

暑いときには堅苦しくない話がよい。この二、三か月その考えで書いて見ようと思う。

明治四十四年、かなり古い話になるが、その年の九月の初め、私は精神病学教室から精神病者私宅

152 回顧談：齋藤玉男：八十八年をかえりみて－齋藤玉男先生回顧談・大和病院、神奈川県、一九七三年

153 第一例：『実況本』三十六、三十七頁

監置の状況視察を命じられて、長野県の旅に出た[154]。その頃文学青年であった私は、藤村の詩

小諸なる古城のほとり
雲白く遊ぶ（注：原文は「遊子」、旅行する人）かなしむ
緑なすはこべは萌えず
若草もしくによしなし
くろがね（注：原文は「しろがね」白銀の意味。くろがねは鉄を指すので意味があわない）のふすま（注：衾《ふすま》は夜具、掛け布団）の岡べ
陽にとけて淡雲ながる

を読んで以来、一度信濃路を歩いてみたいと考えていた。幸いにも明治四十三年より精神病学教室において呉教授は助手および副手に命じて、東京を中心として、その近県の精神病者の私宅監置の状況を視察させた。暑中休暇を利用し、教室費の残ったものを三十円から四十円、各人もらって出かけたのである。その年度によって額には差違があった。

いくら物価が安い時でも三、四十円の旅行は困難なので、あとは自分らの懐中から補充し、いわば視察かたがたの旅行（注：視察者が旅費の不足分を補った）であった。この視察旅行は大正五年まで続いた。そのなか、大正四年だけは、どうした理由か中止されている。

その報告書を呉教授は樫田五郎学士にまとめさせて、大正六年、『東京医学会雑誌』第三十二巻第十号より第十三号にわたって連載した。別刷は、内務省衛生局より『精神病者私宅監置の実況』として刊行されている。これら呉教授の業績を見るたびに、「偉なるかな、呉教授」の感が深いのである。富士の秀峰は[155]やはり遠くより眺めるべきものである。

明治四十三年度には石川貞吉博士が東京府に、齋藤玉男学士が群馬県に、橋健行学士が神奈川県に、

154 **一九一一年**（明治四十四年）の九月五日に東京を出発し、長野吉田村の第八十二例から馬車と徒歩で松代（第二十、二十一例）へ移動、（妻女山の山すそ第一、二例）を巡り、上田近郊（第二十二例）を経て、長野に戻った。その後上松（（第二十三例）に至っている。視察記の行路から第八十三、八十四例も長野市か松本市に限定。

155 **富士山の秀峰は**：亡くなって改めて呉秀三の偉大さに気づく。

杉江薫学士が広島県に出張している。

明治四十四年には齋藤　玉男学士は山梨県に、水津信治学士は静岡県に、木村男也博士（当時学士）は埼玉県に、私が長野県に出張した。

同四十五年には黒沢良臣学士が福島県に、杉江学士が岐阜県に出張した。

大正二年には杉江学士が茨城県に、中村隆治学士が千葉県に出張した。

大正三年には下田光造学士が青森県に、樫田五郎学士が富山県に出張した。

大正五年には谷口本事学士が三重県に出張して終わっている。

以上十五人で、三百六十四室を観察している。杉江学士の茨城県における八十一室が最も多く、谷口学士の三重県の四十四室、樫田学士の富山県の三十一室が多い方である。他は十室、十五、六室より二十七、八室の観察である。

私宅監置室のみでなく、方々の神社仏閣や、温泉瀧などで、精神病者を収容しているところもついでに視察している。東京府下の高尾山琵琶の瀧は石川博士の報告があり、千葉県中山の正中山法華経寺と原木山妙行寺の記は大正六年三宅鑛一博士の視察報告がある。静岡県下穂積神社は、水津学士の報告のなかにあり、富山県下の大岩山日石寺には樫田学士が視察におもむいており、宮城県の定義温泉は下田学士が視察をしている。　その他にも齋藤学士は山梨県の某寺の収容所を視察したりしたのである。

二

明治四十四年（一九一一年）の九月五日に東京を発って、長野県に行った。その数日前、医科大学の事務室に出頭して、鈴木忠行[156]氏より旅費、金四十円也を受け取った。その時に、

156 **鈴木忠行**：「大正十一年叙勲、六月二十二日　東京帝国大学事務官鈴木忠行叙勲ノ件」という文書が残る。彼はある期間、東京大学の事務方として、この私宅監置室調査を陰で支えた。

「助手は判任官[157]だからね、四十円というと約一か月くらい旅行する費用になっていますがね、学士様がケチケチして歩くわけにも行くまいし、旅行日程は私の方で作っておくから、歩けるだけ歩いて来るさ」

と笑っておられた。それで行く時も、帰った時も、報告しなくてよいということであった。

五日の夜行で長野に行った。碓氷[158]のトンネルがいまだ電化されていない時代なので、時間もかなりかかった。

長野では税務署に勤めている同郷の友人の宅にわらじ—でなくてくつを脱いだ。どこか宿屋を探してもらおうと思ったが、自分の家に泊まれというのでやっかいになることにした。視察は明日からのこととして、まず善光寺に参詣し、戒壇[159]回りなどをした。長野市も今のように立派でなく、昔の宿駅の有様であった。刈萱堂[160]など、今より宿駅にふさわしかった。

次の日警察署に出頭して、来訪の理由を述べると、係の警部さんが、「あ、大学の方から書面が来ています。いちいち御案内ができませんから、その地の警察署に行ってお頼みください。私の方から書面は出してありますから」ということで、視察簿をめくり、巡査を一人付けてくれた。長野は暑いところで、炎天の野道をテクテク歩いて、吉田村[161]やその他の私宅監置の有様を見て回った。

付近の見取図、家屋と監置室の見取図をとり、患者の住所、氏名、生年月日、監護義務者、資産および生活程度、監置の日時、監置の理由、監置の場所、監置室、家人の待遇、病状、医薬、警察官の視察等をなるべく詳細に記載して、一軒一軒立ち回った。必要に応じては写真屋を頼んで写真を撮ったりした。この写真をなるべく多く撮りたかったが、写真術など今のように普及せず、写真機械も持たなければ、もちろん撮ることもできなかったのである。教室でも写真の撮れる人は中村譲学士一人くらいのものであったろう。はなはだ原始的な時代であり、今日考えてみると不思議な次第であった。

157 **判任官**：明治憲法下の高等官の下に位置づけられる官吏。

158 **碓氷**：碓氷峠は難所であり、氏家のこの視察の翌年一九一二年（明治四十五年）、日本で最初の路線の電化がなされた。

159 **戒壇**：本尊瑠璃壇床下の真っ暗な回廊を巡り中程の「極楽の錠前」に触れること。

160 **刈萱堂**：刈萱堂往生寺。現住所は長野県長野市往生地一三三四。

161 **吉田村**：『精神病者私宅監置の実況』の第八十二例にあたる。吉田村は一九一二年（大正三年）四月一日、町制施行し、吉田町、現長野市。

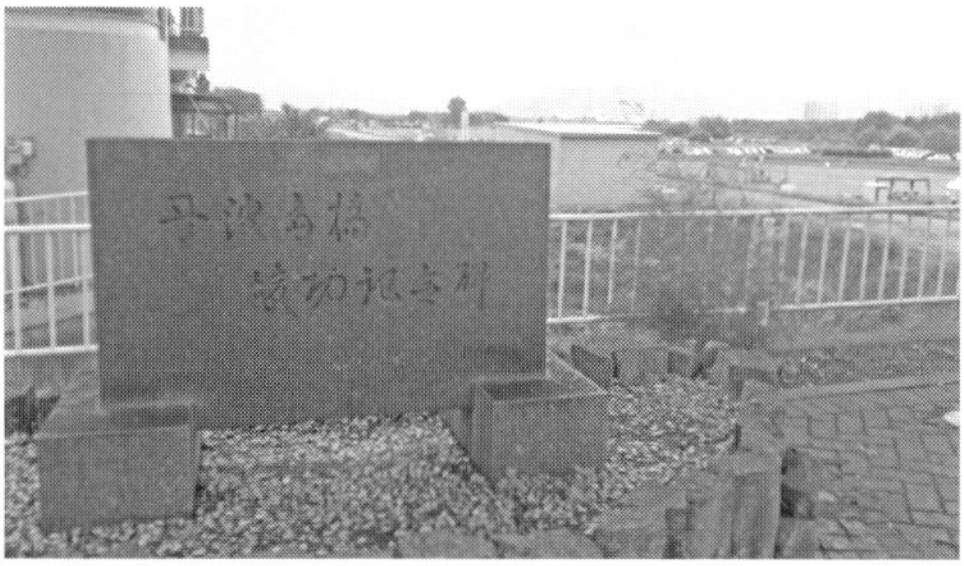

図50

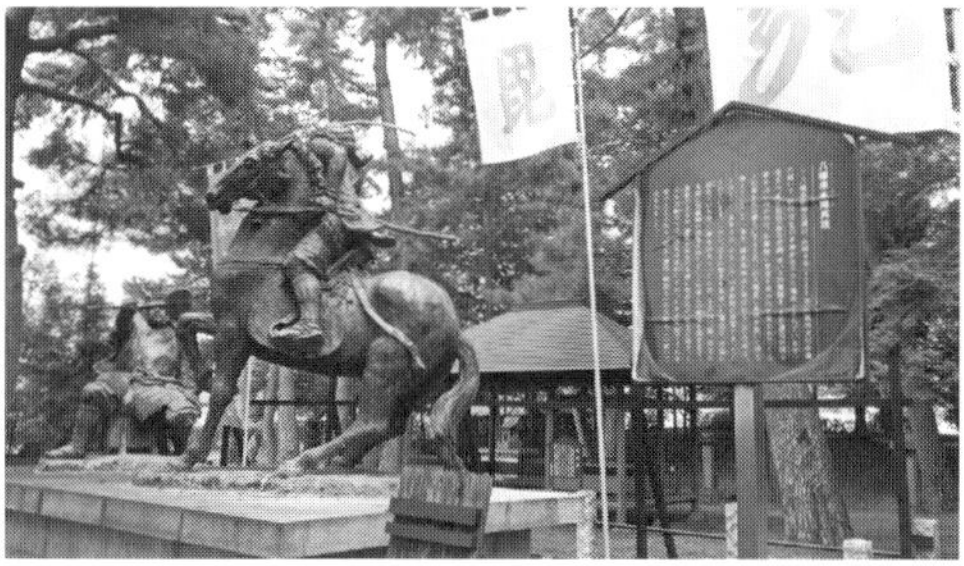

図51

長野付近の視察を一日にして終わり、翌日丹波島橋[162]**の長い本橋を渡り、ガタ馬車**（注：鉄輪を付けた乗合馬車）**に乗って川中島を通り過ぎて松代に向かった。**（図50－付け替えた丹波島橋の記念碑）**千曲川が出水して橋が落ちたので、舟で渡り、また馬車に乗り継ぐのであるが、乗客が多いので乗れない。馬車屋と口論したがどうにもならないので、これ幸いと川中島を歩いた。謙信が信玄の陣営に斬り込み、長蛇を逸した**[163]**八幡原を見、阿弥陀堂の勘介**（注：武田の軍師とされる山本勘助）**の墓に詣で、松代の町に入った。」**（図51－信玄と謙信の一騎打ち伝説の八幡原）

川中島は長野盆地の西南で、千曲川や犀川は、氾濫して洪水を起こす川であった。実地調査してわかったことがあるので触れる。氏家は武田信玄と上杉謙信の川中島の戦いに興味をもっていた。調査経路は古戦場跡、現在の八幡原史跡公園[164]の横を通り、武田信玄がこもった海津城（注：現松代城）から、上杉軍が陣を張った妻女山のふもとも歩いている。そして、歩きながら「島」多数を見た。「千曲川流域の島状地形（略）現集落は（略）中洲状の微高地（自然堤防）に立地している。」[165]

162 **丹波島橋**：長野市の犀川に架かる、現国道一一七号（国道一八号旧道）の橋梁。橋の下で裾花川が犀川に注いでいる。

163 **長蛇を逸した**：大きな獲物を逃したという意味。頼山陽の「川中島の合戦」を題材にした漢詩を踏まえている。「鞭声粛粛　夜河を過る　暁に見る千兵の　大牙を擁するを　遺恨なり十年　一剣を磨き　流星光底長蛇を逸す」。

164 **八幡原史跡公園**：長野県長野市小島田町一三八四－一

165 **立地している**：長野市立博物館「博物館だより第五十四号」二〇〇二年一月二十日、四頁［54.pdf (city.nagano.nagano.jp)］

洪水を繰り返す河川の下流部に島状地形は発達する。地図上から探ると、川中島駅周辺は中島、東に丹波島、青木島、綱島、真島。その南に北島、小島、さらに大豆島、屋島。東岸に牧島、牛島、万年島、福島、相の島、山王島と続く。調査道も山の際の高台で、長野電鉄屋代線廃線跡だった。

要するに戦国時代の川中島の戦いは、八幡原という広大な平地で行われたイメージがあるが、当時は川がいくつも分かれた沼地のような所だった。だから何回にらみあっても、なかなか全軍激突とならずに決着がつかなかった。海津城と妻女山は、距離が想像以上に近い。このことから有名な『甲陽軍鑑』にあるキツツキ戦法も作り事と思える。本陣の背後に忍び寄られるほど謙信は間抜けではないし、近くから見てみると、驚いて山を下れば前は川で、上杉軍は全滅してしまう。（図52－現地看板）

千曲川の長野盆地からの出口は一本で、北東の狭い渓谷を抜け、信濃川と名前を変え新潟に出る。ここもバスで通った事があるが、狭くて大洪水を起こすわけである。

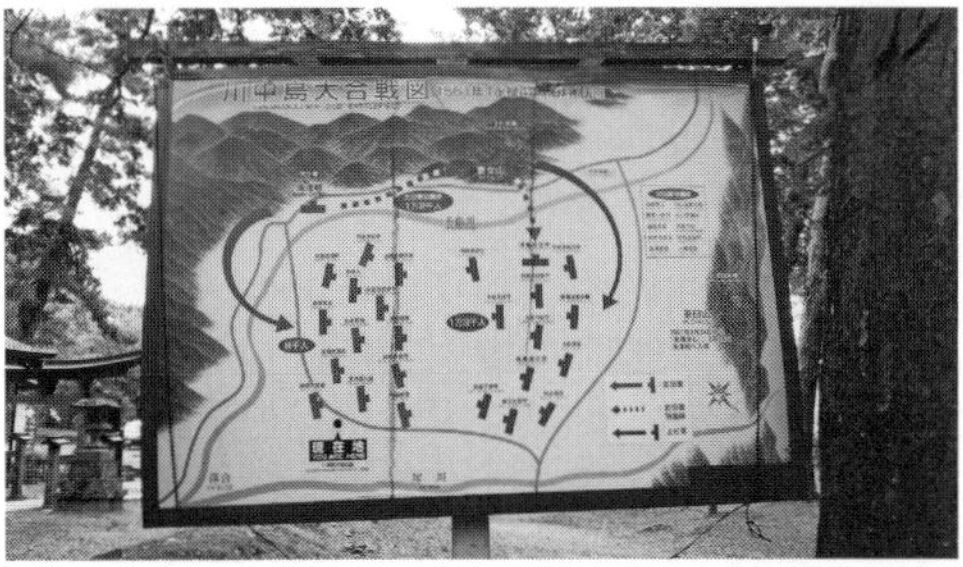

図52

三

松代の町で数件視察した[166]ところ、屋代（注：現長野県千曲市、屋代駅がある）から巡査君が迎えに来ていた。今と違ってその頃われわれ学校出のホヤホヤ[167]だが、大学からの視察のありがたさだとつくづく思った。だが人力車が一台もないということである。松代の劇場に役者が乗り込み、町回りをするので、何台もない車が全部買い上げられたという話だった。象山生誕の地[168]を見物し、千曲に沿って巡査君と歩いた。妻女山の山ろくを回り、雨宮の渡

166 **数件視察した**：第二十、二十一例。第二十例では「山中を徘徊する」ため監置したとあるが、太平洋戦争末期に松代大本営洞窟を掘ったほど山が深いので、監置は本人保護の意味。

167 **学校出のホヤホヤ**：氏家が二十九～三十歳の時の視察だった。

168 **象山生誕の地**：佐久間象山。江戸時代後期の松代藩士、兵学者、思想家。現在も象山宅跡がある。

しを通り川中島戦争の懐古にふけりながら、屋代に出で上田の町に行って泊まった。

その頃の長野県下は大体宿屋が一泊金八十銭也で、五十銭の茶代を出すと手ぬぐいと絵ハガキなどをくれた時代である。

上田では塩尻村[169]に視察場所が多く、その所を見て、昼食を食べると人力車の車屋に話したら、料理屋に引き込まれて閉口した。よくその頃は親子煮といって鳥を卵で煮たものを食わされた。絵ハガキを買おうとしたが、上田町では売っていなかった。数年後再び上田の国分寺[170]を見に行き、長野に出たが、町も近代的になり絵ハガキもあり、そのため宿賃も高くなり、全くの近代都市となったので、隔世の感があった。

私宅監置の規制からいうと一坪以上のものをつくれとあるので、妻女山のふもとで見た一軒は土地でも富裕な家であったが、座敷の中央に何寸角か太い角材で一間四方のおりを造ってあった。主人の病気なので、座敷を利用したのであった。動物園のおりを見るような感じがした。これらは良い方で、生活が豊かでないところでは物置や納屋を利用し、その入口に角材の木柵を造ったものも少なくなかった。

再び長野の友人の宅に帰った。ちょうど月見の夜で姨捨山《うばすてやま》[171]へ臨時列車が出るという時であったが、行かずに善光寺の前の、何というそば屋か名前を忘れたが、四階にのぼり、そばを食いながら、眼下に川中島を見下ろして月を鑑賞した。青野[172]を流れる犀川と千曲との二つの流れが月の光にあざやかに見られた光景は今も忘れぬほどであった。

四

長野に別れをつげて松本市に行った。汽車が通じたばかりで、駅の前に宿屋が一軒もまだなかった

169 **塩尻村**：第二十二例の職業は、まゆの買い付け。生糸で長野は潤っていた。上田近くの北国街道海野宿、海野宿資料館には明治に入り宿場機能が失われて養蚕の村へと変わった様子がよく展示されている。伝統的な家並みも保存されている。（二〇二二年十月十四日／現地調査）

170 **国分寺**：信濃国分寺。しなの鉄道から古い国分寺跡が見え、上田市立信濃国分寺資料館がある。

171 **姨捨山**：「おばすてやま」とも。姨（老婆の意味）をこの山に捨てた男性が名月を見て、翌日連れ帰ったという話から月見の名所とされる。正式名は冠着山《かむりきやま》。

172 **青野**：草深い夏の野原。

173 **宿屋が一軒もまだなかった**：松本城から離れた町はずれに駅ができた。

時であった[173]。ここで一つ面白い話があった。

松本警察署で教えられて、西石川[174]に泊まるつもりでブラブラ歩いて、練兵場[175]に出た。向こうに浅間温泉（注：松本駅前から五、六キロのところにある温泉）の灯が見えるが、一望ぼうぼうたる野原である。道がわからぬまま車をひろって乗った。車夫がしきりに音羽の湯がよいと勧めるので、音羽の湯に行って泊まり、次の日に駐在のところに行くと、巡査君が言うのには「昨夜どこにお泊りになりました。本署から電話があったので、西石川を探したが、おいでにならんと言うし、めぼしい宿屋を二、三探したのですが、どこにもお見えにならんのでね」と言う。

事情を話したら、「その車夫はどんなやつでした。怪しからんやつだ」とカンカンに怒っていた。車夫に悪意があってのことでないから追求してくれるなと頼んで、ようやくけりがついたことであった。学士様々とひそかに苦笑を禁じ得なかった。

神林村（注：現松本市）や山辺温泉[176]などの私宅監置室を観察し、三日浅間の温泉に浸っていた。秋で松茸のごちそうが出たのを今も覚えている。浅間も古臭い温泉場であった。大正の半ばに浅間温泉に行った時は、富貴の湯など立派な旅館ができていた。浅間温泉では一夜、木曽節と伊那節とを聞いた。面白かった。

その頃は秋蚕《しゅうさん》ののぼった頃[177]で長野県のどこの村に入ってもまゆの匂いがむせるほどであった。まゆ買いが入り込んでいて、景気が良いと見え、小さな宿駅でも、朝から料理屋で芸者を上げて、三味線や太鼓で騒いでいた。通りながら実に不思議な感じがした。

木曽の福島[178]に入った時はちょうど二十三夜の月待ち[179]のよいで、今夜は盆踊りがあるという時であった。郡役所の前の広場で、夜通し踊っていた。踊りの輪がいくつもでき、老いも若きも男も女も全ての人が踊っていた。明け方まで見物して帰った。

174 **西石川**：松本駅と浅間温泉の間。

175 **練兵場**：兵隊を訓練する場所。一九一四年（大正三年）五月二十九日～六月二日に東京日日新聞連載「長野県の養蚕業（上・中・下）」によれば、「南安曇郡下唯一の大放養林の一部が松本連隊の練兵所に買収」とある。「放養林」とは病気などを防ぐために蚕を放し飼いで育てる林のこと。

176 **山辺温泉**：松本市美ヶ原温泉に山辺という地名が残る。

177 **秋蚕ののぼった頃**：晩夏から秋の蚕は、四角い箱枠を連ねた「まぶし」にのぼってまゆを作る。

178 **福島**：長野県木曽郡木曽町福島に、木曽福島駅がある。隣が上松町。

179 **二十三夜の月待ち**：二十三夜の月の出を待ち勢至菩薩《せいしぼさつ》を祭る行事で、正月、五月、九月（いずれも旧暦）に盛んに行われた。日本全国に「二十三夜塔」と刻まれた石碑が残る。

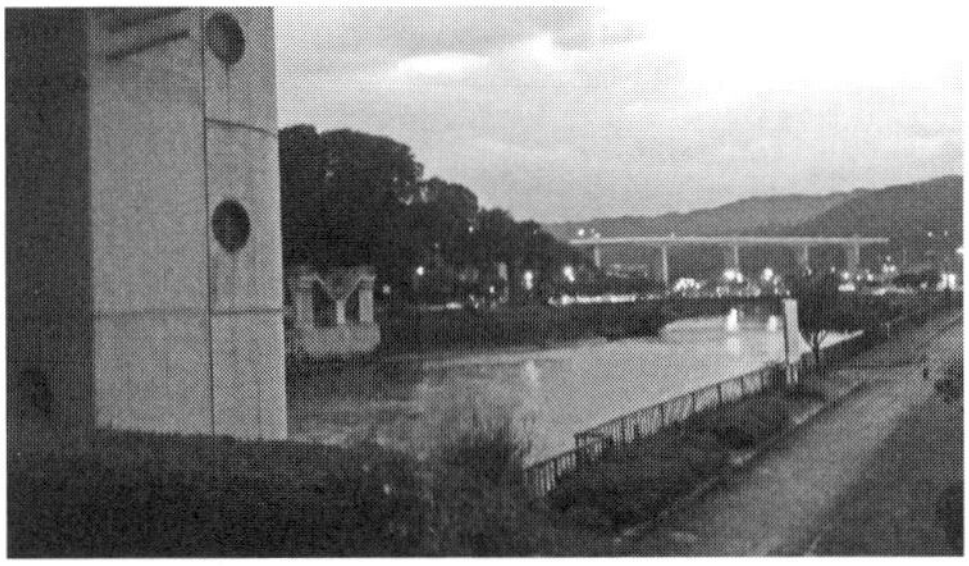

図53

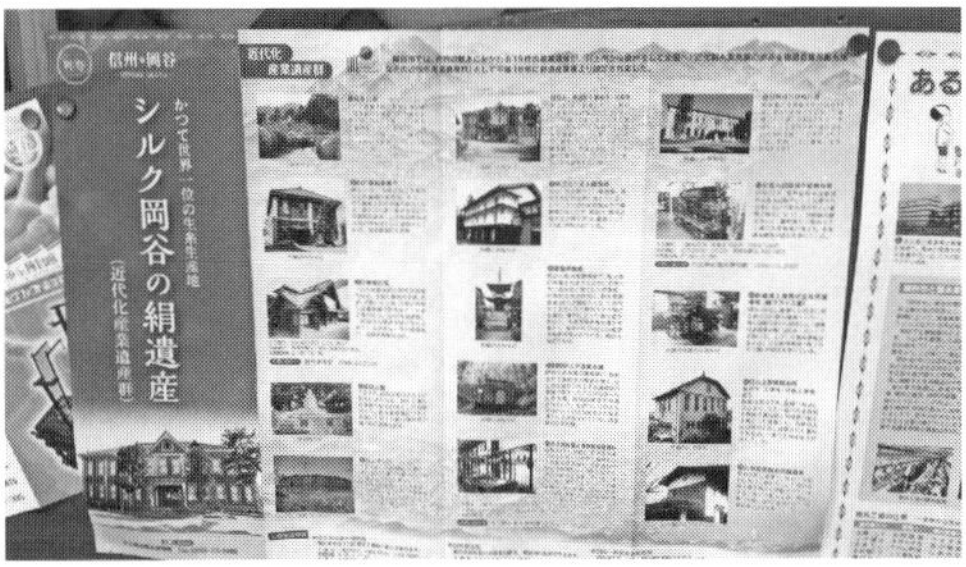

図54

五

視察旅行も盆踊りを見たり、宮の越の徳音寺[180]に義仲の墓参りをしたり、上松[181]（中仙道の宿場町）寝覚の床[182]、小野の瀧[183]などを見て回った。木曽の小野の瀧を見ての帰り、山中で雷に遭ったのには閉口した。上松より慌ただしく汽車に乗り、諏訪に出て、牡丹屋に泊まった。（注：これら中仙道の名所は調査では、回ることはできなかった。電車が開通すると忘れ去られてしまった）

次の日茅野に行き、岡谷に引き返し、諏訪湖のほとりを港まで歩いた。天龍川の河口を見たが、小さいので驚いた。（図53－天竜川河口）それより岡谷では日曜か何か休みの日で、いたるところ女工の群れであった。住民より女工の方が多く、二倍以上いるという話を聞いた。（図54－岡谷駅展示物）

二週間目に中央線で東京に帰った。

この視察旅行には橋学士（注：齋藤茂吉の中学校の同窓）が、加わっていない。たぶん入営中[184]であったろうと思う。近県[185]という条件であったが、杉江学士が郷里広島へ、これを利用して帰ったので、問題になりかかったことなどもあった。

180 **徳音寺**：長野県木曽郡木祖村日義一二四一一。第二十三例を視察した時と思われる。

181 **上松**：中仙道の宿場町だった。

182 **寝覚の床**：巨大な花崗岩が木曽川の激流に刻まれてできた特異な景観。

183 **小野の瀧**：長野県木曽郡上松町、中山道六十九次の浮世絵にも描かれている。

184 **入営中**：入隊し軍医をしていた。第七十例は橋が担当した視察だが、暇をみつけて一例だけ視察したのだろう。軍医は少尉から始まり将校だったのでこんなことができた。第七十例は写真はあるが、監置室の寸法、警察の視察の記述もない。警察を介在しない軍医の立場での視察とも考えられる。

185 **近県**：貴重な一文で調査は、もともと全国調査ではなく関東を中心とした近県調査だった。

八十八年をかえりみて－齋藤玉男先生回顧談－大和病院

（『実況本』調査記録二）

齋藤玉男は群馬県出身、一八八〇年四月十四日生まれ。群馬県と山梨県の私宅監置を調査する。日本医科大学教授、東京大井町にゼームス坂病院を開設した。後に高村光太郎の妻、智恵子が入院した。一九四四年九月三十日終戦末期に本土決戦用の病院として徴用され閉院した。史料を調べるとすべてではないが、第二次世界大戦末期、都市部の精神科病院を本土決戦の野戦病院としたようだ。この文は戦後大和病院が主催して座談会を開き、それを非売品の本とした一部である。（図55－ゼームス坂病院）

186 **一合半**：山の一合、二合は正確な高さではない。赤城山ろくという意味あいか。

私宅監置

質問、先生は私宅監置の調査に参加した人は、先生と下田浩三先生以外は亡くなられてしまいました。先生は群馬県と山梨県を調べになったのですか。

齋藤、そうです。

質問、あの時の事情を氏家《うじいえ》先生が書いていますが、大学からの出張という形ですか。

齋藤、そういう形でした。

質問、旅費、出張費も出たようですね。

齋藤、少しばかり出た。大学はあの頃は貧乏でしたよ（笑）。

質問、座敷牢などを実際見られた時の様子などは。

齋藤、私の生まれた村が群馬県で赤城山の一合半[186]ぐらいのところで、隣村に赤城

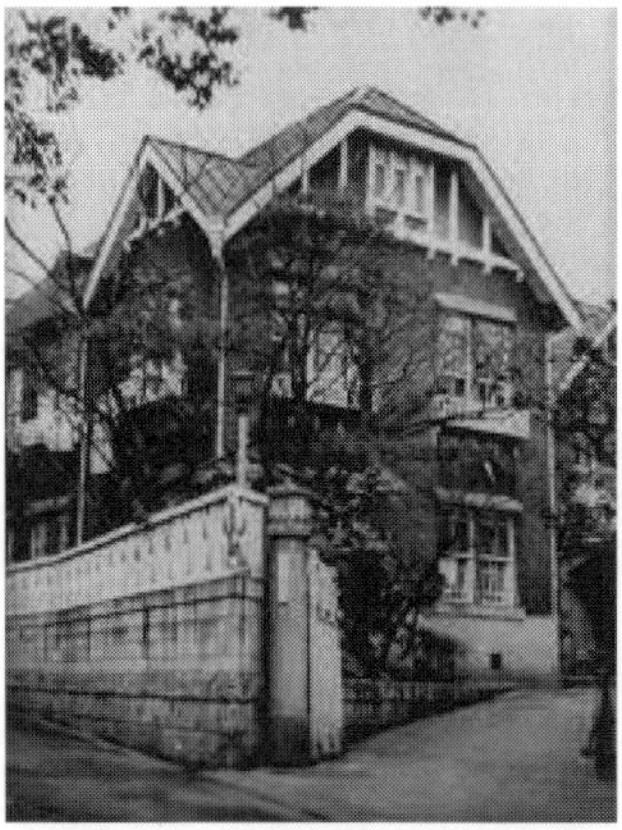

図55

山が水源の大滝があるのですが、高さは五十メートルあるが、あまり水量は多くない。近所の精神症状の悪い人は家の人が付き添って、滝に打たれさせた。

滝から五百メートルぐらい下がったところに、さしかけの屋根がある岩窟があり病人が滞在して、行者が一日一時間ぐらい、ドンドコドンドコお祈りをあげるのですが、病人は後ろに座っていた。そういう民間療法だった。

その辺で、ぐあいの悪いのは滝沢(注:大滝のある場所の地名)に連れて行くことになっていた。時々逃げ出して山の方へ行って大騒ぎをした(笑)。それで落ち着く病人もあったにはあったが夏でも寒い。滝に三十分ぐらいかける。正気の人も一人そばにいた。

これは民間主要施設「瀧沢不動尊」のことである。二〇〇六年六月十一日調査をした。赤城神社の前を右に折れ、忠治温泉の手前をまた右に折れ、滝沢温泉を通り過ぎた先に駐車場があり、そこからは山道である。巨大な滝があり、現地の人によれば治療をしていたのは、不動尊近くの小滝だったが、水害で消滅していた。滝全体にしめ縄が張ってあり、古びた参篭所もある。参拝者がいるので、地元の人が交代で管理していた。昭和三十八年、三十九年頃までは、不動堂の中に山田夫婦が住んでおり、参籠所にいる患者の面倒を見ていたらしかった。

質問、一種の収容施設みたいな形ですね。お滝場は昔からあったのですね?

齋藤、そのようなものとしてあった。

質問、群馬県には当時、何件くらいの私宅監置があったのでしょうか。

齋藤、統計ではあまりなかった。

質問、先生が調査し実際見られた私宅監置は群馬県では十、山梨県は十三ですね。調査は明治四十三年（一九一〇年）と明治四十四年（一九一一年）です。泊まり込みで、調査に行かれたのですね。

齋藤、始めたのは、私の生まれた村ですから。

質問、夏休みの時か何かですね。

齋藤、そうでした、群馬県は榛名山へも行きました。山梨県では日蓮宗の本山、身延山へも参りました。身延は大学から役人が来る、病人など預かっているとうるさいと、私の行った日に病人は皆どっかへ逃げ出して（笑）。

質問、身延山は精神病患者を収容していたわけですか。

齋藤、そうです、身延山と熊本の本妙寺（日蓮宗）、本妙寺は寺の門前に病人が集まっていましてね。

質問、私宅監置はやはり皆座敷牢式ですか。

齋藤、皆そうですが親身の情愛ですからね。私宅監置をやっているという名義で、落ち着いた時には座敷に出したりしていた。それから駐在所の巡査が馴れ合いで、昼間出しておいても良いだろうと。巡査の仕事で月一回だか、見まわり報告しなくちゃいけない。大抵もう欠陥状態（注：慢性状態）ですからね。

質問、私も藤沢の私宅監置を昔、久能六郎先生たちと見に行ったことがあります。その時はアンキローゼ（注：Ankylosis「強直」と思われる）起こしちゃって、手足がこんなになった患者が何人かいたのですが、暗い裏の部屋で。やはりそういうのがあったのですか。

齋藤、監置室に便所はなくてはいけない、風呂に入れるのか入れないのか、巡査は一週間に一度見回らなくちゃいけない。しかし巡査は逃げられるのが一番困る。だから少しきゅうくつでも、逃さないことが一番大切である。土地の医者が月に一度くらいは顔を出すんでしょうな。本当の治療、薬を飲ませるなんて、まずなかったでしょうな。

質問、山梨県などの私宅監置をご覧になって、着物なんかちゃんと着ておりましたか。

齋藤、月に一度ぐらいは、かえたのでしょうね。後でイギリスの私宅監置の報告を読んだら、実情はあまり変わらないですね。一か月に一度着物を変えるのは良い方で、暖房などは危ないから、ないんでしょうね。

質問、この調査はどこからの命令ですか。大学当局からの命によりと、何かにあったと思いましたが、発案は呉先生でしょうか。

齋藤、呉さんの考え、あのころの精神科はあまり希望者がいなくてね。

質問、呉先生の言われたのは、いろんな拘束をされているのを開放的にしようという調査でしょうか。

齋藤、ええ、それの予備調査です。現状を今のうちに記録しておきたい。正直に不備な点は特に強調してもらいたいと。

質問、足かせ、手かせのようにしばってあるのをご覧になったことは。

齋藤、ええ、調査にくるというので向こうから役人が外したわけです。（略）

質問、私宅監置以外に、精神病者が浮浪者やこじきにみたいになっている人もかなりあったと思うのですが、そういう調査をしたこともあるのですか。当時ある意味ではそれよりも多少良いのが、私宅監置とも思うのですが。

齋藤、身分のある家だと、ほっとけないので監置の手続きをする。申請している間は、家庭生活を巡査も大目に見ておくわけで、当局の方針は行方不明になるのが一番困る。だから治療は二の次、三の次で警察が支配する。

質問、私宅監置を見て、精神科病院に入れるという指導はしなかったのですか。

齋藤、調査だけで、勧告とかそういう権限はこちらにはない。

質問、調査だけですか、何件あるとか、どんな患者であるとか。

齋藤、ええ、はじめ県庁に行って、どこに監置されていると。監置されていない精神障害者のことは触れない。

質問、この調査は、直接的には治療的な面には関与しなかったが、大正八年にできた精神科病院法に対する圧力になっているわけですね。

齋藤、それまでの法律は精神病者監護法、「監」は監置を言うんですね。

質問、当時は問題の人を見つけても、病院もなかなかベッドがなかったんでしょうね。

齋藤、病院としても収容しきれない、それと見つけようとしない。巡査はどっかに行ってくれると助かる。いわゆるこじき、浮浪者の多くいえば、四分の一くらいは精神障害者。家は貧困家庭なんかでかまえない。どこかに行ってくれれば助かる。

質問、当時は群馬県と山梨県に、精神科病院はどのくらいあったんですか。

齋藤、群馬県では二つありましたかね。山梨県では信仰面から。身延山に収容施設があった。

質問、群馬県にはあった精神科病院といいますと。

齋藤、群馬県じゃないが新潟県では鵜森病院、これはかなり古い。寛政年間くらいから世話する人がいない病人を…医者、専門家はいない時代ですから。

（略）

質問、話は戻りますが各県庁の役人に連絡がいって、ちゃんと案内してくれたと氏家《うじいえ》先生は書いていますが。

齋藤、それは少し大げさで県庁では初めてなので、どんな扱いにしたらいいのか見当がつかなかったとか。山梨県では身延の本山の門前町に病人が預けられていると、熊本の清正公の門前と同じことであった。身延山の門前では、（注：東京の）大学からそんなものが来られては大変だと。病人を集めて預かっているのは、違法かもしれないというので、私の行く前に病人を、みんな逃して一人もいなかった。余談ですがそのころ、身延地方に赤痢が流行っていて、赤痢の病人も逃してしまった。（注：赤痢にかかった障害者がいたという意味か。集団生活をする精神科病院では、感染症も大きな脅威）私宅監置の実況というのはどんな規模で、どんな治療をしているかが、こっちの狙いだった。あの頃はまだ法律が不備で、（注：信仰の慈悲の心で）預かっていることが違法では困るので病人は逃してしまった、だから一人も実は見なかったのです。

質問、調査のことは神経学雑誌ですが、明治三十九年の第五巻第三号と明治四十年第六巻第二号とに、呉先生と京都大学の今村先生とお二人の名前で広告が載っていました。公立私立にかかわらず、収容施設があったら調査したいから、教えてほしいという広告です。私宅監置の調査をしようと言い出されたのは誰で、どんな経過でやるようになったのでしょうか。

齋藤、呉先生が発議したのです。そのころは精神障害者の行政は、警視庁の所轄で取り締まりの方針は、精神障害者は行政事故を起こさないか、行政処分を前にやったか。それなので巡査がどういう方針で私宅監置を取り締まっているか、違法が行われているか、本当の治療というものがどんな形で行われているか、あるいは全く行われていないのか、その実情をゆくゆく精神医療行政の参考にしたい、そういう方針だったのです。

質問、今村先生は初めの広告だけで、その後は関与されなかったのですね。

齋藤、今村さんはそういう面倒なことは嫌いだった。しかしその時代の障害者の扱いがどうだったか、役人がどういう目で見ていたか、ということは後になってはわからないので、調査の必要性は感じていた。

私宅監置は実際に行われ、地方では屋敷が広いから、敷地の小屋の隣あたりに、そこらを歩かれては困るので、やかましく言われない程度に格子戸ぐらいはつけた。

行政官庁の一番困るのは、精神障害者が行方不明になる、何か違法行為をするということ。それはその前神戸市で、精神障害者が街に飛び出し、通行人を八人ぐらい殺傷したことがあった。それがきっかけで所在の監置の実情を、内務省が知っていなかったら、手落ちになる。

その取り締まりと巡査がどういう風に障害者を扱っているか、知りたかったのです。何しろ法律は、完備していないし、家族は障害者がどこかに行ってくればいい、というのが本当のところだった。一番困ったのは所轄の駐在巡査で、障害者を扱う規定がなかった。

だが行方不明、まして違法行為は一番禁物で、巡査にすぐ響いてくる。譴責ならいいが停職にまでおよぶ、といっても文書での規則は一つもない。情況や相手によって、適当に取扱い、取り締まりは内務省がやった。治療は取り締まる側の頭にはなかった、というのが実状だった。

質問、あの調査について、内務省の応援は。

齋藤、発議をしたのは呉先生ですが、土台になったのは警視庁だった。だが保護するとか、治療するとかいう考えは少しもなかった。放浪生活をしている障害者は、家族がどの程度コントロールをしているか、ということが一番の目的だった。精神障害者行政で言えば、創建以前ですね。

精神病者監護法ができたのが一九〇〇年、明治三十三年です。名前が示すとおりどうしたら見張ることができるかが、主眼です。神戸の入江事件は、今でもその道の人は覚えている。

質問、事故の記録がありましたね。先生がお書きになったもので。何か当時はあちこちでそういう、患者さんが火をつけるとか事件があったようですね。

齋藤、一度ならずありました。そういう事故があっても取り締まりの制度はないし、精神障害者なので刑法で照らすわけにもいかない、そういう大きな欠陥があった。（略）

齋藤、当時の実情は、家族は病人が行方不明になってくれればありがたい。実際また精神障害者は浮浪者となり、誰も責任を持って保護する人もなく、放浪生活をして集まったところは成田山、熊本の清正公（本妙寺）[187]、中山の法華経寺。それらは民間信仰で人を祈祷してあげるという意味で、預かっていた。その責任は当事者も家族も具体的な考えはもっていなかった。創建以前の原始状態。

質問、そういった法律のせいでしょうか、昭和に入っても患者さんが入院するのに、願い出てから一か月もかかるということが書いてあった。自費の人はすぐ入院でしょうけど、公費、つまり監護法とか救護法で入る人は、手続きがやっかいでしたか。

齋藤、手続きがとにかくやっかい。基礎になる法令が全く不備で、事故が起こった時に、どちらに責任があるのか、収容施設は責任を取るか、そんなことも未定。場合、場合で行政庁が処理した。

質問、退院の時もすぐにはできなかったとか、これはやはり監護法の…。

齋藤、第一、監護法ができるまでが問題でした。家族が精神障害をどう受け取っているかもわからなかった。だからひた隠しにした。それが行方不明になった場合が、当局としては一番困った。（略）

質問、呉先生の百年祭を前にして、松沢の栄養士の鈴木さんに見せられて大変感激して、身近な先生に聞くと、そんな研究があったのですかと、あの仕事の存在が忘れられていた。

齋藤、専門家でさえもあのことは世間から早く忘れてもらいたい、というのは何かやましいとまではいかないけれども、自分たちの態度が少し不行き届きであったのではないかという、何か反省みたいな、正面切って堂々と、精神病というものはこうだということを言う、勇気の人が欠けておった。私も一生涯こんな専門になるだろうとは、その時はあまり考えもしなかった。（略）

187 **本妙寺**：肥後熊本藩初代藩主、加藤清正を祀る浄池廟《じょうちびょう》がある。熊本県熊本市西区花園四－十三－一

あの頃は伝染病なんか出ても、何か先祖の悪い行いの報いが来たという段階だった。だから精神障害者が出たことは、ひた隠しにされた。(略)

誰が精神障害者を見張るかと言うと、けっきょく駐在所の巡査がみはるのだ。刑事事故が起きないようにみはるだけで、監置状況が適当でないかということはあまり問わない。お役目で一か月に一回ぐらい角まで来て、病人はどうだねと言って、お茶を一杯飲んで帰るということなんです。

質問、それは私宅監置でしょう。

齋藤、私宅監置まで行かない時代ですね。私宅監置になると、実際はかなり規制がやかましかった。一日のうち何時間屋外に開放していいとかは、巡査に権限があった。

米軍占領下、奄美諸島の私宅監置の問題点[188]

隔離拘束に統制が行われなかった時に、どうなるかという実例が過去にあった。精神障害者は一定の割合で発病する。医療が乏しい時代でも、それを何とかしなければならないという人々の努力があった。奄美諸島の島唄に「儀志直」[189]がある。ガイドブックの説明によれば「島役人の儀志直は美男子で唄・三味線に優れていた遊び人だったというが、晩年は精神を患い尻田の座敷牢へ。文化十三年(一八一六年)に横目赤木名村の座敷牢にて焼死したという。その娘バアカナは親殺しの罪で処刑された」[190]とある。

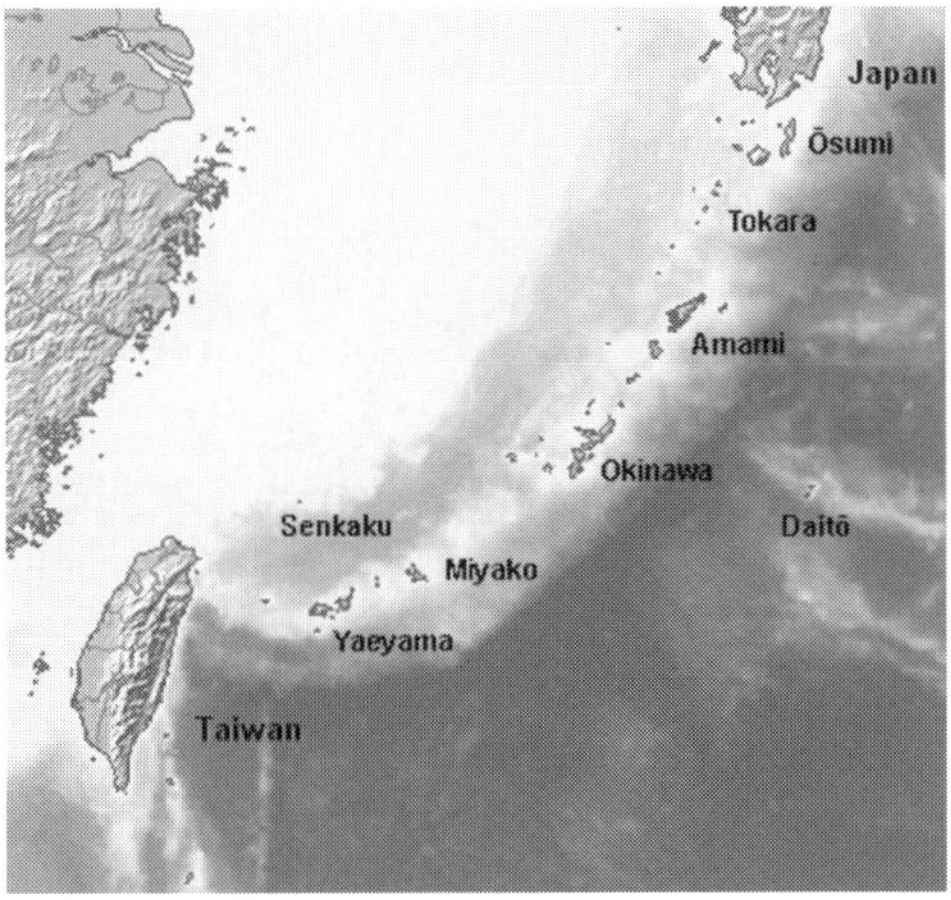

図56

問題点

地図を見ると、九州の南から台湾へと連なる島々の列があり、琉球弧《りゅうきゅうこ》と呼ばれる。九州の南から台湾へ弧状に連なる島列で、南西諸島弧とも呼ばれる。(図56－琉球弧)[191]

過去に琉球を征服した薩摩藩は、沖縄本島を中国の貿易ための窓口として利用したので、奄美諸島は直轄領として編入した。そのため行政としては、与論島《よろんじま》と沖縄本島の間に見えない線が引かれ、鹿児島県と沖縄県を分けている。だが単に地理学的にみれば、琉球弧を一単位として奄美諸島と九州の間で

188 二〇〇六年三月二十八日～三十日、**一回目の現地調査**。二回目は与論島から沖永良部島、徳之島を経て船で奄美大島へ。三回目は二〇二三年二月二十一日～二十四日、奄美大島を縦断し加計呂麻島まで。

189 **「儀志直」**：株式会社セントラル楽器「本場奄美島唄・島ベスト二」、鹿児島県奄美市、二〇一八年、三番目の唄。

190 **処刑された**：歴史回廊のまち笠利観光プロジェクト『奄美市笠利地区集落《しま》歩きガイドブック』奄美市笠利総合支所産業振興課、二〇二二年、五頁

191 **琉球弧**：Wikipedia

線を引くのが按配《あんばい》は良い。実際太平洋戦争終結後、米軍はそうした。

太平洋戦争後の一九四六年（昭和二十一年）一月二十九日、連合軍最高司令部は、日本政府に覚書を送り、「日本の領域」を定義した。それによって奄美を含む北緯三十度以南のトカラ列島の一部および琉球列島、つまり琉球弧が日本の版図から除外された。

同日、沖縄地区米軍海軍司令官プライス少将は「奄美の全域を鹿児島県から分離して米軍が統治する」と宣言し、一九四六年（昭和二十一年）二月二日から行政分離が実施された。その結果、奄美と日本本土との渡航は禁止されることになったが、法律は軍関係を除き、日本の法律を適用することになった。

これは複雑な問題を提起した。沖縄と奄美は文化的には共通性をもちながら、琉球への薩摩侵攻から一九四五年まで三百三十六年間分離されていた。江戸時代は琉球国と薩摩藩、明治以降は沖縄県と鹿児島県。その違いによって奄美諸島では猛烈な祖国復帰運動が起きたが、沖縄はそうでもなかった。奄美諸島は一九五三年（昭和二十八年）には、本土復帰を果たした。（図57－奄美大島観光マップ、左下に加計呂麻島）

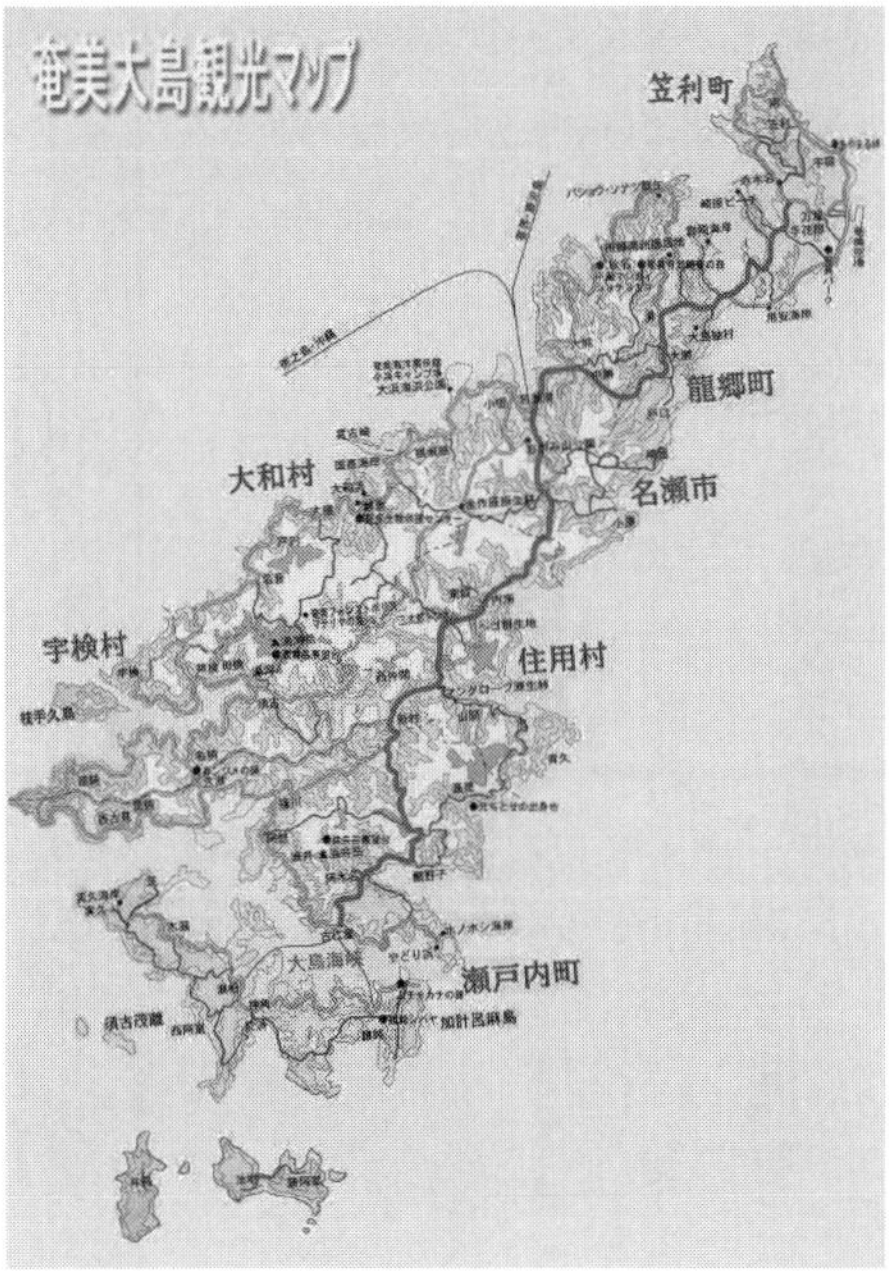

図57

この無理な統合と分離を精神科関係にしぼると、本土で一九五〇年（昭和二十五年）に精神衛生法ができたあとも、精神医療施設が

全く存在しない奄美諸島では私宅監置が存在しつづけていた。

もちろん私宅監置を容認せざるを得なかった状況を反映して「奄美群島の復帰に伴う厚生省関係法律の適用の経過措置に関する政令」では、第二条として「法の施行の際現に現地法令の規定により奄美群島において私宅監置を受けている精神障害者については、法の施行の日から起算して一年間は、精神衛生法の規定にかかわらず、なお従前の例によることができる」とあった。

本土でも一九五〇年（昭和二十五年）に精神衛生法制定時、精神衛生法で「精神病院に入院させることができないやむを得ない事情があるときに限り」一年間の猶予期間を設定はしている。

本土復帰を果たした一九五四年（昭和二十九年）五月、佐藤幹正《かんせい》は、奄美諸島の精神病患者の処遇状況調査をした。論文中には次のように書いてある。

「**鹿児島大学及び南日本新聞社主催のもとに、奄美大島学術調査団が組織**」[192]

彼は米軍令下時代に登録されていた六十一名中三十三人の私宅監置患者の診察をまとめ、結果を論文にした。

奄美大島は鹿児島県なので、そこの精神科の流れと佐藤幹正ついて少し触れる。日本精神医学風土記の第二回が鹿児島県で鹿児島大学のことも記されている。

「**大正十二年五月、精神病院法第一条の規定により、当時の県立鹿児島病院において精神神経科外来が開設された**」[193]

まとめると翌十三年三月に精神科分院が設置、存続する公立施設としては都立松沢病院に次ぐ。昭

192 **佐藤幹正**：『奄美地方復帰当時における精神病患者の処遇状況について』九州神経精神医学、四（三－四）：一四〇－一四九（一九五五年）

193 **開設された**：松本啓、上山健一：『日本精神医学風土記』第二回鹿児島県、臨床精神医学　二十一（一）：一三九（一九九二年）

和六年十二月、鹿児島病院分院は県立鹿児島保養院と改称し、精神科病院として独立し佐藤幹正は三代目院長となった。佐藤は一九四九年、鹿児島医学専門学校の精神医学教授、一九五六年四月鹿児島大学となる。鹿児島保養院は、現在も県立姶良《あいら》病院[194]として存続している。

佐藤論文には私宅監置の写真がある。問題点を整理してみる。一九四六年から一九五三年まで、奄美は日本ではなかったが、その間に一九五〇年に本土では精神衛生法が施行された。

制定当時の精神衛生法第四十八条第一項とは、「精神病院又は他の法律により精神障害者を収容することのできる施設以外の場所に精神障害者を収容してはならない」という規定である。それまで条件を満たし許可があれば、精神興奮や幻覚妄想状態の患者を自宅の座敷牢のようなところに収容することができたのが、米軍令下でも日本の法律は施行されるのでそれができなくなった。

最大の問題点は私宅監置されている精神障害者の受け皿となるべき精神科病院が建設されなかったことである。本来ならば船で鹿児島の病院に送るという代替案があるはずなのであるが、米軍軍政府下本土への渡航は禁止されていたのである。当時それは密航となった。実際事実返還後は大変な困難を伴ったが、精神障害者を船で鹿児島の精神科病院に送るようになった。

交通も宿泊施設も不備な奄美を実際にまわったのは佐藤配下の職員らしい。奄美の各島を巡回し、一九五四年五月十八日から二十九日にかけて二十二人、七月二十九日から八月六日までの間に十一人を診察した。島内でも当時は船移動のため、大和村と宇検村は時間の関係で行けなかった。

「**治癒可能な病もその自然治癒さえが妨げられている状態にある（略）願わくは、この地方の取り残された不幸な患者の総ての上に救の手が一日も速やかにさしのべられんことを**」と結んでいる。

194 **県立姶良《あいら》病院**：鹿児島県姶良市平松六〇六七

佐藤は現況をこのように県当局に報告し、奄美諸島に早急に精神病院を建設するよう進言した。彼の提起した問題は、政治的空白期に精神科医療は混乱していたという問いかけだった。

精神科病院は現地になく、メジャートランキライザーが出現する前の時代、急性期あるいは重症の人は私宅監置されていた。つまり家の人がいろいろな方策を考えて、患者をみていた。佐藤論文の中にはかなり小さな小屋で、一部の人は拘束具で手や足を固定されている写真があることだ。

三度にわたり現地でフィールド調査を行った。一回目は奄美大島東部から名瀬を中心とした中部まで現地で聞き取り調査をした。二回目は奄美諸島の概観を視野に入れるために、与論島《よろんじま》から、徳之島さらに船で前回行けなかった奄美大島西部に入り、島を縦断した。日本各地に大島と名のついた島があるが、奄美大島もかなり大きく山が険しいため完全に調査したとはいえない。三回目は加計呂麻島を訪問した。この記載は主に一回目の調査記録による。

目的は当時精神科病床が欠如し、私宅監置が継続した島の現地調査である。

現地調査

奄美諸島を簡単に説明すると、大きな島は六つ、奄美大島は離島の中では佐渡に次いで大きくわずかな距離で寄り添うように、加計呂麻島がある。他に平家打倒の僧俊寛が流された喜界島、闘牛で有名な徳之島、沖永良部島、南十字星の見える与論島《よろんじま》がある。

ハブもいるため道路が整備される前の奄美大島は、入り江ごとに分断された村落があり、そこを船で行き来し山島と呼ばれた。それに比べて平らで小ぶりな与論島《よろんじま》はハブもなく、平島と現地で呼ばれていた。(奄美諸島でハブがいるのは奄美大島、徳之島、与路島、請島)

一九五四年当時の奄美諸島全体の医療について触れる。

「当時の奄美群島内の病院・診療所を含めた総病床数は百三十八床、医師数は五十四人であり、群島内の人口二十三万人に対してあまりに少ない状況」[195]

精神医療に限らず、大変な状況だった。

調査結果

奄美大島

天才画家、田中一村終焉の地でもある奄美は不思議な魅力に包まれた場所だった。

奄美では集落のことを「シマ」という。確かに船で移動すれば山は険しいしハブはいるしで、人の住むところは海と山に囲まれた「島」で、別の入り江に行くのも付近の小島に行くのも変わらない。人口より多い十万匹のハブがいる。平島である与論島《よろんじま》はそれ自体が一つの大きな「シマ」である。

奄美大島を説明しておかなければならない。空港は鹿児島より西のはずれ、平地で開けたところにある。飛行機で来て車で移動すると、西へ行くと深い山があり奥の方に行く感覚となる。佐藤論文調査団も、鹿児島から船で来たため大和村にも行かず帰った。だが沖縄本島、与論島《よろんじま》、船で来ると瀬戸内町が手前で、人口も一万人を超す。名瀬市は二〇〇六年三月二十日住用村・笠利町と合併して奄美市となった。二〇二三年十月末日現在、人口四万千三人（奄美市住民基本台帳人口）である。

鹿児島港まで奄美大島から十四時間、沖永良や与論島《よろんじま》からなら三十時間あまりかかったという、船による精神障害者の本土への移送にまつわる苦労話には事欠かなかった。

「長い関座敷牢に監禁されていた長髪のぼうぼうの、見るからにぞっとするような患者を乗船させ

195 **少ない状況**：古垣斉拡『離島医療と医師研修－奄美大島の医療の歴史第四回』、JAMIC JOURNAL（一）：二十六〜二十七頁、二〇〇八年

た時のことであった。これでは、他の船客が嫌うので、船室には入れられない。仕方なく、厳冬の荒海の航海というのに、甲板に幕を張ってもらって、むしろの上で身震いしながら一夜を明かし、ようやく鹿児島に上陸したことなどもあった」[196]**という。**

シャーマニズムが今なお色濃く残って、ユタや拝み屋も当時あったらしい。

大和村役場《やまとそん》

大和村《やまとそん》の村役場で聞き取り調査をすることができた。鹿児島大の佐藤幹正も当時は交通が不便で行けなかった所だ。後で聞くと大和村から奄美市に行く船は一日一便で、道路ができたのは昭和三十年代だった。

島奥の大和村役場に着いたのは、夕方五時少し前だった。保健福祉課長がていねいに対応してくれた。「ここらへんでは私宅監置をカクッと言っています」という。標準日本語の発音では表現できない、kakと言ったほうがよさそうで、うしろのkにアクセントがある。どういう漢字ですかと聞いたが、昔のことなので地元の人もわからない。「実際に見たことはないが、話には間いたことがある」程度なのだ。便宜上ここでは奄美諸島の私宅監置室を発音通り「カクッ」で表す。

「ずっと入れていたわけでもなく、よくなれば出てきていた。『あのおじさんは「カクッ」にいた』とか言っていた」という。

課長は元村長で社会福祉協議会の会長氏に連絡してくれ、家からわざわざ役場前の社会福祉協議会に呼んでくれ、話を聞くことができた。二人は仲の良いコンビだったようで、会長が話すと課長が相槌をうつ。

196 **上陸したことなどもあった**：今村源一郎『我が島の燃ゆるが如くに』一九七〇年、第九章「奄美大島に精神病院建設」

「カクッ」には屋内に併設する場合と、屋外に新たに「カクッ」小屋を設ける場合があった。この場合は山や畑に作られ、自宅あるいは村落から隔離するための小屋なので一キロくらい離れた場所にあることもあった。両方のタイプとも取り壊されて今はないが、会長は「カクッ」を見たことがある。子ども心に怖くてなかなか近づけなかったが、名前の知らない男性で手かせ足かせをされていた。山に作った「カクッ」へ毎日、主食のイモを家族が遠路をいとわず運んでいた。大変な労力で、大事にされていたようだと。

推測になるが世間体や近所から隠そうという気持ちも考えられるが患者の病型も影響したようである。統合失調症で考えれば、緊張型で幻覚妄想が活発で陽性症状主体で興奮状態があれば、屋外の別小屋になるだろう。無為自閉の陰性症状が主であれば、居間の隣の個室空間でも可能だ。

後で奄美博物館前の公園に設置された昔の家屋を見たが、皆せいぜい五、六坪の広さしかなかった。山島で平地が少なく、台風の通り道であるため大きな家が作りにくかった。奄美大島は亜熱帯に属し、年間二八〇〇ミリ、東京の倍の雨が降り地元では「月に三十五日雨が降る」という。狭い屋内で患者と一緒に暮らす家族の心労はいかばかりかと思う。家屋も一つの問題点だと考えるので、後で触れる。

A氏というよく「カクッ」を壊して逃げた人の話を元村長はしてくれた。戦時中で力の強い人だった。当時私宅監置は届け出制で、許可をもらい駐在所の巡査が管理していた。巡回にいく途中、橋の上で「カクッ」から逃げたA氏とばったり出会った。

巡査はサーベルを下げていたが、小柄でやせた人だった。巡査はA氏を職務上「カクッ」に連れ戻さなければならない。当然つかみ合いになったが、力に勝るA氏は巡査からサーベルを取り上げ、なんとそれをへし折り、川へ投げ込んだ。

「サーベルが折れた、木だったのかな」

元村長は遠くを見ながら本当におかしそうに笑った。権威の象徴を折られてしまったのだ。巡査に加勢する人はいなかったらしい。

この話は一つの示唆を与える。佐藤論文の写真を見てもわかる通り、やわで「カクッ」小屋を壊すことは比較的たやすかったのではないかということだ。

笠利町

三月三十日の午前中、笠利町地区の元区長を訪ねた。奄美大島北部の笠利町は、海も間近だ。ここらへんで私宅監置は「ヤックゥ」あるいは「カクゥ」と呼び、そこに入っている人を「フルモン」というそうだ。

あの家に「フルモン」がいるというと、子どもには怖い存在で、十メートルくらい離れたところから眺めていた。元区長が覚えている監置患者は二人で、一人は妻の浮気が原因で気が変になり監置室に入れられた男ともう一人は台湾で巡査をしていたが、片思いで「フルモン」になった男だ。

いわゆる世間が「(異性に) ふられてから変になった」や「頭が良すぎて勉強しておかしくなった」など理由をつけたがった名残が残っている。家族にしても、外的要因に原因を求めたがる。

十年ほど「カクッ」で大声をあげていたが、出た後は集落内を徘徊していたというから、精神運動興奮のような急性期からしだいに慢性期へと移行したのだろう。

昔「カクッ」があったという場所へ案内してもらったが、普通の宅地になっていた。

龍郷町《たつごちょう》

龍郷町の町議会議員にお話を聞くことができた。

この町では「カクッ」のことをカケと言ったらしい。言葉が少しずつ変化している。議員は佐藤論文の私宅監置の写真を見て「これは空襲の時の避難小屋によく似ている」と言う。もともと資材も乏しく、本州でいう「座敷牢」のような頑丈《がんじょう》な建造物を建設するのは困難だったようだ。それなら幻覚、妄想状態の人にはどうしても器具が必要となる。悲しい話だ。

戦時中奄美大島に米軍は上陸しなかったが、空襲や機銃掃射をしていった。平野部の少ない奄美大島はイモ畑も傾斜地が多い。あまり森の奥深く入ると、ハブがいる。畑のあたりに避難小屋を作ったらしい。

「あそこに山があるから大丈夫だと思っていた」

しかし米軍軍飛行機の性能は一九四五年頃にはかなり良くなっていて、なんなく五十キロ爆弾を落としていった。食糧難の時代、不発弾の信管を抜き取って、海に投げ込んで爆発させ小魚を取った話を懐かしくしてくれた。

「浜辺で仲間と食べたらうまかった。でも太陽で導火線が燃えているのがわからないときがあり死んだり手を吹き飛ばされたやつもいた」

急に顔が輝く。今では禁止されているダイナマイト漁だ。

村の反対側、小川を越えた直接は見えないイモ畑にカケ小屋があったと教えてくれた。軍隊の掛け声のような大声を出す人なので、家族が困って坂を登った村から見えない山陰に小屋を建てたらしい。兵隊に行き、精神的変調を来して除隊してきた。軍隊の号令のような声が、よく聞こえていたらしい。母親が毎日食事を運んでいた。少しへんぴな私有地にあったので、議員もあまり直接は見たことがないらしい。あそこらへんの山だと、教えてくれた。

一時間ほど話を聞いたあと、現場を見に行った。小川を渡った距離は短いが、結構な急坂だった。

場所は何の変哲もない斜面の畑で「さつま芋盗むな」の看板だけが陽に揺れていた。

佐藤論文には、

「独立監置室の中には（略）監護義務者と住宅との間がはなはだ遠く距っているものがある」とある。

考察

聞き取りで重要なキーワードも出てきたので、それらを踏まえながら話をすすめる。

台湾巡査

佐藤論文にも、元台湾巡査という監置患者が複数出てくるので少し触れる。しかし古老の話を聞くと、奄美で巡査になったのではなく、最初は出稼ぎだったようだ。台湾製糖という言葉が地元の方から何回か出てきた。

奄美諸島にとって台湾は一時、大きな役割を占めていた。台湾製糖は三井財閥によって一九〇〇年（明治三十三年）十二月に近代的粗糖工場として、台湾で最初に設立された。これをきっかけに他の製糖会社も台湾に進出するが、砂糖はまだ貴重品で、かなり利益をあげた。日本製糖社長だった藤山愛一郎の名前も、聞き取り調査で出てきた。父の藤山雷太は倒産寸前の大日本製糖を、台湾での生産を拡大し二年で再建、藤山コンツェルンを築いた。

奄美諸島は長く黒糖をつくっていたので、台湾での製糖拡大の即戦力になったらしい、琉球弧沿いに求人が行われた。今では遠いところになったが、台湾が日本領になった後、住んでいる「シマ」から乗りなれた小船にのり、奄美市の名瀬港から琉球弧沿いの定期船に乗れば、自然と台湾に着く。大阪や東京に出るよりはるかに容易だった。多数の人が出稼ぎに行ったらしい。米軍政下でも土地勘のある台湾に船で密貿易に行き、捕まった猛者もいる。

台湾巡査は治安維持と先住民族に対する教育、つまり内地化するために学校の先生から農業の指導まで幅広い役目をおった。製糖作業、サトウキビから砂糖をつくるのは重労働らしい。それに比べて採用基準もゆるく台湾巡査の仕事は、はるかに楽なので現地採用でとなった人が多かったらしい。

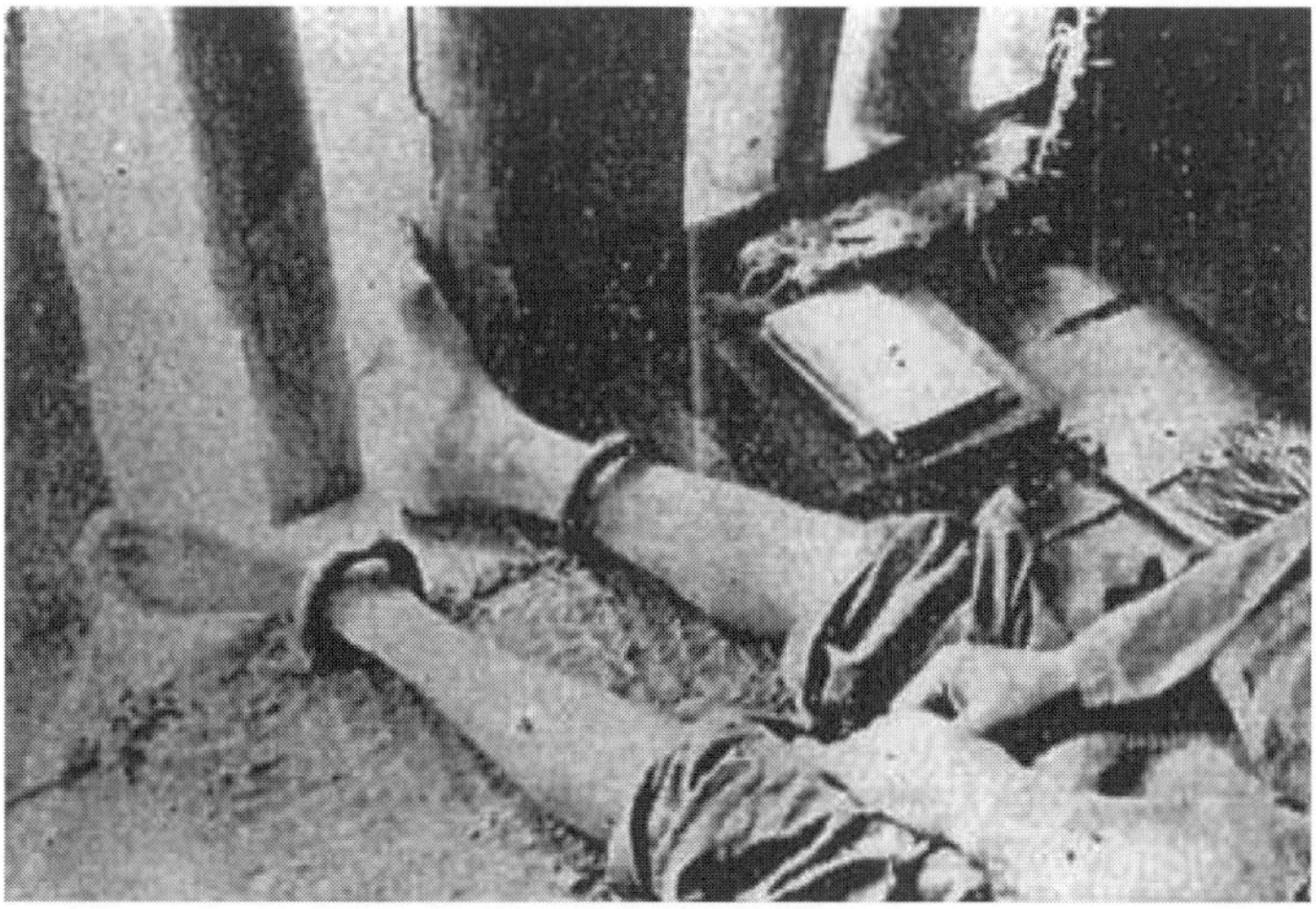

図 58

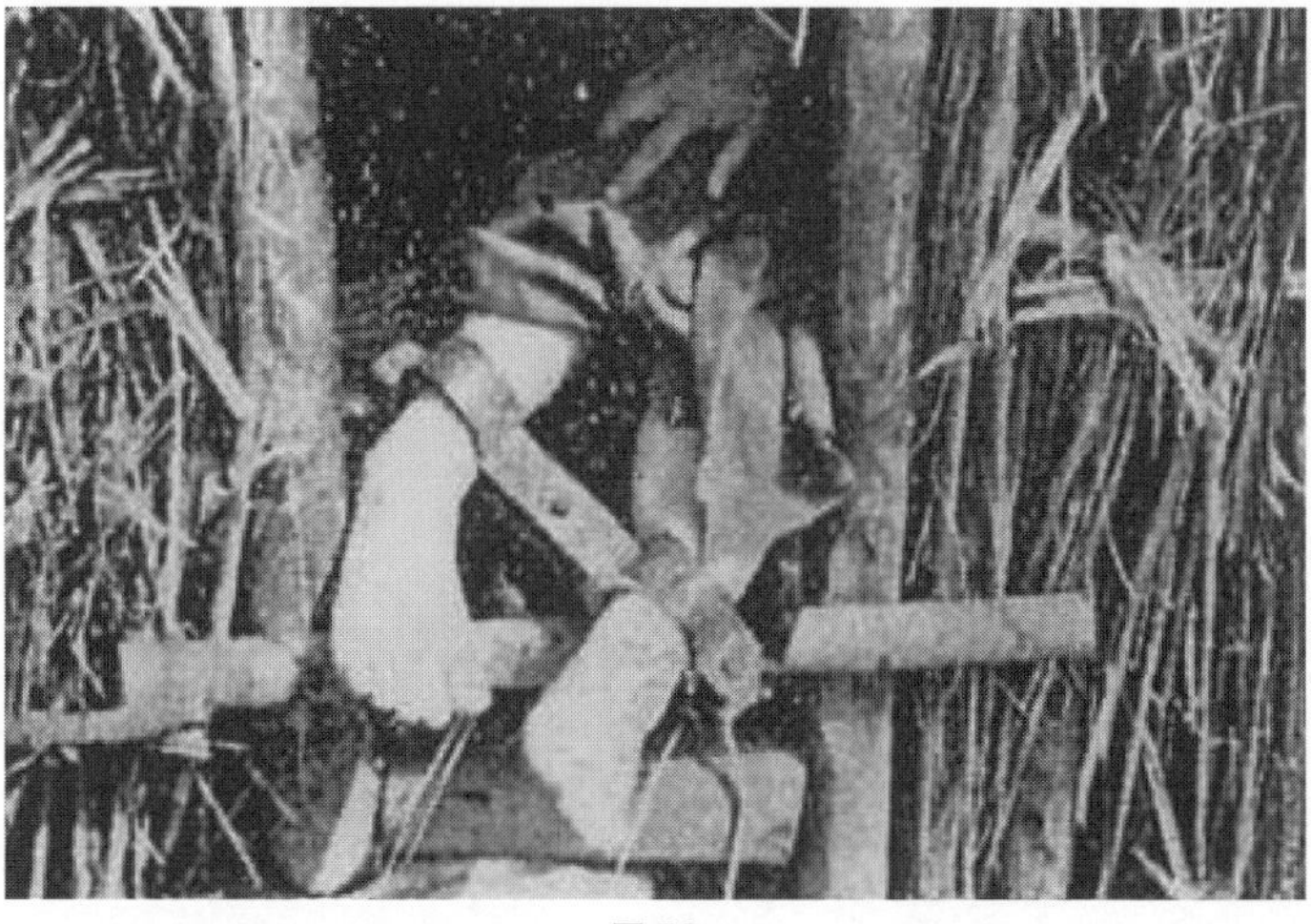

図 59

日本本土の巡査と違い、試験は容易だったと思われるが、一番求められたのは身体頑強ということだ。細かい資料がないので推測だが「カクッ」に元台湾巡査が多いのは、身体が丈夫でありすぎるところが、精神運動興奮、幻覚妄想状態になった時に「カクッ」小屋に器具を用いて収容せざるを

得なかったことが原因と考える。（図58 - 拘束具併用例一）（図59 - 拘束具併用例二）

監置室の構造

なぜ佐藤論文の対象者が悲惨にみえるのだろう。その一因として、監置室の構造すなわち家屋の問題を考えてみる。

菊千代という一九二七年生まれの女性が書いた『ユンヌ（与論）物とくらし』（博文社、東京、発行年不詳）という本がある。家の建て方からソテツ焼酎の作り方まで書いてある。

「カクッ」小屋と関係あると思われるので引用する。与論島《よろんじま》の家は昭和三十年頃までほとんどかやぶきで三種類あるという。「ウブドゥヤーは九～十二坪の床の間つきの大きな家で、屋根も高く主に本家筋の経済力のある家の住居。マモルヤーは、五～八坪の島では標準的な大きさの家です。この二つは柱を石の上にのせて建てるのに対し、ウジンヤーは柱を土中に埋めて建てる小さな造りの家でした」

要するにウジンヤーは掘っ立て小屋である。五坪ちょっとというのは、奄美市の公園の復元古民家と同じである。台風の関係か家自体を大きくするのではなく、必要があると隣に小さな家を建てていった。家のことを「ヤー」と言い、円錐形の茅葺屋根を「ギシキヤー」という。これは「土台を木で造り、釘を一本も使わず、縄でしばって組み立て、茅も縄で結びながらふきあげる」

このことから二つのことが考えられる。土地が狭く、台風の来る奄美諸島なの

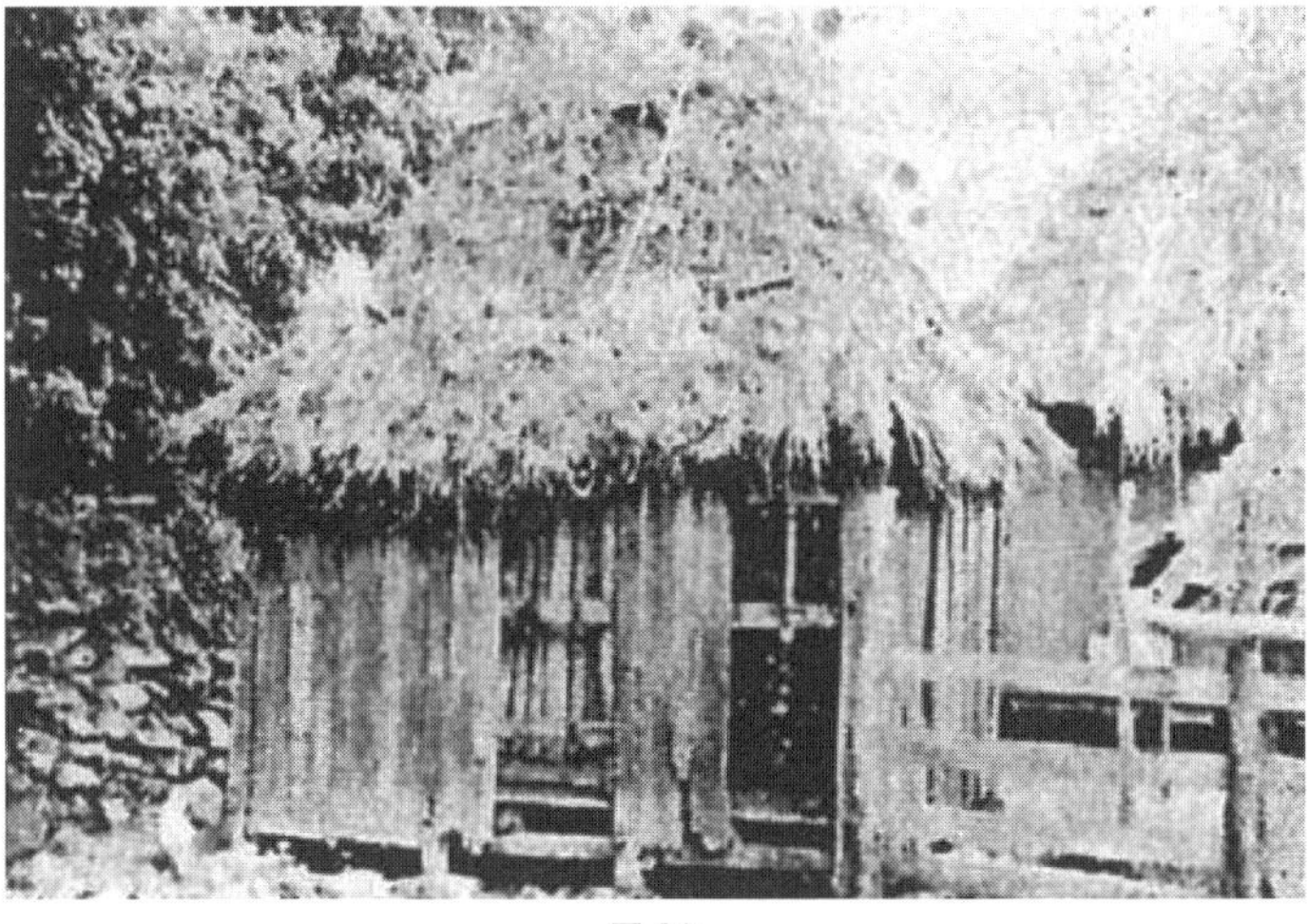

図60

で、個々の家は小さい。屋内に「カクッ」を作る場合では、非常に小さなスペースになる。

佐藤論文の例えば古仁屋（注：現瀬戸内町）の監置室の写真をみると、ちゃんと礎石が写っている。（図60－古仁屋町監置室）ウジンヤー、掘っ立て小屋ではない。一応きちんとした建物だ。写真から即断するわけにはいかないが、柱はあるのだが壁は頑丈《がんじょう》ではなく、亜熱帯なので風が抜けるようになっている。

瞬間的に強い力を出すと、抜け出るくらいの穴を開けるのは可能そうにもみえる。器具は本人の自由を奪う目的というより（もちろん結果的にその役目もしているのだが）柱と固定するものが多いようだ。この場合身体の清潔、排泄などをいかにスムーズに行うかが大きな問題だ。どうしても暗くて不潔なイメージとなる。

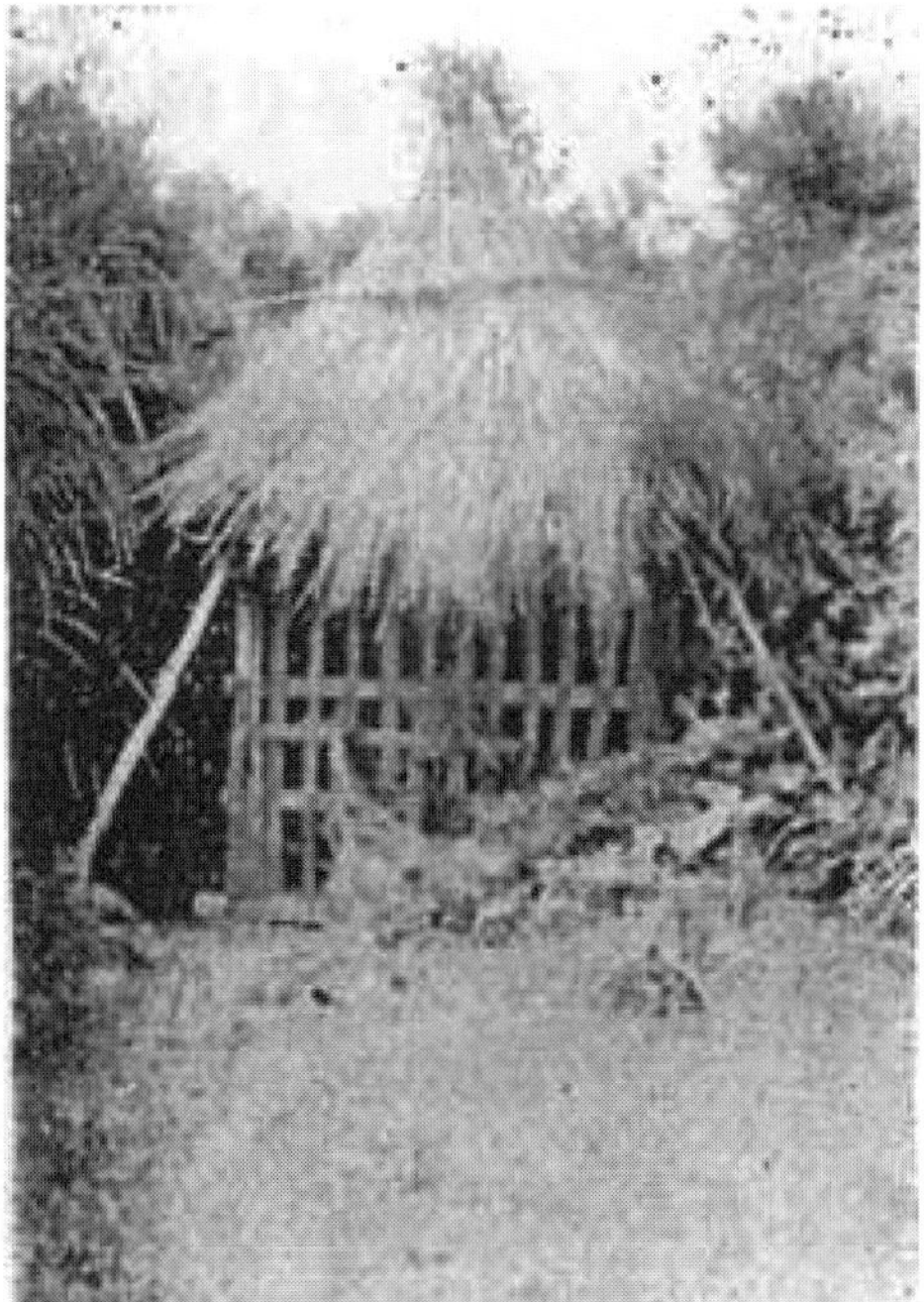

図61

ここまでの資料をもとに、前項の佐藤論文の対象者が悲惨にみえる理由を三点考えてみる。第一に、どの程度の指導、管理が行われていたかである。米軍が占領下の島民の私宅監置者まで、十分な管理指導をしていたとは考えにくい。

当時昭和三十年代、奄美大島ではそれぞれの入り江で村落共同体を形成していたが、背後はハブのいる標高差のある深い森で、それぞれの面積は狭小だった。母屋さえ今の我々の感覚からすると窮屈だ。十分な広さをもつ監置室を造るのが困難だったということが二番目だ。（図61－与論村監置室）縄で作る独特の茅葺小屋は、基本的に座敷牢ではない。やわな構造で「カクッ」小屋と文字の上で表現してきたが、それ自体では自傷他害の人を保護するのは難しい。「カクッ」小屋を壊されて徘徊される事態になる。奄美大島ではなかなか強度を保つ監置室を造ることが困難だったというのが、第三点だ。それを補うために、拘束器具を併用して本人の安全を保っていた。その二重の束縛性が暗い印象を与えた可能性が指摘される。

結論

奄美諸島は精神科病院のない時代、行政の強制力が低下した状態で、私宅監置を八年間続けることになった。

①経済上の問題もからまり、頑丈《がんじょう》な監置室を作ることをやめた。そのため管理指導や「カクッ」小屋の広さ、強度などの問題で、隔離ばかりでなく拘束器具併用例が多くなった。

②実家のすぐそばではなく丘をこえた畑など、家や村から離れた場所に監置室を作る傾向が見られた。その後島にも精神科病院が建設され、精神医療は充実した。

沖縄の監置室

返還の遅れた沖縄県の私宅監置室を対比する。二〇一七年三月二十二日に沖縄北部を現地調査した。沖縄県は、鹿児島県の奄美諸島と異なり、長期にわたり日本ではなかった。そのため警察、治安が回復し戦前の精神病者監置法が、そのままの形で存続した。奄美大島と比べてみるとブロックを使い頑丈《がんじょう》に作られていた。北部の村に使われていない私宅監置室が残っていた。もしかすると現存する唯一の私宅監置室かもしれない。(図62-監置室全景)

私宅監置室が残っていた理由は二つで、精神科病院のない時代、日本返還まで精神病者監護法が継続して存続した。最大の問題は日本返還まで、精神科病院を造る余裕がなかったことだ。患者本人と家族の苦労は大変だったと思う。

二つは木造ではなく、ブロックなどを使った強固な作りだったため、北部地方の山村で取り壊されずにひっそりと残った。法令通り母屋の脇に建てられていた。（図63－庭先に建つ監置室）

他にもNHKで沖縄の私宅監置室の写真が放映[197]された。岡庭武（注：精神科医）が一九六四年の医療支援で沖縄を訪れた時に、私宅監置室などの写真を撮ったものだ。番組内でも困っている家族のために村内の人が、建設に手伝うなどの共同体のシステムが働いていた。

①放映された監置室の写真はすべてブロック作りで、窓の様な穴も作られていた。調査した監置室とも外見が似ているので、規格が統一されていたようだった。

②監置室跡も映していたが、家のすぐそばに監置室は作られた。

保崎秀夫[198]宅で、戦後の精神医療の話を聞いたことがある。戦後は関東でも、家庭でしかたなく防空壕に障害者が隔離されていた。ふだんは光がささない暗闇の中にいて、病院に収容していった話を聞いた。

197 **放映**：二〇一八年六月十三日、ハートネットTV「消された精神障害者」再放送、NHK、十三時五分～三十分。

198 **保崎秀夫**：一九六八年慶應義塾大学精神神経科教授、慶應義塾大学病院院長を歴任。

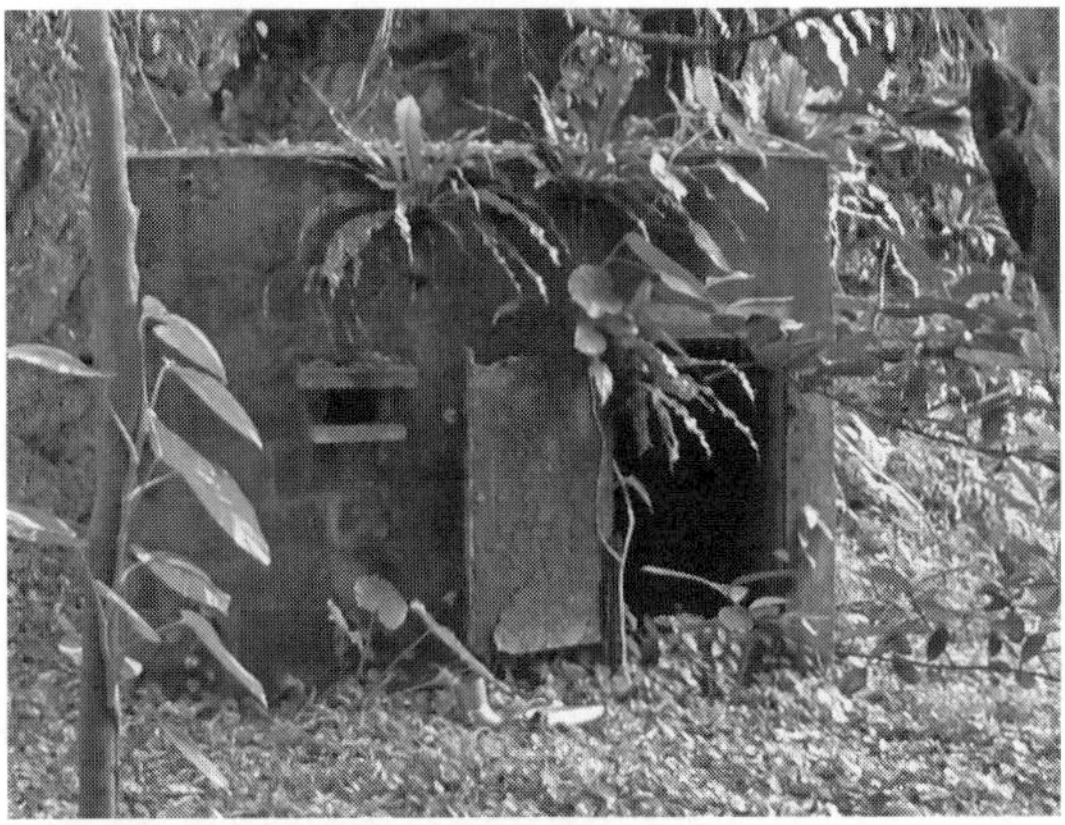

図62

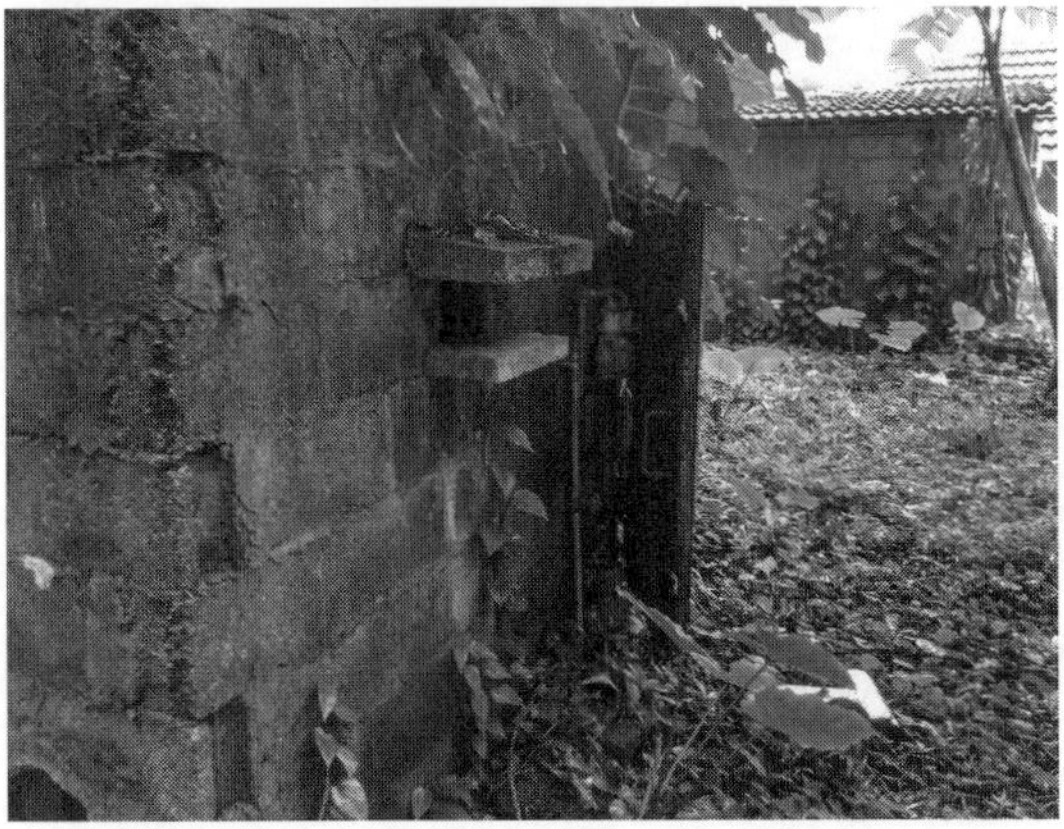

図63

帝国大学精神科

明治期の精神科病棟建設が、困難だった例をあげる。教授として三十年、学長を兼ねること十六年、内科学教授、青山胤通《たねみち》が強く反対したため、帝国大学の東京本郷に精神科外来が長く置かれなかったのは、有名な話だ。精神科への偏見だと思われていたが、人間臭いドイツ留学中の伯爵令嬢をめぐる青山と榊《さかき》の三角関係だった。森鴎外《おうがい》[199]の日記、『鴎外全集』に載る有名な話だが、医学界までは伝わらなかった。

呉は帝国大学の本校である本郷に、外来を含む精神科の医局を作れないのを強く嘆いている。建設されたのは大正に入ってからで、しかも精神病学病室は精神病者慈善救治会（注：呉のつくった団体）で建築し、同大学に寄付したものだ。貴重な一次資料と考えたので、『施設本』にコラムとして載せたが、改変して再録する。

「明治十八年九月二十七日。片山国嘉（後の精神科二代目教授）がベルリンより来る[200]。萩原[201]の家で米飯、鯉《こい》なますを食べる。食後パンチ（Bowle）酒を作り、飲んでにぎやかに楽しむ。パンチ酒はくだものを入れ、色々な酒を混ぜつぼに投じた物だ。

片山はフォン[202]、レーマン（Fraeulein[203] von Lehmann）嬢の事を話す。かいつまんで言うと、ベルリンに少女がいてレーマン嬢という。ある伯爵の娘だ。かつて自分に誓った、必ず日本人を夫にすると。

その願いをしたのは、いくつかの理由があるのだが、主にベルリンの日本人留学生は、学問もでき

199 **森鴎外**：一八六二年二月十七日（文久二年一月十九日）～一九二二年（大正十一年）七月九日）、明治・大正期の小説家、陸軍軍医、官僚。医学博士・文学博士。本名は森林太郎。

200 **ベルリンより来る**：片山はベルリンで学んでいたが、ウィーン大学ホフマン教授に転学する予定だった。その移動の途中で、森のところに寄った。

201 **萩原**：萩原三圭《さんけい》、一八四〇年十二月四日（天保十一年十一月十一日）～一八九四（明治二七）年一月十四日。日本人として初めてベルリン大学に留学、一八八四（明治十七）年八月、二度目のドイツ留学をした。年令も上で二回目でもあり、日本人学生のまとめ役だったのだろう。

202 **フォン（von）**：王侯（フュルスト）、貴族、準貴族（ユンカー）の姓の初めに冠する前置詞。

203 **Fraeulein**：ドイツ語で「若い女性」。

金も多くもっているように見える。駐ドイツ職員の先例[204]もある。またベルリンの貧しくやつれている地元白人とは結婚は難しいという理由だ。この条件に合うのは、青山胤通《たねみち》[205]だ。

ある集会で互いに顔見知りとなり、いっしょに散歩し、いっしょに観劇し、結納の日さえ遠くないとうわさされた。

ある夜、青山はこの少女と博覧会園[206]（Ausstellungspark）で遊び、一輪のバラの花を買って送った。しばらく話をした後、何か忘れたことがあると言って帰った。同僚の某（加藤照麿《てるまろ》[207]と思われる）は、少女とそこに留まった。

ぐうぜんそこに来合わせた、一日本書生がいた。名を榊俶《さかきはじめ》（後の精神科初代教授）という。身長は高く色白で、白人に好かれる風采がある。日本に妻がいるのも顧みず、たくみに少女に気に入られる様に話しかけた。少女は何を思ったのか、青山の送った花をこの男に与えた。

二、三日後、加藤照麿のところに手紙が来た。考えるに先日公園で会った榊君に、親密に話したいことがある。動物園で会いたい。このことを榊君に伝えてくださいとのことだった。

加藤はかねて青山のプライドの高いのを快く思っていなかったので、一策を巡らし、青山を訪ねて言った。ある日ある時間に動物園に来たまえ、おもしろいものを見せてあげると。隅川宗雄《くまがわむねお》[208]は、もれ聞いてかわいそうだと思った。本当のことを青山に教えた。

青山は少女の不誠実を大変怒り、手紙を書いて交際を絶った。榊も既婚なので、少女の誘いに応じることはできない。少女は過ちを悔い青山に謝ったが、青山は応じなかった。少女のふだんからの願いは、夢と消えた。

（森鴎外『獨逸《ドイツ》日記』明治十八年九月二十七日、『鴎外全集』第三十五巻収載．東京：岩波書店、一九七五年、百十一～百十二頁）

204 三宮八重野子と三宮義胤のことなどをさすのか。

205 **青山胤通**：一八五九年六月十五日（安政六年五月十五日）～一九一七年（大正六年）十二月二三日）。医学博士。一九一七年十二月十四日、東京帝国大学医科大学校内科学第一講座教授、東京帝国大医科大学校長、伝染病研究所（現東京大学医科学研究所）所長等を歴任。明治大帝の侍医。

206 **博覧会園**：公園だが、かつて衛生博覧会を開いたので、この名がある。

207 **加藤照麿**：文久三年九月八日（一八六三年十月二十日）～大正十四年（一九二五年）九月二九日）。小児科医。妹の梅は榊保三郎（榊俶の弟）の妻。

208 **隅川宗雄**：一八五八年十一月十八日（安政五年十月十三日）～一九一八（大正七）年四月六日。二四年、帝大医科大教授、生化学・生理学講座を担当。大正六（一九一七）年九月、東京帝大医科大学長に就任したが、翌年死去。

前に述べたような榊《さかき》のトラブルで、帝国大学構内に精神科を併設できなかった。呉は相当苦しんだようで、『施設本』で榊《さかき》の業績をたたえているが、七十四頁で唐突に「（榊《さかき》）博士は結婚したこと二回、最初は古賀氏の女性が一女を産んだが、理由があって去る」と書いている。青山は一九一七年（大正六年）年十二月二三日榊と同じく、食道がんで亡くなった。

呉は精神病者慈善救治会という上流階級の集まりを組織し、大熊伯爵邸で園遊会をしたりして寄付金を集めた（『施設本』二八〇～二九一頁）。呉の目的の一つはこの寄付金を使い、大学に頼らず、精神科外来を本郷に建設したことだ。つまり大熊が会長の上流婦人会が、帝国大学に病棟を寄付した。それが精神科外来棟だった。

「一九一六年五月に本郷の東京帝国大学医科大学附属病院の構内に、精神科の小さな木造の外来診療所と七床の病室が建てられ、長い間かかって精神科教授室、研究室、医局、病棟などができた」

一九四九年二月二十三日に、薬物依存で入院した作家の坂口安吾がその後の内部の様子を書いている。

「僕のいた東大神経科は、重症者を置かない。置く設備がないからである。廊下の出入口の一か所に鍵がかかるだけで、個々の病室には鍵がかかっていない。窓に鉄の格子がはまって、脱出は不可能であるが、窓は普通の洋室の位置にあり、兇暴な患者は他の室へ乱入することもできるし、窓ガラスを割ることもできる。

僕のいた部屋は、A級戦犯のO氏（注：大川周明[209]）**が発病直後送られた部屋で、発病直後は兇暴でこのガラス部屋は不向きであったから、松沢へ送られたそうである。東大の外来室では、千谷さん**

209 大川周明：一八八六年（明治十九年）十二月六日－一九五七年（昭和三十二年）十二月二十四日

の見わけによって、重症であり、兇暴であると判断せられたものは、松沢へ送られる習慣であり、従って、僕の病棟では、脳梅毒患者をのぞいて、ひどい患者はいなかった。

分裂病（注：現在は統合失調症という）は二十歳前後に発病し、周期的にくりかえして根治することが先ずないので、入院患者も、三度目の入院とか六度目とかという古強者《ふるつわもの》が多い。然し、分裂病は知能を犯されることがないから、仕事に従事して才能ある限り、単に変り者と世間に目せられているだけで、終生精神病院のヤッカイになることなく、世を過ごす人々が多くあるに相違ない。

てんかんも、今では、それを一生欠かさず服用しつづけていれば、発作を起こさずにすむ薬があるそうである。ひどいのは脳梅毒だ。これは知能を犯される。つまり痴呆状態となる。肉体の条件がよければマラリヤ療法でくいとめることができるが、僕の居たとき病棟の廊下をうろついていた四十ぐらいの女の脳梅毒患者は、もう肉体力がなくて、マラリヤ療法を施し得ず、仕方なしに、ペニシリンを打ったり、人工栄養などで、ようやく生きて、痴呆状態で廊下をうろついている始末であった。こういう患者は結局狂死する以外に仕方がないということであった。

問題は分裂病であり、また、うつ病、躁うつ病などの患者である。僕のいた病棟は重症者がいないのだから、病状について僕は良く知らないし、特に僕は一人だけの別室にいたから、廊下や便所ですれ違う以外に、他の患者とは特別の接触がなかった。

僕の幻聴と絶望の苦痛にみちた発病当時、千谷さん[210]が診察に来て下さって、すぐ入院させたいが、あいにく一人の部屋がふさがっており、今すぐ入院することの出来るのは五人の相部屋だという話であった。

そのとき僕は精神病者というものを兇暴なものだと幻想しており、何よりも、僕自身、歩行も不可能で、防禦や抵抗の手段が失われているのだから、五人の合宿ということに、病的な恐怖をいだいた。

210 千谷さん：千《ち》谷《たに》七郎《しちろう》、一九一二年九月二十四日〜一九九二年六月二十六日、東京帝国大学医学部卒、同精神神経科講師、一九五〇年東京女子医科大学教授。

そのとき石川淳《じゅん》[211]が見舞いに駆けつけてくれて、相部屋だっていいじゃないか。ただ眠るのだから、他人の存在は問題ではない。一時間、一分でも早く入院しろ。昔、吉原に割り部屋（注：一つの部屋を衝立で区切り、複数の客と女郎を入れた）というものがあったし、汽車の寝台も割り部屋みたいなものであり、同じ部屋で寝ている奴が殺人犯だか強盗だか見当がつかなかったはずだが、それを怖れたこともなかったし、問題が起ったということもない。割り部屋だと思えば、なんでもないさ、と慰め、すすめてくれた。

今は割り部屋がなくなったし、割り部屋があったら、いつ洋服など身ぐるみ盗んでドロンされるか見当もつかず、それだけ世間が平和じゃないんだ、と石川淳が、彼らしい述懐によって世相をガイタンしていたのを妙にハッキリ記憶している。

ところが東大の神経科へ乗りつけたら、妙な偶然で、まだ退院には間があると思われていた患者が退院し、僕は一人だけの部屋へ入院することができた。衰えはてた僕は、その時ひどく安心したが、治療が終って、健康をとり戻して後は、むしろ五人の合部屋へ入院しなかったことを残念だと思った。僕は彼らの生態をこまかく観察する条件を失ってしまったのである。

しかし、廊下や洗面所や便所で、狂躁にみちており、無礼であり、センスを失い、ガサツな人々はむしろおおむね附き添いたちであり、患者は静かで、慎んでいるのが普通であった。僕のいた東大神経科は、重症者を置かない。置く設備がないからである。廊下の出入口の一か所に鍵がかかるだけで、個々の病室には鍵がかかっていない」[212]

呉が苦労して立ち上げた本郷の精神科病棟で、一九六九年九月赤レンガ紛争が起きたがその後終息した。赤レンガとはその後の精神科病棟の通称である。

211 石川淳：一八九九年（明治三十二年）三月七日～一九八七年（昭和六十二年）十二月二十九日、日本の小説家、文芸評論家、翻訳家。

212 坂口安吾：『精神病覚え書』文藝春秋、第二十七巻（第六号）一九四九年

コラム

大川周明

隔離をいったんされると、生涯続くかのように思っている人が多いようなので、そうでない典型例を挙げる。ここに出てくる大川周明は、理論とその言動から第二次世界大戦後、東京裁判二十八人のA級戦犯の一人となった。同じくA級戦犯として訴追されていた東條英機元首相のハゲ頭を、突然平手で後ろ席から二度叩いた。開廷初日の一九四六年五月三日のことである。(図64－大川周明)

翌五月四日法廷で「インド人は来たれ、ほかは去れ」とドイツ語で言い、そのまま米陸軍病院に連れて行かれ、精神病と診断された。一度、大学病院に入院し、その後松沢病院に行った。改善すると、A級裁判も免訴となった。そのため長い間、詐病、軍事裁判の反応説などが流布している。

一九九八年に出版された大川の著作論文七十二編、送った手紙七百二十四通、送られてきた手紙三百九十九通が掲載されている『大川周明関係文書』[213]という本がある。手紙を見ていくと一九四五年十一月二十四日に突然全国的組織に着手とあり、巣鴨拘置所に入る前に奇妙な高揚感があり、「戦争犯罪人として入所」する手紙を方々に出したり、日記の内容は躁的である。

笹川良一の『巣鴨の表情』[214]、児玉誉士夫の『運命の門』[215]にも大川の精神変調の記載がある。

一九四六年九月十八日の手紙

「医員・看護婦こぞりて馬鹿な注射を続け申し候。ただ発熱最高度に達せる時

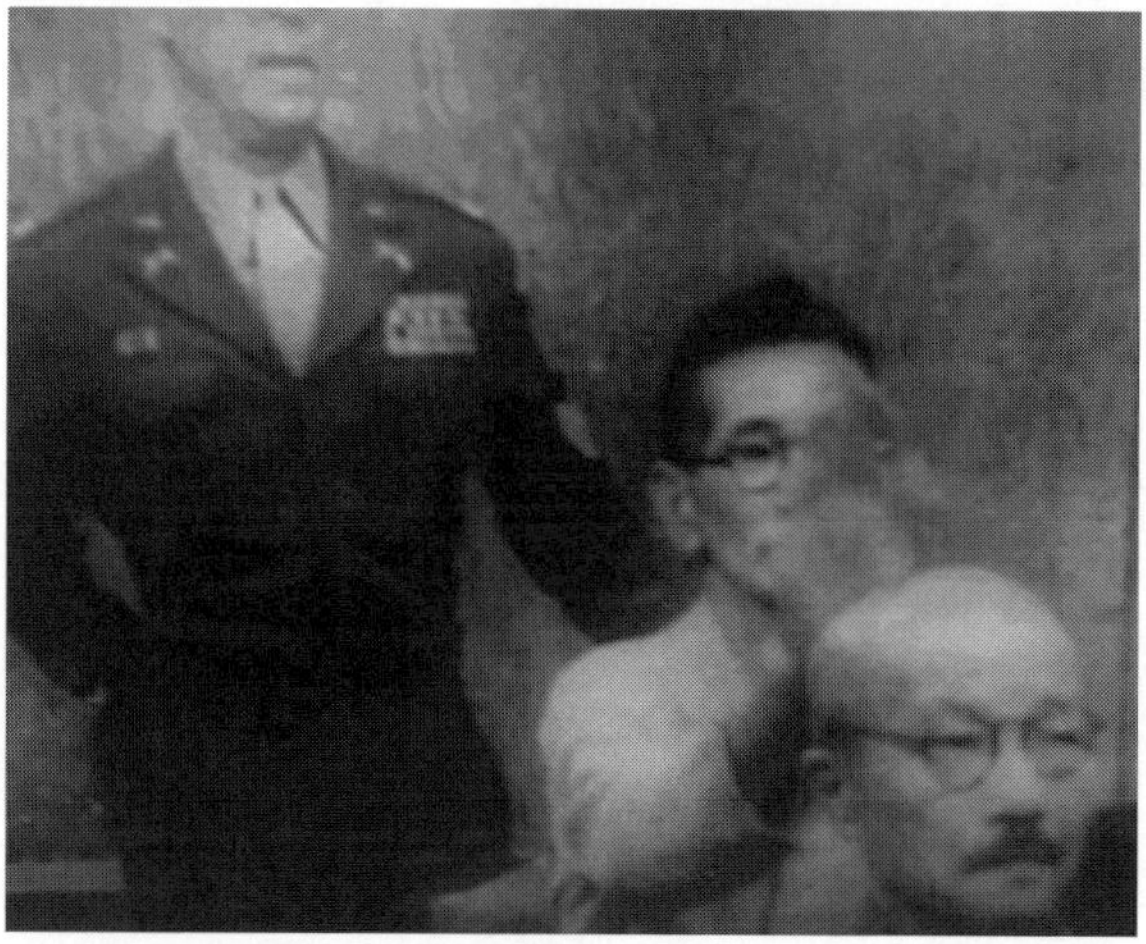

図64

（略）英国王エドワード七世の姿明らかに私の前に現れ」

とあるが十二月九日の手紙は内容が落ち着いている。

一九五一年一月六日には内村裕之が、

「**かの病院にとりてもレコード破りのことでありませう**」

と快気祝の年賀状を送っている。全快したと思われる理由の一つはコーランを翻訳したことである。

一九五七年十二月二十四日七十一歳、自宅で亡くなった。まとめる。

1、書簡から一九四五年十一月十四日から二十四日の間に発病した。

2、一九四六年九月には精神症状は活発、マラリア療法が行われ手紙にも反映されている。

3、遅くとも一九四六年十二月九日には症状改善した。

4、一九五一年の正月には松沢病院内村元院長も全快を認めた。

213 **大川周明関係文書刊行会**が編纂、（株）芙蓉書房から出版。

214『**巣鴨の表情**』：笹川良一著、文化人書房、一九四九年

215『**運命の門**』：児玉誉士夫著、鹿鳴社、一九五〇年

現在の問題点・高齢者の隔離拘束

江戸期の徘徊老人例

認知症は古くから問題だったが、人間の寿命が短かったため大きな問題にはならなかった。だが認知症で徘徊した場合、今のような伝達手段がない時代は、行方不明者となってしまう。昔の人々は神隠しにあったなどと言った。滑稽本に残る実例を挙げる。

シャーマン、巫女に相談した例が江戸時代の文学『浮世床』と『東海道中膝栗毛』に描かれている。現在の青森県恐山の『巫俗と他界観の民俗学的研究』[216]や沖縄のシャーマニズム研究の『沖縄シャーマニズムの社会心理学的研究』[217]と照らし合わせると、当時と同様のスキルが続いている。絵巻物にも流しの巫女が描かれている。（図65－浮世床）[218]

『浮世床』は江戸時代の滑稽本で、雨の日のたまり場である床屋で、流しの巫女が三回神がかりをする。神がかりは他者が巫女に乗り移り、話をしてくれるのだ。典型的な甚太じいさんの例をあげる。これは生霊で行方不明の甚太爺さんを探す依頼だ。爺さんは外の便所に行ったら男に大変美しい所に連れてこられたという。そこには鼻の大きな坊主や口の尖った男がいた。依頼主は鼻が長いから天狗だ、口の尖ったのは烏天狗だと勝手に解釈する。巫女はあいまいな言葉を投げかけ、依頼主がそれを解釈するから当たるのだ。『東海道中膝栗毛』の中でも弥次喜多が宿場で、巫女に口寄せを頼む同様の場面がある。絵図の中にもよく出てきて、それとわかる姿をしている。図66は京都を描いた洛中洛外図舟木

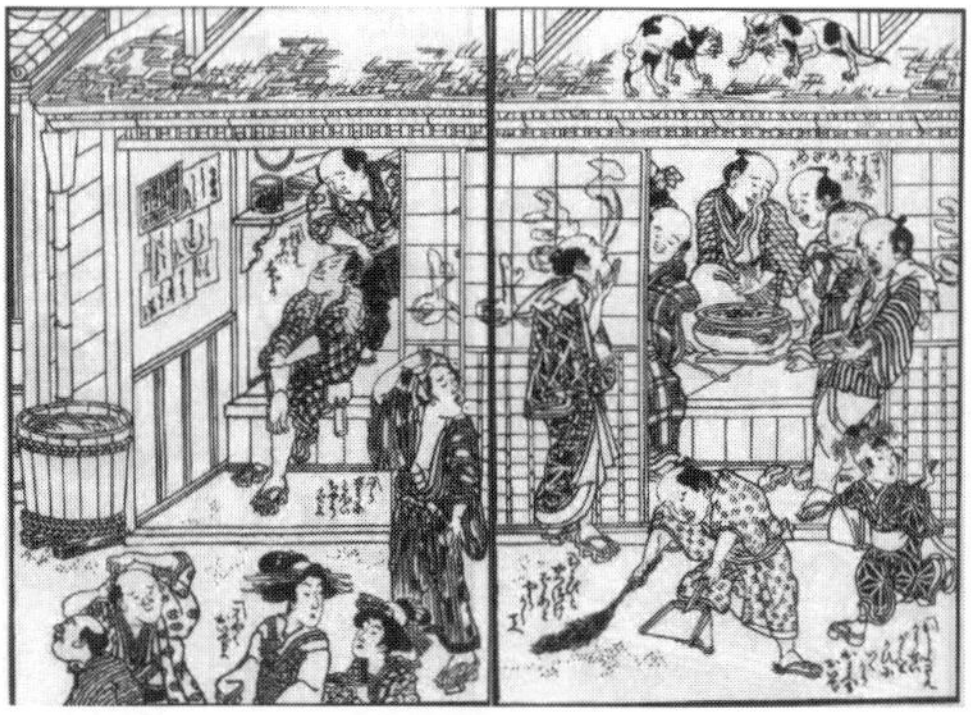

図65

216『巫俗と他界観の 民俗学的研究』：松敬吉　法政大学出版局、一九九三年

217『沖縄シャーマニズムの社会心理学的研究』：大橋英寿　弘文堂、一九九八年

218 浮世床：式亭三馬『浮世床』挿絵

本に出てくる歩き巫女である、（図66 - 歩き巫女）

肉親や周囲の者を亡くす、行方不明などの喪失体験の依頼者に、巫女に乗り移った本人は、礼を言い幸せに暮らしていると述べ、依頼者を安心させる。他の例も同様で、死んだ人や行方不明者を呼んで良かったと依頼者が思わなければ、このスキルは成功しない。また今は幸せに暮らしているので、二度と呼んでくれるなと念を押す。呼び寄せる人が異なると、異なったことを言うのでその口封じである。江戸時代を通じて、シャーマニズムのスキルは磨かれていったようである。

巫女が基礎情報からあいまいな内容を提示すると、依頼者は自らしゃべりだすので、その語りを発展させ信頼を得る。他のスキルでも沖縄の巫女、ユタは精神病レベルの人には病院を勧め、青森恐山では父母と話した依頼主は供養したと喜ぶ。お盆の迎え火、送り火と同じ心理機制かもしれない。

高齢者の徘徊は今でも大きな問題で、奄美諸島の徳之島に調査に行ったときに、人々が真剣な表情で人探しをしていた。高齢者が行方不明になったらしい。あまりの真剣さに聞いてみると、この島にはハブがいるからという返事だった。

日本がまだ貧しく、食べるものもなかった時代の話である。身延山の調査を二回ほどしたことがある。その施設を運営のきっかけになった逸話に、老女が二人大木の下でうずくまっていたというのがあった。通りかかったお坊さんが、翌朝再び通りかかると冷たくなっていたという。それを見て、高齢者、精神障害者施設を創設したという。

身延山のような功徳のあるお寺に、昔から困窮者が集まった。例えば時宗

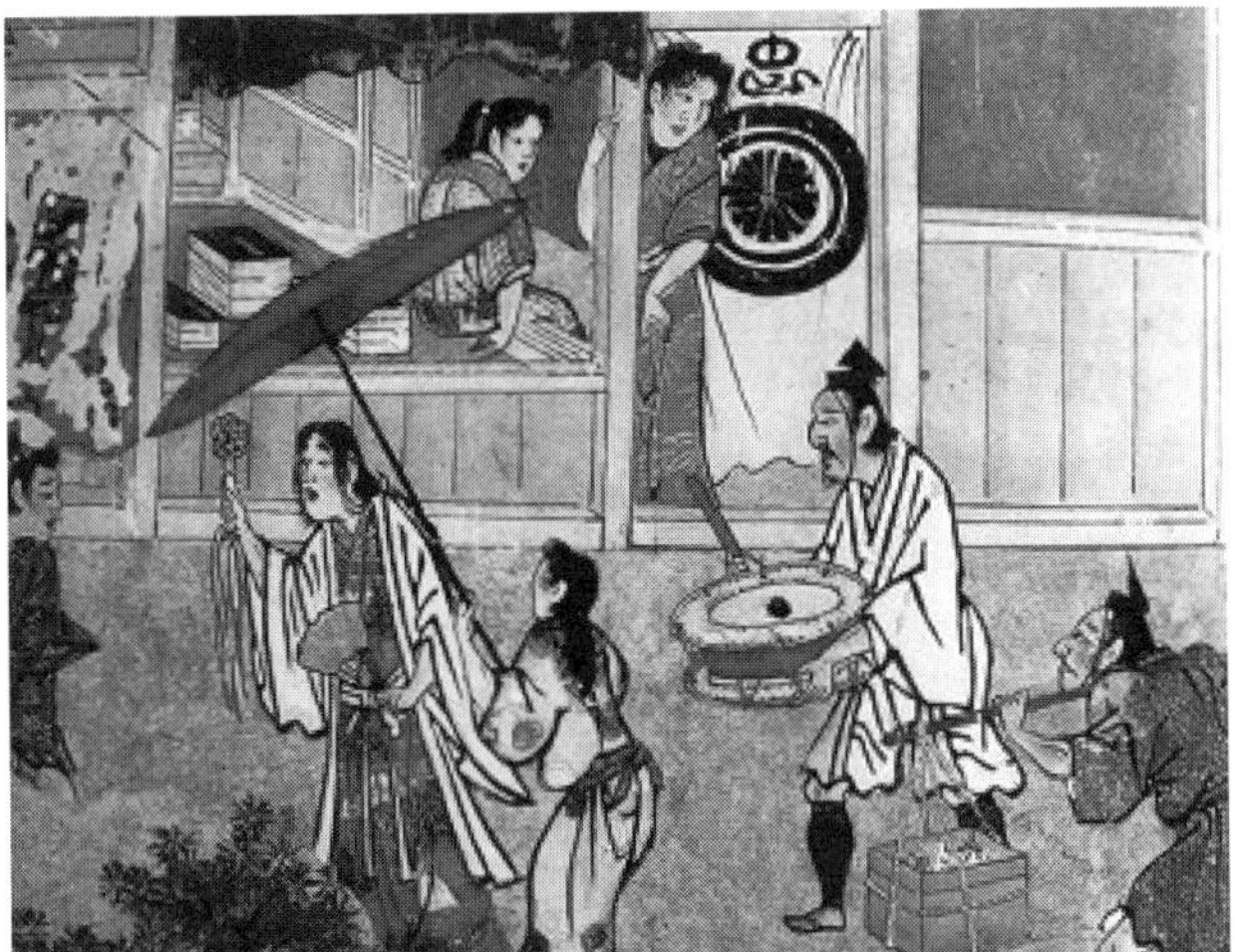

図66

の開祖一遍（遊行上人）を描いた絵巻、「一遍上人絵伝（巻第七）」[219]には多数の障害者、困窮者が描かれている。当時でも身延山のような霊山にいれば、お参りの人達が、功徳と思いなにがしかのお金を恵んだようである。食べ物のない村々の方でも、生産性のない認知症高齢者を抱えるような余裕はない。かえって寺社にいた方が施しを受け、生存する可能性がある。

香典代わりのせんべつを渡され、多少判断能力のある人を中心に送り出されたようだ。なぜそのような事が可能かと言えば、水運である。船頭に因果を含め、多めのチップを握らせたようだ。身延山は富士川の水運が盛んである。船に乗っていれば、そのまま身延山に着く。船頭が人のよさそうな人を選んで、お寺まで連れて行ってくれと言えば…。

水運を調べたが、下流へは自然の流れだが世界各国、上流へは人力である。川の両側の道が整備されていないので、牛馬ではだめなのである。ヴォルガの舟歌やイリヤ・レーピン[220]の「ヴォルガの船曳き」が有名である。またイザベラ・バード[221]は『中国奥地紀行』で、揚子江の船をロープで上流に運ぶために、多数の労働者が働いていることを記述している。ロープが切れたり、断崖から人が落ちてぽろぽろと死んでいったり、夜は重労働の苦痛をアヘンで紛らわし、廃人になっていく様子を克明に描いている。

日本の河川では、船曳は足半《あしなか》を履いていた。わらぞうりの一種で、踵にあたる部分のない通常の半分くらいの長さの履物である。長い上り坂を踏ん張って歩くので、かかと部分は必要がないのだ。少しでも安上がりにするわらじだが、上流に行く際にも船に荷物や人は載せるので、それだけ重労働だということがわかる。

『実況本』と『施設本』を読むと、東京の霊山高尾山の滝にも戦前、精神障害者が集まった記録がある。そのため東京の日本橋から、高尾山まで日を分けて歩いてみた。だが鉄道のない時代、いくら当時の

219 **画像番号 E0016156 一遍上人絵伝（巻第七）**－東京国立博物館 画像検索

220 **イリヤー・レーピン**：一八四四年八月五日～一九三〇年九月二十九日、ロシア帝国の画家、彫刻家。

221 **イザベラ・バード**：一八三一年十月十五日～一九〇四年十月七日、十九世紀の大英帝国の旅行家、探検家、紀行作家。

人が健脚だとは言え、障害者や体力のない困窮者が高尾山まで行けたのかと疑問に思った。滝の水は浅川に注ぎ、やがて多摩川に合流する。その時に、高尾山も街道だけでなく、水運でも行けたのではないかと思い、多摩川河口から高尾山まで、再度歩いたことがある。多摩川も昔は暴れ川で、何度も川の流れをかえているが、浅川との合流部には、荷上場にも使えそうな広い河原が存在した。

ミトン裁判[222]

一般の総合病院と精神科病院では、縛る法律が異なる。その中で問題となるのは、せん妄、興奮患者の隔離と拘束だ。精神科病院では厳しく法律が試行され罰則があるが、総合病院の普通病棟はグレーゾーンだ。事故などが起きれば、これが将来大きな問題になることも考えられる。その一例を挙げる。しばしば総合病院や入所施設を持つ介護施設で、医療ミトン（あるいは介護用ミトン）を使用する。

一般にミトンとは、親指だけが他の四本指と分離している二股の手袋を指し、鍋つかみなどもこれに当たる。だが医療用はその目的から指全体を覆い、それをベッドサイドなどに固定できるものをいう。主に高齢者に使いおむつやリハビリパンツを外したり、便いじりをしたり、自傷行為、点滴やチューブ等を外したりの問題行為に使用される。日本全国の総合病院、施設で使用されているが、法律的にはあいまいさがあるようだ。過去にはこれが原因で裁判になった例もあった。

貴重な一次資料として全文を掲載するが、わかりにくいところもあるので、最初に簡単に説明する。一言でいうと当直の看護師らがミトンで入院患者の両上肢をベッドに拘束した行為の違法性を争ったのだが、それは違法ではないと判決が出たのである。

名古屋の病院の話で、四か月前に他病院で転倒して骨折した当時八十歳の女性患者がミトンで拘束

222 **ミトン裁判**：最高裁判所判例集

された。経過を読むと能力に差があるまだら痴呆もあった、典型的な夜間せん妄で、日中は割合しっかりしているが、夜はかなり精神症状が出現したようだ。

よくあるケースで珍しい症例ではないが、かなりプライドの高い方で、自分にミトン拘束をしたことが許せず、病院に対して裁判を起こした。遺言なのか本人は亡くなった後も子どもたちに、裁判継続をするように託した。

「事件番号：平成二十（二〇〇八）（受）二〇二九、事件名：損害賠償請求事件、裁判年月日：平成二十二（二〇一〇）年一月二十六日、法廷名：最高裁判所第三小法廷、裁判種別：判決、結果：破棄自判、民集　第六四巻一号二一九頁、原審裁判所名：名古屋高等裁判所、

原審事件番号：平成十八（二〇〇六）（ネ）八七二

原審裁判年月日：平成二十（二〇〇八）年九月五日

判示事項：当直の看護師らが抑制具であるミトンを用いて入院中の患者の両上肢をベッドに拘束した行為が、診療契約上の義務に違反せず、不法行為法上違法ともいえないとされた事例

裁判要旨：当直の看護師らが抑制具であるミトン（手先の丸まった長い手袋様のもので緊縛用のひもが付いているもの）を用いて入院中の患者の両上肢をベッドに拘束した行為は、次の（一）～（三）など判示の事情の下では、上記患者が転倒、転落により重大な傷害を負う危険を避けるため緊急やむを得ず行われた行為であって、診療契約上の義務に違反するものではなく、不法行為法上違法ともいえない。

（一）　上記患者は、上記行為が行われた当日、せん妄の状態で、深夜頻繁にナースコールを繰り返し、

車いすで詰所に行ってはオムツの交換を求め、大声を出すなどした上、興奮してベッドに起き上がろうとする行動を繰り返していたものであり、当時八十歳という高齢で、四か月前に他病院で転倒して骨折したことがあったほか、十日ほど前にもせん妄の状態で上記と同様の行動を繰り返して転倒したことがあった。

(二) 看護師らは、約四時間にもわたって、上記患者の求めに応じて汚れていなくてもオムツを交換し、お茶を飲ませるなどして落ち着かせようと努めたが、上記患者の興奮状態は一向に収まらず、また、その勤務態勢からして、深夜、長時間にわたり、看護師が上記患者に付きっきりで対応することは困難であった。

(三) 看護師が上記患者の入眠を確認して速やかにミトンを外したため、上記行為による拘束時間は約2時間であった。

参照法条：民法四一五条，民法七〇九条

主文

原判決中、上告人敗訴部分を破棄する。

前項の部分につき、被上告人らの控訴をいずれも棄却する。

控訴費用及び上告費用は被上告人らの負担とする。

理由

上告代理人中村勝己ほかの上告受理申立て理由について

一、本件は、第一審原告亡Aの子である被上告人らが、E病院（以下「本件病院」という。）を開設する上告人に対し、当直の看護師らが本件病院に入院中のAの両上肢をベッドに拘束したことが診療契約上の義務に違反する違法な行為であるなどと主張して、債務不履行又は不法行為に基づき損害賠償の支払を求める事案である。

二、原審の適法に確定した事実関係の概要等は、次のとおりである。

(一) A(大正十二(一九二三)年二月生)は、平成十五(二〇〇三)年六月二十日(以下、平成十五(二〇〇三)年については月日のみを記載する。)以降、両側胸部痛を訴えてF病院整形外科に入院していたが、七月十六日、入眠剤を投与された状態で歩行していたところ、トイレ内で転倒して左恥骨骨折の傷害を負った。

Aは、八月一日、肋間神経痛及び左恥骨骨折の治療並びにリハビリテーションのため、本件病院内科に入院したが、九月十二日に退院した。

(二) Aは、十月七日、変形性脊椎症、腎不全、狭心症等と診断されて本件病院外科に入院した。入院当初は腰痛により歩行困難であったが、徐々に軽快し、ベッドから車いすに移乗してトイレに行ったり、手すりにつかまり立ちしたりできるようになった。しかし、看護計画によれば、痛みがひどいときは無理にトイレへ行かず、昼はリハビリパンツを、夜はオムツを着用することとされていた。

(三) Aは、十月二十二日から十一月五日にかけて、夜間になると、大きな声で意味不明なことを言いながらゴミ箱に触って落ち着かない様子を見せ、トイレで急に立てなくなってナースコールをし、汚れたティッシュを便器の中に入れずに自分の目の前に捨てるなどせん妄(意識混濁、精神運動興奮、錯覚、幻覚等を伴い短期間に変動する可逆的な意識障害)の症状がみられ、同月四日には、何度もナースコールを繰り返してオムツをしてほしいと要求し、これに対する看護師の説明を理解せず、一人でトイレに行った帰りに車いすを押して歩いて転倒したことがあった。

(四)本件病院は、救急指定病院であり、内科、消化器科、外科、リハビリテーション科等の診療科目を備えている。十一月十五日夜から翌十六日朝にかけて、Aの入院していた病棟(定床数四十一床)には、B、C、Dの三名の当直看護師がいた。当直看護師らが対応すべき患者数は二十七名であり、重症患者はいなかったが、「特殊(要注意)」な患者としてドレナージ中の者が一名いた。

(五)Aは、十一月十五日午後九時の消灯前に入眠剤リーゼを服用したが、消灯後も頻繁にナースコールを繰り返し、オムツを替えてもらいたいと要求した。看護師らは、オムツを確認して汚れていないときはそのむね説明し、オムツに触らせるなどしたが、Aは納得しなかったため、汚れていなくてもその都度オムツを交換するなどしてAを落ち着かせようと努めた。Aは、同日午後十時過ぎころ、車いすを足でこぐようにして詰所を訪れ、病棟内に響く大声で「看護婦さんオムツみて」などと訴えた。これに対応した看護師は、車いすを押して病室にAを連れ戻し、オムツを交換して入眠するよう促したが、Aは、その後も何度も車いすに乗って詰所に向かうことを繰り返し、オムツの汚れを訴えた。看護師らは、その都度、Aを病室へ連れ戻し、汚れていなくてもオムツを交換するなどした。なお、看護師らは、より薬効の強い向精神薬をAに服用させることについては、腎機能もよくないため危険であると判断して、上記のような対応を続けた。

(六)Aは、十一月十六日午前1時ころにも車いすで詰所を訪れ、車いすから立ち上がろうとし、「おしっこ、びたびたやでオムツ替えて」「私ぼけとらへんて」などと大声を出した。C看護師は、Aを四人部屋である病室へいったん連れ戻したものの、同室者に迷惑がかかると思ったことや、Aが再び同様の行動を繰り返す可能性が高く、その際に転倒する危険があると考えたことから、D看護師の助力を得て、Aをベッドごと詰所に近い個室である二〇一号室に移動させた。

Aは、二〇一号室でも「オムツ替えて」などと訴えたため、C看護師及びD看護師（以下、両名を併せて「C看護師ら」という）は、声をかけたりお茶を飲ませたりしてAを落ち着かせようとしたが、Aの興奮状態は一向に収まらず、なおベッドから起き上がろうとする動作を繰り返した。このため、C看護師らは、抑制具であるミトン（手先の丸まった長い手袋様のもので緊縛用のひもが付いているもの）を使用して、Aの右手をベッドの右側の柵に、左手を左側の柵に、それぞれくくりつけた（以下、この行為を「本件抑制行為」という）。

Aは、口でミトンのひもをかじり片方は外してしまったが、やがて眠り始めた。C看護師らは、詰所から時折Aの様子をうかがっていたが、同日午前三時ころ、Aが入眠したのを確認してもう片方のミトンを外し、明け方にAを元の病室に戻した。Aには、ミトンを外そうとした際に生じたと思われる右手首皮下出血及び下唇擦過傷が見られた。

(七) Aは、十一月二十一日、G市民病院で腎不全の治療を受けるため本件病院を退院した。

(八) Aは、平成十六（二〇〇四）年十一月一日、本件訴訟を提起したが、第一審口頭弁論終結後の同十八（二〇〇六）年九月八日に死亡し、子である被上告人らがAの権利義務を承継した。

三、原審は、次のとおり判断して、被上告人らの請求を各三十五万円の支払を求める限度で認容した。

(一) Aは、せん妄の状態ではあったが、その挙動は、せいぜいベッドから起き上がって車いすに移り、詰所に来る程度のことであって、本件抑制行為を行わなければAが転倒、転落により重大な傷害を負う危険があったとは認められない。また、Aのせん妄状態は、不眠とオムツへの排泄を強いられることによるストレスなどが加わって起きたものであり、さらに、当初Aを説得してオムツが汚れていないことを分からせようとした看護師らのつたない対応がかえってAを興奮させてせん妄状態を高めてしまったと認められること、看護師のうち一名がしばらくAに付き添って安心させ、落ち着かせて入眠するのを待つという対応が不可能であったとは考えられないことからすれば、本件抑制行為に切迫性や非代替性があるとも認められない。

Aは、ミトンを外そうとして右手首皮下出血等の傷害を負っており、抑制の態様も軽微とはいえない。また、本件抑制行為は、夜間せん妄に対する処置として行われたものであるから、単なる「療養上の世話」ではなく、医師が関与すべき行為であって、当直医の判断を得ることなく看護師が本件抑制行為を行った点でも違法である。

(二) したがって、本件抑制行為は、診療契約上の義務に違反する違法な行為であって、債務不履行及び不法行為を構成する。

四、しかしながら、原審の上記判断は是認することができない。その理由は、次のとおりである。

(一) 前記事実関係によれば、Aは、せん妄の状態で、消灯後から深夜にかけて頻繁にナースコールを繰り返し、車いすで詰所に行っては看護師にオムツの交換を求め、更には詰所や病室で大声を出すなどした上、ベッドごと個室に移された後も興奮が収まらず、ベッドに起き上がろうとする行動を繰り返していたものである。

しかも、Aは、当時八十歳という高齢であって、四か月前に他病院で転倒して恥骨を骨折したことがあり、本件病院でも、十日ほど前に、ナースコールを繰り返し、看護師の説明を理解しないまま、車いすを押して歩いて転倒したことがあったというのである。

これらのことからすれば、本件抑制行為当時、せん妄の状態で興奮したAが、歩行中に転倒したりベッドから転落したりして骨折等の重大な傷害を負う危険性は極めて高かったというべきである。

また、看護師らは、約四時間にもわたって、頻回にオムツの交換を求めるAに対し、その都度汚れていなくてもオムツを交換し、お茶を飲ませるなどして落ち着かせようと努めたにもかかわらず、Aの興奮状態は一向に収まらなかったというのであるから、看護師がその後更に付き添うことでAの状態が好転したとは考え難い上、当時、当直の看護師三名で二十七名の入院患者に対応していたというのであるから、深夜、長時間にわたり、看護師のうち一名がAに付きっきりで対応することは困難であったと考えられる。

そして、Aは腎不全の診断を受けており、薬効の強い向精神薬を服用させることは危険であると判断されたのであって、これらのことからすれば、本件抑制行為当時、他にAの転倒、転落の危険を防止する適切な代替方法はなかったというべきである。

さらに、本件抑制行為の態様は、ミトンを使用して両上肢をベッドに固定するというものであるところ、前記事実関係によれば、ミトンの片方はAが口でかみ間もなく外してしまい、もう片方はAの入眠を確認した看護師が速やかに外したため、拘束時間は約二時間にすぎなかったというのであるから、本件抑制行為は、当時のAの状態等に照らし、その転倒、転落の危険を防止するため必要最小限度のものであったということができる。

(二)入院患者の身体を抑制することは、その患者の受傷を防止するなどのために必要やむを得ないと認められる事情がある場合にのみ許容されるべきものであるが、上記(一)によれば、本件抑制行為は、Aの療養看護に当たっていた看護師らが、転倒、転落によりAが重大な傷害を負う危険を避けるため緊急やむを得ず行った行為であって、診療契約上の義務に違反するものではなく、不法行為法上違法であるということもできない。

Aの右手首皮下出血等が、同人が口でミトンを外そうとした際に生じたものであったとしても、上

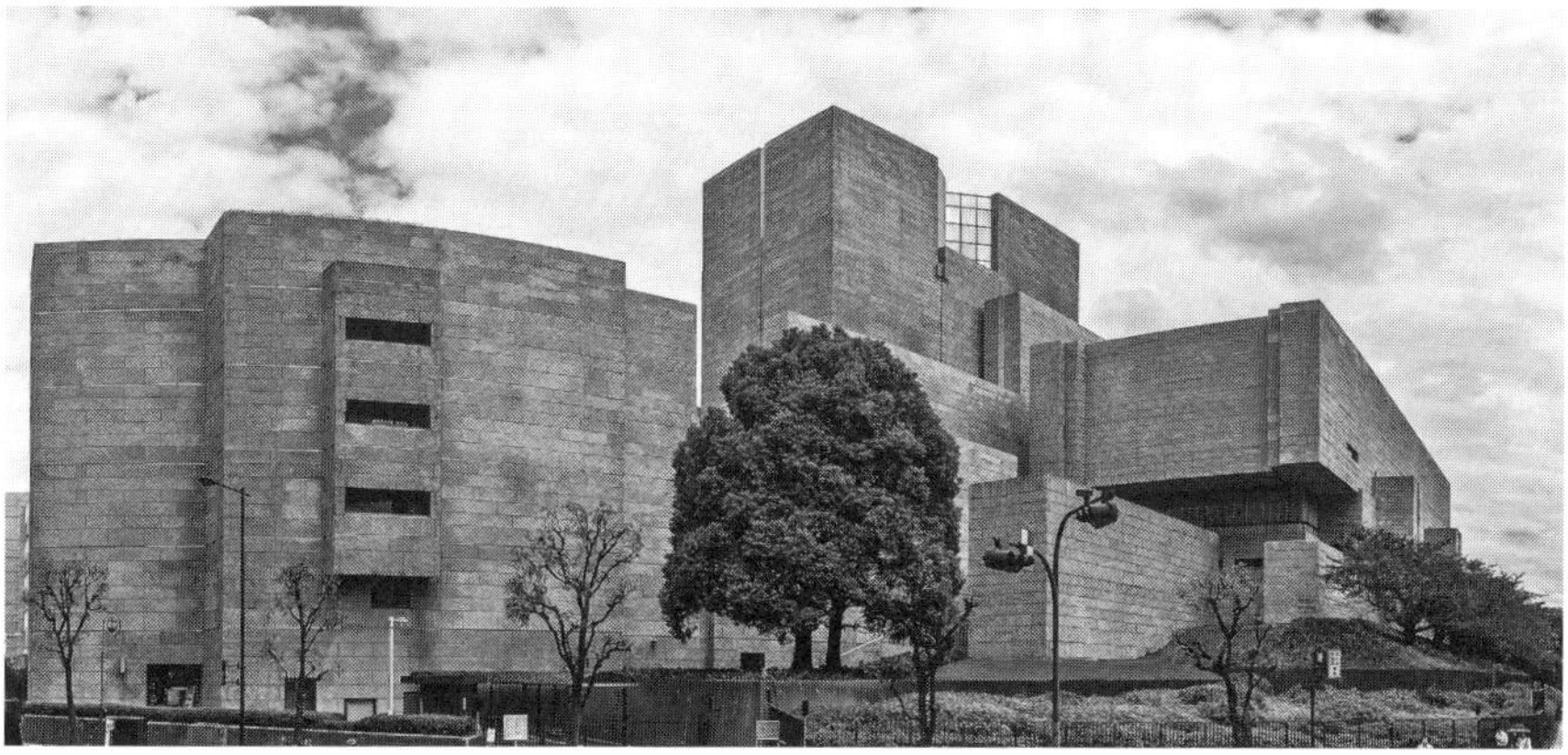

図 67

記判断に影響を及ぼすものではなく、また、前記事実関係の下においては、看護師らが事前に当直医の判断を経なかったことをもって違法とする根拠を見いだすことはできない。

五、以上と異なる原審の判断には、判決に影響を及ぼすことが明らかな法令の違反がある。論旨は理由があり、原判決中上告人敗訴部分は破棄を免れない。そして、以上説示したところによれば、被上告人らの請求を棄却した第一審判決は正当であるから、被上告人らの控訴をいずれも棄却すべきである。

よって、裁判官全員一致の意見で、主文のとおり判決する。（裁判長裁判官：近藤崇晴、裁判官：藤田宙靖、裁判官：堀籠幸男、裁判官：那須弘平、裁判官：田原睦夫）」

最初の地方裁判所では病院側が勝訴した。だが高等裁判所では、病院側が三十五万円の支払で敗訴したのである。そして最高裁判所ではまた判決がくつがえり、最終的には病院側勝訴となった。これは条件がととのっている時のミトン着用、拘束の基本的根拠となっているよう

だ。（図67－最高裁判所）[223]

認知症の中核症状と周辺症状

認知症患者は現在増加している。そのため一般病院棟にも、多数入院しているが、筆者も診察の機会が多い。現在隔離拘束で、これから多数の問題が表面化しそうなのは高齢者問題である。だが認知症患者の治療、看護はなかなか困難である。当然、内科、外科疾患でも認知症があれば、退院先、処遇などに問題があり、通常の患者よりも入院日数が長く、在宅復帰率が低い。そのため多くの医療機関にとって、認知症は早期退院、在宅復帰を阻害する要素になっているので、きめの細かいケアが必要である。だが今まで述べたように対象患者は異なるが、先人の苦労した長い歴史を踏まえ、安易に隔離拘束的な環境に置くことはよくない。えてして家での生活状況、介護保険の認定、既往歴に重点が置かれ、過去の職歴、家族内のトラブルなどがおろそかになる。

例えば声が大きく、乱暴して、興奮しているといっても、一人親方の大工で歳をとるまで、気ままに肉体労働をしていた人は、手を見ても指先が太く、身体的にがっしりしているなどでわかる。要するにこのような人は、大声と思っても本人にとっては、地声が大きいだけである、またデスクワークをしていた人と違って、集団行動が苦手であるから、抑え込むような対処は避けた方が良い。肉体労働をしていた方は、高齢になっても瞬間的には、かなり力が出る。問題ケースになっていくことも多い。認知症だけにフォーカスをあて、人間として社会生活をしていたところをフォローしないと大変なボタンの掛け違いになる。病院と施設では問題点が異なる。身体治療をするか、ケアに留まるかなどである。

223 **最高裁判所**（日本）- Wikipedia

中核症状

認知症は一言でいえば加齢、脳の病的変化や病気などによって、脳細胞が壊れ減っていくことである。壊れてしまった脳細胞の役割が失われることで、直接的に起こるのは、総合的な機能の障害である。個別的に挙げていく。

①記憶の障害。
②場所や時間がわからなくなる見当識障害。
③理解や判断力の低下。
④物事を行う時に計画を立て、順序立てて行うことができなくなる実行機能の障害。
⑤言葉が理解できなくなったり、発語が困難になったりする言語の障害。
⑥日常的に行っていた動作や物の操作が行えない失行。自分の身体の状態や位置関係、目の前のものがわからなくなる失認。

これらの認知機能の障害を中核症状という。具体的な例を挙げる。

「今まではできていた掃除や洗濯等ができなくなってきた」

「会話が理解できなくて、話のつじつまが合わない」

「時間や場所がわからない」

「もの忘れが頻回にあって、日常生活に支障をきたす」

周辺症状（BPSD[224]ともいう）

中核症状によって引き起こされる精神的な落ち込み、できないことによる焦り、不安、このような

224 BPSD：行動・心理症状を表すBehavioral and Psychological Symptoms of Dementia の頭文字の略称。

性格や心理状況が原因となって起きる症状を周辺症状という。能力の低下をある程度自分でも自覚することによる不眠やさらには暴言、暴力、そして妄想、幻覚、せん妄、多弁、多動、依存、異食、過食、徘徊、不潔など個人差による多数の行動的な障害が出てくる。

周囲の不適切なケアや身体の不調、もともとの心配性、さびしがり屋などの性格があれば、さらに症状が加速化され、混乱する。周囲もこの心理状態、混乱や不安の原因を理解することで周辺症状はある程度収まる。安心できる環境、混乱しない適切な対応をとることで、穏やかに生活することは可能で、症状が軽減する可能性がある。

血管型と細胞変性型認知症

認知症も大変複雑なので、ここではできるだけ簡単に解説する。認知症の症状は大きく二つに分けられる。認知症の血管性と神経細胞変性型認知症である。

A、大脳皮質の変性疾患

脳の神経細胞の特定部位が、変性と脱落をするもの。わかりやすくいうと脳細胞の老化が急速に進むものと考えてもよい。

主な特徴

1、CTスキャンで脳全体の萎縮

2、なだらかな線を描いて悪くなっていく。

そして細胞変性疾患には、主に三病型がある。

1、アルツハイマー病：脳内に老人斑を認める。これは皮膚にできるしみとは異なる。アルツハイマーだけは、第一発表者の人名である。

2、ピック病（ピック型認知症）：脳内にピック小体という封入体を認める。
特徴：滞続言語、声を掛けられると、いつも同じ内容の言葉を繰り返す。

3、レビー小体型認知症：脳内にレビー小体を認める。
特徴：幻視や意識障害の変動

B、脳血管性認知症

脳の微小血管が、高血圧、糖尿病などで障害を受けたり、詰まったりしてしまうために起こる。糖尿病は脳の血管をもろくする。

主な特徴

1、CTでみると点々と脳に梗塞像や出血像がみえる。

2、階段状の経過で、すとんと悪化したり、経過中に横ばいだったりする経過を示すことが特徴である。
健常者でも四十歳代から、ぽつんぽつんと無症状性の小さな脳梗塞や小さな脳出血を、起こす人がいる。

家族が異常に気がついて病院の外来を訪れる主な理由は次のような理由である。

1、記銘力低下

2、夜間せん妄

3、見当識障害

4、感情失禁

5、女性はもの盗られ妄想が多い。物を置いておいたところを忘れて、家族が盗んだなどという。

6、男性は嫉妬妄想が多い。高齢者の配偶者でも浮気していると思う。

夜間せん妄

高齢者、認知症患者に特徴的で、昼間はある程度しっかりして特に精神症状がないのに、夕方から夜にかけて、錯覚のような意識障害が出現すること。一言でいうと、夜間寝ぼけたような状態になるといってもよい。

例えば夜中音がするので、家族が見に行ってみると、本人が裸になっている。「温泉に来たから皆で入ろう」などと錯覚しているが、翌朝全く覚えていない。これが裸になれという幻聴が聞こえる精神病とは、結果が同じでも原因が全く異なる。

夜間せん妄は眠れば問題が解決することが多い。せん妄は意識障害であり、統合失調症の幻覚妄想と異なるためである。マイルドな眠剤で寝かせるのが一番である。メジャートランキライザーは幻覚、妄想の薬であるので、意識障害に使うと身体が衰弱するだけだ。高齢者は身体的合併症を持っている人が多いので気をつけなければならない。また正式な適応に、夜間せん妄はない。

不眠と睡眠薬の4パターン

昼間と夜間で意識状態に差がある夜間せん妄の治療は困難である。だが簡単な方法で、安全に治療することができる。感染症に対しては、その病原体を調べて適切な抗生物質、治療薬を処方するのだが、不眠に関してはそうではない。治療者は睡眠薬に関しては、得意とする薬を一、二種類もっていて、どのような不眠者に関しても同じ薬を投与する傾向がある。だが大きく分けても、作用時間の違いによって、4段階の睡眠薬が存在する。服用する薬剤などを頻回に微調整する必要があるが、その前に不眠の4パターンの違いを説明する。

①入眠障害：寝つきが悪い。

②中途覚醒：夜中に何度も目覚める。

③早朝覚醒：朝早く目が覚めてしまう。

④熟眠障害：眠った感じがしない。

これらは個人差があるので、看護記録、介助記録を見るとわかる。

薬は血液の中のその薬の濃度が半分になるまでの時間を、血中濃度半減期といい持続時間の目安にする。血中濃度半減期が長ければその薬は効果が長く、反対に短ければ効いている時間が短いということだ。睡眠薬も血中濃度半減期で、四つに分けられる。

①超短時間型：入眠障害に用いられ、持続時間が短い。

②短時間型：主に中途覚醒や入眠障害時に使われ、持続時間はやや短め。

③中間型：持続時間はやや長め。早朝覚醒などにも使われるが、次の長時間型と合わせ、あまり高齢者の夜間せん妄には使われない。

④長時間型：長時間効果が持続するが、高齢者には使われない。主に早朝覚醒型に使用される。

③と④が夜間せん妄を含む高齢者にあまり使われないのは、薬が身体にやや強く翌朝まで睡眠薬が残って寝起きが悪いためである。

夜間せん妄に対するK式眠剤調節法

重要なことは、高齢者は大体持病をもっているので、その症状と検査値を細かく診ながら超短時間から、少しずつ増やしていくことだ。そうでないと翌朝ぐったりという状態になる。若い人と同じ使い方をしない方が良い。また高齢者といえども、アルコールを大量に飲酒していた人や肉体労働をしていた人は、睡眠薬の効きが悪いことがよくある。個人差もずいぶんあるので、その時は、超短時間型から短時間型へとアップしていけばよい。またもともと精神病をも持っていて、向精神薬を永年服用していた方は、睡眠薬にも強く、中間型や長時間型を服用する場合もある。

高齢者は幼年者と同じで睡眠は大変重要である。このような薬剤の微調節により、せん妄、周辺症状を軽減させ、身体拘束をせずに行動抑制をしないことで、日常生活活動の低下を防ぎ、良好な状態を保つことができる。

あとがき

実態を調査分析しないで、隔離拘束自体を激しく攻撃する風潮が過去にはあった。傷つくのはそんなにひどいことをされていたのかと思う、障害者とその家族である。あまり論議されたことはないが、臨床現場にいるとつくづく感じる。潜在的な高齢化社会の問題点である拘束と、投薬方法にも触れた。

内容について一つだけ付記すると、呉が苦労して立ち上げた東大・本郷の精神科病棟で、一九六九年九月赤レンガ紛争が起きた。赤レンガとは精神科病棟の通称名で、当時の教授は二〇一四年に亡くなった臺《うてな》弘だった。運営は混乱したが、加藤進昌《のぶまさ》（一九四七年生）が教授の時に、富田三樹生《みきお》（一九四三年生、新潟大学医学部）が退職して終息した。

二〇二二年十月二十一日金曜日、加藤が富田の多摩あおば病院を訪れ、富田の案内で病院見学をした。方法は異なったが、理想、理念は同じだったと個人的には考える。その後駅前のレストランで、なごやかに会食をし、円満な形で全てが終わった。

精神科臨床一筋を志し、四十四年が過ぎた。大陸には、人生とは白馬が狭い裂け目を跳び越すほど短い、という言葉があるらしい。確かにその通りと思うが、前に向かって歩いていけば、新たな改善改革を遠望できるという希望をもっている。

金剛出版に感謝します。またこの本は、金川容吉、とし江との三者で成りました。

二〇二四年一一月一日

金川英雄

金川英雄（かねかわ・ひでお）
1953年7月25日生まれ。1972年暁星学園卒業、1980年3月昭和大学医学部卒業、1984年3月昭和大学大学院医学研究科博士課程修了。昭和大学付属烏山病院、昭和大学医学部助手を経て、1993年10月東京武蔵野病院、2013年4月横須賀市立うわまち病院、2015年4月関東労災病院勤務、2018年7月国立病院機構埼玉病院、2024年4月再び市立うわまち病院勤務。
2002年3月慶應義塾大学文学部卒業、帝京平成大学客員教授を経て、2013年7月より昭和大学精神神経科教室客員教授、医学博士、精神保健指定医，日本精神神経学会専門医・指導医。
著書：2012年『現代語訳 呉秀三・樫田五郎 精神病者私宅監置の実況』（医学書院）、2009年『精神病院の社会史』、2012年『日本の精神医療史』、2015年『現代語訳 呉秀三 わが国における精神病に関する最近の施設』、2020年『三浦半島の医療史-官公立病院の源流』、『感染症と隔離の社会史 避病院の日本近代を読む』（共に青弓社）

精神病者《せいしんびょうしゃ》私宅監置《したくかんち》の実情《じつじょう》

2024 年 12 月　1 日　印刷
2024 年 12 月 10 日　発行

著者 ―――――― 金川英雄
発行者 ―――――― 立石正信
発行所 ―――――― 株式会社金剛出版
〒 112-0005　東京都文京区水道 1-5-16
電話 03-3815-6661　振替 00120-6-34848

装丁 株式会社 タクトデザイン事務所　富樫茂美
編集協力 池田企画　池田正孝
印刷 精文堂印刷

ISBN978-4-7724-2082-2　C3011